Clinical Practice
in Nephrology Residency Training

肾内科住院医师
规范化培训诊疗实践

许艳芳　万建新　主编

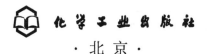

化学工业出版社

·北京·

内容简介

本书精选了原发性肾小球病、继发性肾小球病、肾小管间质性肾炎、遗传性肾脏病及慢性肾脏病等 5 类典型病例，案例均来源于一线临床实践，兼具疾病的普遍性与个体化特征。书中以模拟教学查房的问答形式展开，从病史采集、诊断思路到治疗方案全面解析，同时融入最新研究进展与诊疗指南。本书旨在培养医师的临床思维、解决复杂问题的能力，同时注重结合科研理论启发读者的创新思维。本书是规范化培训教学与实践的有力帮手。

本书适用于肾内科轮转的住培医师、研究生及实习医师，同时也可作为基层医院肾内科医师及主治医师的参考工具书。本书通过细致的案例分析和科学的教学设计，不仅能帮助读者巩固基础知识，还能提升诊疗技能和科研能力，为日常临床工作提供切实的指导和启发。

图书在版编目（CIP）数据

肾内科住院医师规范化培训诊疗实践 / 许艳芳，万建新主编. — 北京：化学工业出版社，2025. 6.
ISBN 978-7-122-47974-7

Ⅰ. R692

中国国家版本馆 CIP 数据核字第 202576WJ70 号

责任编辑：戴小玲　王蕊蕊　　　　装帧设计：史利平
责任校对：王　静

出版发行：化学工业出版社
　　　　　（北京市东城区青年湖南街 13 号　邮政编码 100011）
印　　装：北京科印技术咨询服务有限公司数码印刷分部
710mm×1000mm　1/16　印张 18½　字数 374 千字
2025 年 8 月北京第 1 版第 1 次印刷

购书咨询：010-64518888　　　　售后服务：010-64518899
网　　址：http://www.cip.com.cn
凡购买本书，如有缺损质量问题，本社销售中心负责调换。

定　　价：98.00 元　　　　　　版权所有　违者必究

编写人员名单

主　编　许艳芳　万建新

副主编　林紫珊　陈财铭　王宇佳　陈　虹
　　　　李桂芬

编　者（以姓氏笔画为序）
　　　　万建新　王宇佳　尤丹瑜　刘小洁
　　　　江德文　许艳芳　李国平　李桂芬
　　　　李镇州　杨丽燕　吴小婷　邹臻寰
　　　　宋彦锟　张　晶　张小红　陈　怡
　　　　陈　虹　陈志敏　陈财铭　陈余朋
　　　　林松华　林佳群　林紫珊　郑　晶
　　　　班超然　翁梦洁　陶　璇　崔　炯
　　　　傅槟槟　赖坤美

前 言

肾脏病学是医学领域发展迅速且复杂的学科之一，近年来与其他学科的交叉融合进一步加深。面对更新迅速的医学知识，如何掌握肾脏疾病的最新诊疗进展，并将其转化为临床实践能力，是肾内科医师亟须解决的重要课题。全面的住院医师规范化培训（简称住培），是我国临床医学教育近十年来的重要举措，而教学查房作为其中的核心环节，是培养医师临床思维与诊疗技能的关键手段。通过查房分析患者病情，结合基础理论与前沿研究，不仅能帮助医师巩固基础知识，更能培养解决复杂问题的能力，为提高整体医疗质量奠定基础。因此，我们编写了这本《肾内科住院医师规范化培训诊疗实践》，旨在为临床教学提供一本全面、实用的参考工具书。

本书汇集了编者多年的临床教学经验，精选了肾内科常见病、多发病及部分少见病的典型案例，涵盖了广泛的临床情境。这些案例均来源于实际临床诊疗工作，既具有疾病的普遍性，又兼具个体化特征。书中以模拟教学查房的问答形式展开，围绕病史采集、诊断分析、治疗方案等方面，展现规范化的查房流程与诊疗思路。结合疾病的基础知识和诊疗指南，力求为读者提供清晰的临床决策路径和系统的学习体验。

本书的顺利完成，离不开许多同仁的支持和帮助。在此特别感谢南京金域医学检验所有限公司肾脏病理科李铁锟老师提供的宝贵支持，为本书案例中肾组织病理的电镜图片的展示提供了关键帮助。同时，也要感谢所有为本书付出心血的编者，以及在临床教学中给予支持的同仁和患者。正是因为他们的共同努力，本书才得以呈现给读者。

本书适合肾内科轮转的住培医师、研究生、实习医师，以及希望进一步提升诊疗水平的住院医师阅读。希望通过本书，读者不仅能够掌握具体的诊疗方法，更能学会举一反三，将理论知识转化为解决实际问题的能力。

诚然，医学知识日新月异，本书难免存在不足之处，恳请广大读者批评指正。衷心希望这本案例集能在医师培养与临床教学中发挥积极作用，为肾内科的医疗与教育事业贡献一份力量。

许艳芳

2025 年 6 月于福州

目　录

微信扫码
① 微信扫描本页二维码
② 添加出版社公众号
③ 点击获取您需要的资源或服务

第一章
原发性肾小球病

第一节 > 膜性肾病

教学查房目的

- 掌握原发性膜性肾病（membranous nephropathy， MN）的临床表现。
- 掌握原发性膜性肾病的诊断标准。
- 熟悉原发性膜性肾病的危险分层。
- 熟悉原发性膜性肾病的治疗原则。

住院医师汇报病史

- 现病史：男，52岁，主诉因"排泡沫尿伴眼睑、双下肢水肿4个月"入院。患者于4个月余前无明显诱因出现排泡沫尿且久置难消，伴眼睑、面部、双下肢（足背、踝部、胫前）凹陷性水肿，无小便量减少，无肉眼血尿、腰痛，无尿痛、尿急、尿频，无恶心、呕吐，无关节酸痛、皮肤紫癜，无光过敏、口腔溃疡、颜面红斑，无咳嗽、咳痰、咯血，无心悸、胸闷、胸痛、气促等症状，曾就诊于当地医院，查"尿常规：尿蛋白（＋＋＋），血白蛋白24.6g/L"，予降压、降尿蛋白等治疗（具体不详），未见明显好转。今为求进一步诊治，就诊于本院，查"血生化：白蛋白（ALB）27.0g/L，尿素（BUN）8.71mmol/L，肌酐（Cr）90μmol/L，葡萄糖（GLB）3.82mmol/L，总胆固醇（TC）10.88mmol/L，甘油三酯2.15mmol/L。抗磷脂酶A2受体（phospholipase A2 receptor，PLA2R）抗体（荧光法）：滴度1:10（＋），滴度1:32（＋），滴度1:100（＋）。血常规：血红蛋白（Hb）126g/L。尿常规（尿沉渣定量）：蛋白质（＋＋＋＋），红细胞98个/μL，潜血（＋＋＋）"。门诊拟以"肾病综合征、PLA2R相关膜性肾病"收入住院。自发病以来，精神、睡眠一般，食欲尚可，小便同上述，大便正常，近4个月体重增加约2.5kg。
- 既往史及个人史：发现高血压半年，最高血压不详，无规律用药，不规律监测血压，无糖尿病、冠心病等慢性病史，无吸烟、饮酒史等。

- 体格检查：体温（T）36.7℃，呼吸（R）20 次/分，脉搏（P）78 次/分，血压（BP）151/78mmHg。神志清楚，颜面部水浮，皮肤、巩膜无黄染，双肺呼吸音清，心律齐，未闻及杂音，腹软，无压痛，移动性浊音阴性，肾区无叩击痛，双下肢中度凹陷性水肿。
- 初步诊断：肾病综合征、PLA2R 相关膜性肾病、高血压。

住培教师提问及教学

？ 提问住培第一年的同学

○ 该病例的初始病史特点及初步诊断如何？

答：本病例特点包括：

（1）中年男性，慢性病程（病史 4 个月）。

（2）临床表现 ①排泡沫尿：尿中含有大量的细小泡沫，久置难消。②水肿：眼睑、面部、双下肢（足背、踝部、胫前）凹陷性水肿。

（3）实验室检查 尿常规：潜血（＋＋＋），蛋白质（＋＋＋＋）；外周血白蛋白 27.0g/L，总胆固醇 10.88mmol/L，甘油三酯 2.15mmol/L；抗磷脂酶 A2 受体（PLA2R）抗体（荧光法）：滴度 1∶100 阳性。

因此，诊断为肾病综合征，病因考虑为 PLA2R 相关膜性肾病。

○ 什么是肾病综合征？原发性肾病综合征的常见病理分型有哪些？

答：（1）肾病综合征是一种由多种不同病因和病理改变的肾小球疾病构成的一组临床综合征，典型表现为大量蛋白尿（≥3.5g/d）、低白蛋白血症（血浆白蛋白＜30g/L）、水肿伴或不伴有高脂血症。其中大量蛋白尿（≥3.5g/d）、低白蛋白血症（血浆白蛋白＜30g/L）是诊断肾病综合征的必要条件。

（2）原发性肾病综合征是一组临床症候群，有多种病理类型。常见的病理类型包括：微小病变型肾病、局灶节段性肾小球硬化、膜性肾病、膜增生性肾小球肾炎（membranoproliferative glomerulonephritis，MPGN）、系膜增生性肾小球肾炎等。不同病理类型的治疗方案不同，确诊肾病综合征后应尽快找到病因及明确病理类型。

○ 该患者的重点查体内容是什么？

答：（1）患者以水肿为主要表现，查体时应重点关注以下几项：

① 水肿的特点：水肿产生的诱因、加重/减轻因素、部位和性质。

② 鉴别引起水肿的其他疾病的表现：如甲状腺疾病的心率、眼征和体格检查；心源性水肿的颈静脉怒张、心界大小等；肝源性水肿的皮肤黄染、脐静脉曲张、移动性浊音等。

③ 泌尿系统疾病查体：肾区有无叩击痛。

(2) 蛋白尿常见鉴别诊断的查体应重点关注有无皮疹、雷诺现象、口腔溃疡等。

🔖 提问住培第二年的同学

○ 原发性膜性肾病的发病特点有哪些？

答：(1) 发病年龄高峰在 40～60 岁，男女比例约 2∶1，儿童少见。

(2) 1/3 有自发缓解的倾向。

(3) 主要表现为肾病综合征，也可表现为无症状蛋白尿等，肾功能在很长一段时间基本保持正常。

(4) 高凝状态明显，易并发血栓栓塞性疾病。

○ 原发性膜性肾病的诊断要点是什么？

答：原发性膜性肾病的诊断需要结合临床表现、血清学检查及肾组织病理学检查。

(1) 临床表现　表现为肾病综合征或者无症状蛋白尿，可伴有镜下血尿。

(2) 血清学特点　70%～80% 的患者有 PLA2R 自身抗体阳性。

(3) 病理学特点　主要表现为基底膜弥漫性增厚，免疫荧光显示 IgG 和 C3 在肾小球毛细血管壁呈高强度颗粒状沉积，电镜下见足细胞广泛足突融合，上皮下或者基底膜内出现电子致密物沉积等。

○ 原发性膜性肾病的病理分期是什么？

答：原发性膜性肾病的病理分期通常分为四个阶段，每个阶段都代表了疾病发展过程中的不同病理特征，但目前的研究证据显示病理分期与临床预后及治疗效果无明显相关性。具体分期如下：

Ⅰ期：光学显微镜（简称光镜）下，肾小球看起来基本正常或毛细血管壁呈空泡变性。电子显微镜（简称电镜）下，肾小球基底膜基本正常，可有一些电子致密物沉积在上皮细胞下。

Ⅱ期：光镜下，肾小球基底膜出现增厚或者不规则增厚，出现钉突样的改变。电镜下，肾小球基底膜增厚，电子致密物沉积在上皮细胞下。

Ⅲ期：光镜下，肾小球基底膜出现明显不规则增厚。电镜下，可见到肾小球基底膜增厚，电子致密物沉积在上皮细胞下或者基底膜内。

Ⅳ期：光镜下，肾小球基底膜出现明显增厚，可见到链条状或串珠状的基底膜。电镜下，不规则增厚的基底膜内含有致密沉积物及透亮区。

○ 原发性膜性肾病的鉴别诊断有哪些？

答：原发性膜性肾病在临床上常表现为肾病综合征或者不同程度的蛋白尿等，需要与其他的原发性肾小球病及继发性肾小球病相鉴别。

（1）原发性肾小球病　主要是根据肾脏病理光镜、免疫荧光和电镜等进行鉴别，包括：IgA 肾病、微小病变型肾病、局灶节段性肾小球硬化等。

（2）继发性肾小球病　常见的继发性病因有以下 4 种。①狼疮性肾炎 V 型：育龄期女性多见，多有颜面红斑、关节酸痛，伴血液系统、泌尿系统等多脏器损害，抗核抗体（ANA）、抗 ds-DNA 抗体升高、补体 C3 降低、肾脏病理提示"满堂亮"表现等可鉴别。②乙型肝炎病毒相关性肾炎：多为乙肝病毒携带者或者有慢性乙型肝炎病史，排除其他常见的继发性病因，如狼疮性肾炎、紫癜性肾炎等，肾脏病理提示乙肝病毒抗原沉积，外周血抗 PLA2R 抗体阴性，肾脏组织 PLA2R 染色阴性等可鉴别。③恶性肿瘤所致的膜性肾病：常见于乳腺、肝、肺、胃肠道等实体恶性肿瘤，患者多有恶性肿瘤的基础症状和体征，如乏力、消瘦、局部肿块或者浸润转移病灶等，肿瘤指标阳性，影像学支持肿瘤改变，肿瘤完整切除后肾病可缓解，肾脏病理提示不典型膜性肾病等有助于鉴别。此时肾病复发往往提示肿瘤复发。膜性肾病的临床表现通常与肿瘤控制情况密切相关，但目前两者发生的先后顺序尚不完全明确。④糖尿病肾病：先有糖尿病病史，特别是 10 年以上的糖尿病患者，可表现为不同程度蛋白尿或肾病综合征，通常伴有糖尿病靶器官损害，如糖尿病视网膜病变等，需警惕糖尿病合并其他类型肾脏病，可通过排除其他常见的继发性病因及肾脏活检病理检查明确。

○ 该患者需要进一步完善哪些检查？

答：需要进一步完善如下检查：

（1）病因筛查　①完善抗 PLA2R 抗体、抗 ds-DNA 抗体、抗核抗体、补体 C3、补体 C4、免疫电泳分析；②乙肝两对半、抗丙型肝炎病毒（HCV）抗体；③肿瘤指标及相关的影像学检查。

（2）肾活检的准备　①完善肾脏彩超，关注肾脏大小、皮质厚度、皮髓质分界情况；②血常规、凝血功能；③传染病指标，如人类免疫缺陷病毒（HIV）、甲苯胺红反应试验（TRUST）。

（3）病情进一步评估　完善 24h 尿蛋白、尿蛋白/肌酐比值、尿特定蛋白、血清抗 PLA2R 抗体水平、肾功能、血脂、高凝状态等。

（4）感染评估　C 反应蛋白（CRP）、胸部 CT 平扫、结核相关检查（如 T-SPOT·TB）等。

（5）免疫状态评估　IgG、T/B细胞亚群评估。

○ **原发性膜性肾病的常见并发症有哪些？**

答：（1）感染　是肾病综合征患者的常见并发症，与尿中免疫球蛋白的大量丢失、免疫功能紊乱、营养不良、糖皮质激素和细胞毒性药物的使用有关，也是疾病复发、激素抵抗的重要原因。感染发生的常见部位有呼吸道、泌尿道、皮肤和腹腔等。一般不主张常规使用抗生素预防感染，但一旦发生感染，应选择肾毒性小的有效抗生素进行治疗。

（2）血栓形成和栓塞　多种因素如尿中丢失大量抗凝物质、高脂血症、血液浓缩等可使血液黏滞度升高。利尿药、糖皮质的使用以及血小板功能亢进可进一步加重高凝状态。患者可发生静脉或动脉的血栓形成或栓塞，其中以肾静脉血栓形成最常见。原发性膜性肾病具有高凝的特点，其血栓发生率高于其他引起肾病综合征的肾小球疾病。

（3）急性肾损伤　有效循环血容量不足可致肾血流量下降，引起肾前性氮质血症，尤其是重度水肿的肾病综合征患者给予强力利尿治疗时更易发生。此外，肾间质高度水肿压迫肾小管、肾小管管腔内蛋白管型堵塞、肾静脉血栓形成、药物等因素，亦可致急性肾衰竭。本病常无明显诱因，临床主要表现为少尿或无尿，扩容及利尿治疗无效。肾组织病理检查常伴肾间质水肿明显，肾小管正常或有少数细胞变性、坏死，肾小管管腔内大量蛋白管型。

（4）蛋白质和脂质代谢紊乱　上文已介绍包括膜性肾病在内的多种原因可导致肾病综合征患者低蛋白血症，蛋白代谢呈负平衡。低蛋白血症又进一步促进肝脏合成蛋白、脂蛋白和胆固醇，导致血清胆固醇水平显著提高。长期低蛋白血症可造成患者营养不良、机体抵抗力下降、生长发育迟缓、内分泌及脂代谢紊乱等。

📱 提问住培第三年的同学

○ **原发性膜性肾病的危险分层依据是什么？**

答：根据2021年改善全球肾脏病预后组织（KDIGO）发布的指南，要求根据患者的临床表现及实验室指标对原发性膜性肾病进展风险进行危险分层（表1-1-1）。

表1-1-1　膜性肾病进展风险的危险分层

危险分层	标准
低危	• eGFR正常，尿蛋白小于3.5g/d，且血清白蛋白大于30g/L • 或eGFR正常，尿蛋白小于3.5g/d，或蛋白尿经6个月的血管紧张素转换酶抑制剂（ACEI）/血管紧张素Ⅱ受体阻滞剂（ARB）治疗后下降幅度大于50％

危险分层	标准
中危	• eGFR 正常,尿蛋白大于 3.5g/d,且经 6 个月 ACEI/ARB 治疗后,尿蛋白下降幅度未超过 50%,同时,未达到高危指标
高危	• eGFR 小于 60mL/(min·1.73m^2)和(或)尿蛋白大于 8g/d 超过 6 个月; • 或 eGFR 正常,尿蛋白大于 3.5g/d 且经 6 个月 ACEI/ARB 治疗后尿蛋白下降幅度未超过 50%,同时还须至少有下列情况之一: 血白蛋白小于 25g/L 抗 PLA2R 抗体浓度大于 50RU/mL 尿 α1-微球蛋白大于 40μg/min 尿 IgG 大于 1μg/min 尿 β2-微球蛋白大于 250mg/d IgG 清除率/白蛋白清除率比值大于 0.2
极高危	• 危及生命的肾病综合征;或无其他原因可解释的快速肾功能下降

○ **原发性膜性肾病的治疗原则有哪些?**

答:原发性膜性肾病的治疗原则如下:

(1) **低危治疗** 以等待观察 (即一般治疗及对症治疗) 为主,包括:

① 一般治疗

a. 休息:大量蛋白尿、水肿明显时应以卧床休息为主。

b. 限制钠盐摄入:成人每天摄取钠盐 2～3g,儿童适当减少。水肿严重时应限制饮水量。

c. 蛋白质和热量摄入:高蛋白饮食可导致肾小球高负荷、高滤过,进而导致肾损伤,应减少蛋白质的摄入,以含有必需氨基酸的优质蛋白质为主,同时应摄取足够的热量,以减少蛋白质的分解。

② 对症治疗

a. 水肿明显:可以在少量输注白蛋白的基础上给予小剂量利尿药适当利尿,并关注电解质、肾功能变化和血栓风险。

b. 降低尿蛋白的处理:ACEI/ARB 可以降低尿蛋白,从小剂量开始,注意监测肾功能、血钾及血压变化,可以逐渐增加到最大耐受量。

c. 改善脂代谢异常:使用他汀类等降脂药物改善脂代谢异常,注意肝、肾功能及肌酸激酶等的变化。

d. 抗凝治疗:起到预防血栓的作用,特别是白蛋白水平低于 20g/L,血栓形成的风险进一步增加。

(2) **中危治疗** 通常有以下三个方案并列供选择。

① 等待观察:同低危治疗。

② 钙调磷酸酶抑制剂 (calcineurin inhibitors,CNIs) ±糖皮质激素治疗:他

克莫司或者环孢素联合糖皮质激素治疗。

③利妥昔单抗（RTX）：有两种方案。方案一，以375mg/m^2，静脉注射，每周一次，持续4周；方案二，以1g/次，静脉注射，间隔2周，共2次。用药剂量应结合患者体重适当减少，治疗后第6个月时可根据患者B细胞回升程度、抗PLA2R抗体水平、临床缓解情况决定是否再注射1次，其后每半年左右重复评估。使用RTX需密切了解患者的免疫状态（监测血IgG，当低于5g/L时，要谨慎评估），重视继发性感染的防治，如存在免疫低下或免疫缺陷应谨慎或避免使用。另外，与低抗PLA2R抗体滴度组的患者相比，高抗PLA2R抗体效价组的患者需要更多地累积RTX剂量以达到临床缓解，这表明低剂量RTX治疗可能更适合低抗PLA2R抗体滴度组的特定人群。

（3）高危治疗

①一般治疗：对症治疗，参见低危治疗。

②两种方案治疗：利妥昔单抗或环磷酰胺（CTX）与糖皮质激素交替治疗；钙调磷酸酶抑制剂＋利妥昔单抗。

（4）极高危治疗　环磷酰胺（CTX）＋糖皮质激素。

○　**该患者最终的临床诊断及治疗是什么？**

答：（1）诊断　结合外院及本院的资料：抗PLA2R Ab 153RU/mL、肌酐79μmol/L、eGFR 95.75mL/(min·1.73m^2)、24h尿蛋白9.28g/24h；肾穿刺活检病理报告：镜下见29个肾小球，肾小球毛细血管基底膜弥漫性球性增厚（图1-1-1A），伴钉突形成（图1-1-1B），上皮下见嗜复红蛋白沉积，肾小管上皮细胞颗粒、空泡变性，管腔内见蛋白管型，3％肾小管萎缩，3％间质纤维化，间质3％淋巴、单核细胞浸润，小动脉未见明显病变。免疫组织化学（IHC）：CD20（局灶＋）、CD3（少量＋）、CD4（局灶＋）、CD21（－）、CD68（－）、CD163（少量＋）、异位淋巴样组织，G2，刚果红（－）、过碘酸-希夫反应（PAS）（＋），Masson染色（＋）、过碘酸-六胺银染色（PASM）（＋）。免疫荧光：IgG（图1-1-1C）及PLA2R（图1-1-1D）在肾小球毛细血管壁上呈颗粒状沉积。电镜检查：可见上皮细胞广泛足突融合，基底膜不规则增厚，上皮下及基底膜内出现电子致密物沉积（图1-1-1E、图1-1-1F）；综合以上病理变化，考虑Ⅱ期膜性肾病。

因此，根据上述病历资料，目前诊断为肾病综合征、PLA2R相关膜性肾病明确。

（2）治疗　卧床休息、限制钠盐、优质低蛋白饮食等生活方式调节下，在予ACEI/ARB减少蛋白尿、降血脂及抗凝或抗血小板等支持治疗的基础上，定期随访，3～6个月后再次进行风险分层评估。若经6个月ACEI/ARB治疗后尿蛋白下降幅度未超过50％，或肾功能明显进展，应启动免疫抑制剂或生物制剂等治疗。

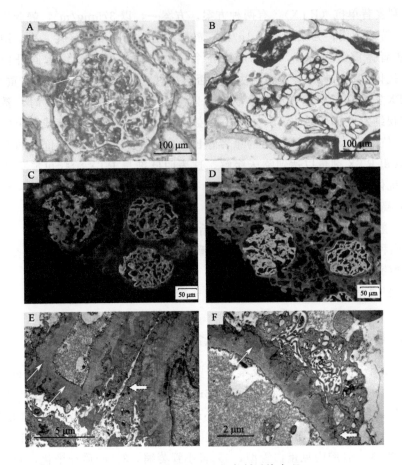

图 1-1-1　膜性肾病的肾穿刺活检病理

（A）PAS 染色显示基底膜弥漫性增厚（如箭头所示）；（B）PASM 染色见基底膜弥漫性增厚，上皮下嗜复
红蛋白沉积，伴钉突形成（如箭头所示）；（C）免疫荧光显示：IgG 在肾小球毛细血管壁呈颗粒状沉积；
（D）免疫荧光显示：PLA2R 在肾小球毛细血管壁呈颗粒状沉积；（E）电镜下基底膜明显增厚（箭头所示）；
上皮细胞可见广泛足突融合（如空心箭头所示）；（F）电镜下基底膜明显增厚，上皮下或者基底膜内出现
电子致密物沉积（如箭头所示），上皮细胞可见广泛足突融合（如空心箭头所示）

○ **PLA2R 血清学持续阴性且肾活检病理证实为膜性肾病的病例应注意什么？**

答：PLA2R 血清学持续阴性且肾活检病理证实为膜性肾病的病例应注意以下
事项：

（1）排查继发性病因，尤其是肿瘤等。

（2）有条件者需要注意扩大目前已知的其他有关膜性肾病的足细胞抗原，包括
但不限于 1 型血小板域蛋白 7A（thrombospondin type-1 domain-containing 7A，

THSD7A)、神经表皮生长因子样 1 蛋白 (nerve epidermal growth factor-like 1, Nell-1)、外泌素 1/2 (exostosin 1 and 2, EXT 1/2)、信号素蛋白 3B (semaphorin-3B, SEMA3B) 等进一步检测。

○ **确诊原发性膜性肾病后, 如何定期评估患者病情?**

答: 确诊原发性膜性肾病后可从以下几方面来定期评估病情。

(1) 病情分层评估 定期复查肾功能、血清白蛋白水平、抗 PLA2R 抗体水平、24 小时尿蛋白或者尿特定蛋白、尿白蛋白/肌酐比值 (urinary albumin-to-creatinine ratio, UACR)。

(2) 并发症评估 血常规、CRP、凝血功能, 必要时进一步完善 PCT、血管彩超及胸部 CT。

(3) 免疫状态评估 T、B 细胞亚群, IgG 水平等。

○ **原发性膜性肾病的治疗指征及目标是什么?**

答: (1) 治疗指征 根据风险等级及并发症进行治疗。
(2) 治疗目标 诱导病情缓解及维持缓解。

○ **原发性膜性肾病的预后如何?**

答: 研究表明约 30% 的原发性膜性肾病可自发缓解, 但仍有约 30% 患者表现为持续蛋白尿甚至进展至终末期肾病, 因此需要及时识别高危患者及潜在并发症, 并根据分层及并发症情况尽早干预。

拓展学习

● PLA2R 及其表位研究

磷脂酶 A2 受体 (phospholipase A2 receptor, PLA2R) 是甘露糖受体家族中的一种跨膜受体, 又是足细胞靶抗原, 是由包含半胱氨酸的结构域 (CysR) 的 N 端细胞外区域、纤维连接蛋白 II 型结构域 (FnII)、8 个 C 型凝集素样结构域 (CTLD1~8), 一个跨膜螺旋 (TM) 和 C 端一个短的细胞质尾部所组成。CysR 表位是免疫系统识别的主要表位, 其中 Cys14 和 Cys27 在维持表位构象方面均具有重要作用。目前的研究表明显性表位位于包含 CysR、FnII 和 CTLD1 结构域, 而 CTLD7 和 CTLD8 结构域隐藏在邻近脂质双层的双环形头部下方, 它们由于局部空间位阻而限制了抗体的进入。另外, 也有研究显示, N-末端 CysR 结构域与 CTLD4 和 CTLD7 相互作用。FnII 与 CTLD8 和 CTLD6 相互作用, 并且似乎与

CTLD8 有实质性的相互作用，并受 pH 值的影响。随着时间的推移，其他表位也参与了表位扩散过程。

● 血清抗 PLA2R 抗体的价值、检测方法、局限性及肾活检的必要性

血清抗 PLA2R 抗体是针对足细胞表面抗 PLA2R 的自身抗体，是 PMN 的诊断和预后生物标志物，70%～80% 的 PMN 患者存在抗 PLA2R 自身抗体。抗 PLA2R 抗体水平的变化与病情的缓解、活动及复发等密切相关，也是临床进行危险分级的重要指标，也是病情观察的随访指标。

目前血清抗 PLA2R 抗体的检测有三种方法。第一种方法基于酶联免疫法（ELISA），利用重组人 PLA2R 抗原对患者血清中的 PLA2R IgG 水平进行定量测定，结果通常以每毫升相对单位（RU）表示，"阳性检测"的阈值取决于实验室，一般范围为 10～40RU/mL。第二种方法基于间接免疫荧光（IIF），通过转染了 PLA2R 抗原的细胞检测患者血清中的 PLA2R IgG 水平，结果以半定量稀释滴度表示。与 ELISA 相比，IIF 被认为具有更高的特异性。最后，还有蛋白印迹分析，这是 Beck 等人最初采用的检测方法，尽管其特异性最高，但尚未实现商业化。在临床实践中解释抗 PLA2R 自身抗体检测结果时，需要考虑检测方法的敏感度和特异性。如果患者无法进行肾活检，根据 KDIGO 指南，肾功能正常、抗 PLA2R 自身抗体阳性，以及排除肾病综合征的继发性病因后，可以考虑诊断为 PLA2R 相关膜性肾病。

在全面评估患者病史、细致体检并排除继发性原因后，肾活检仍然是当前的金标准且被广泛应用的方法。当获取足够的肾组织样本时，不仅能够提供确凿的诊断依据，还能为评估疾病的慢性化程度以及是否合并其他肾脏病理变化提供重要信息。血清抗 PLA2R 抗体的检测在安全、成本、时间限制、预测、随访等相关的问题方面非常有益。然而，仍不能完全代替肾活检提供的肾脏病理的信息。

● 抗 PLA2R 自身抗体的类型及可能作用的补体活化机制

抗 PLA2R 自身抗体主要是以 IgG4 为主，也存在少许 IgG1 和 IgG3，其中 IgG4 存在 Fc 区的缺陷，不能与模式识别分子 IgG1 结合，不能激活经典补体激活途径。Haddad 等人报道，可能通过以糖基化依赖的方式直接结合凝集素途径或者替代途径中的模式识别分子甘露糖结合凝集素激活。当 C1q 与 IgM 或补体固定 IgG（如 IgG1 和 IgG3）的 Fc 区相互作用时，经典途径将被激活。MN 患者的肾活检中发现了来自三种补体途径的成分，而且几乎所有抗 PLA2R 抗体和抗 THSD7A 抗体的 MN 病例中都检测到了这些 Fc 区。因此经典途径、凝集素途径和替代途径可能均参与膜性肾病的发病过程。

● 原发性膜性肾病的病因

目前原发性膜性肾病（PMN）的病因尚不明确，研究表明与基因突变、空气污染、感染、炎症、药物（非甾体抗炎药、金制剂、青霉胺）等可能有关。PMN 其中一个全基因组关联研究在欧洲人群中确认 2 号染色体上 PLA2R 的单核苷酸多

态性（single nucleotide polymorphism，SNPs）和 6 号染色体上的等位基因 HLA-DQA1 存在一定关联。荟萃分析显示，rs4664308、rs3749117、rs3749199、rs35771982、rs3828323、rs16844715、rs1511223、rs6757188、rs2715918 和 rs2187668 等单核苷酸突变与 PMN 风险相关。在 HLA 危险等位基因的作用下，联合 PLA2R 单核苷酸多态性的改变，可能导致 PMN 的患病率及风险增加。多位学者的研究提示，空气污染可能是膜性肾病的潜在环境风险因素，然而空气污染与 MN 之间的关系仍然不能完全确定。最近孟德尔研究及基因预测提示氮氧化物可能会增加 MN 的风险。另外，既往认为膜性肾病是一种非炎症相关的自身免疫性疾病。近年来，肾小球切割联合单细胞测序技术研究发现炎症涉及 NF-κB 信号通路，并与膜性肾病密切相关，炎症因素可能涉及 PMN 的发病及进展过程。值得注意的是，一些研究报道，感染及药物如非甾体抗炎药、金制剂、青霉胺等可能诱发自身免疫异常，导致原发性膜性肾病的发生。

- 其他治疗 PMN 的生物制剂的进展

随着抗 CD20 抗体（如利妥昔单抗等）的临床应用，部分利妥昔单抗治疗效果欠佳的患者检测出抗 RTX 抗体。Ofatumumab 是一种以 CD20 为靶点的 IgG1κ 人单克隆抗体，通过转基因小鼠和杂交瘤技术产生抗体，并使用标准哺乳动物细胞培养和纯化技术在重组鼠细胞系（NS0）中生产，获得全人源抗 CD20 单克隆抗体。目前有小样本的研究发现，Ofatumumab 能够诱导对 RTX 耐药的 PMN 患者的临床缓解。使用 Ofatumumab，CD20 抗原的表位不会与预先形成的抗 RTX 抗体发生交叉反应，从而减少了 RTX 耐药患者发生额外超敏反应或治疗失败的机会。目前 Ofatumumab 还没有广泛应用于临床，临床效果及其他的不良反应还需要进一步研究及追踪。

- 膜性肾病抗原的发现与更新

除了已经在临床应用的足细胞抗原 PLA2R 及 THSD7A 外，目前被检测到的抗原包括 NELL1、SEMA3B、EXT 1/2、中性内肽酶（neutral endopeptidase，NEP）、丝氨酸蛋白酶 HTRA1（serine protease HTRA1）、原钙黏蛋白 7（protocadherins 7，PCDH7）、神经细胞黏附分子 1（neural cell adhesion molecule1，NCAM1）、转化生长因子 β 受体 3（transforming growth factor beta receptor 3，TGFBR3）、原钙黏蛋白（protocadherin，FAT1）、纤维胶凝蛋白 3（ficolin 3，FCN3）、甘露糖受体（mannose receptor，MR）、神经元源性神经营养因子（neuron-derived neurotrophic factor，NDNF）、癫痫相关 6 同源物 2（seizure related 6 homolog-like 2，SEZ6L2）等与膜性肾病关系密切。随着检测技术包括激光显微解剖和质谱分析等的发展，新抗原的持续发现和更新将不断推进。

参考文献

［1］ Luo J，Zhang W，Su C，et al. Seropositive PLA2R-associated membranous nephropathy but biopsy-negative PLA2R staining. Nephrol Dial Transplant，2021，36（12）：2216-2223.

［2］ Mengqiong W，Jingjuan Y，Xin F，et al. Membranous nephropathy：pathogenesis and treatments. MedComm，2024，5（7）：e614.

［3］ Zhang S，Huang J，Dong J，et al. Efficacy and safety of rituximab for primary membranous nephropathy with different clinical presentations：a retrospective study. Front Immunol，2023，14：1156470.

［4］ Yang Y，Kaiqi C，Gaosi X J E J P. Novel approaches to primary membranous nephropathy：Beyond the KDIGO guidelines. Eur J Pharmacol，2024，982：176928.

［5］ Cui Z，Wang S，Wanf Y，et al. Efficacy of continues low dose rituximab in PLA2R-associated primary membranous nephropathy. Nephrol Dial Transplant，2024，39：514.

［6］ Avasare R，Andeen N，Beck L. Novel Antigens and Clinical Updates in Membranous Nephropathy. Annu Rev Med，2024，75：219-332.

［7］ Corrado M，Maurizio B，Sonia S，et al. Novel biomarkers and pathophysiology of membranous nephropathy：PLA2R and beyond. Clin Kidney J，2024，17（1）：228.

［8］ Julie A V，Jason D T，Peter J W，et al. A reliable clinical test for detection of membranous nephropathy antigens using laser microdissection and mass spectrometry. Kidney Int，2024，106（5）：907-912.

［9］ Yang Y，Wang C，Jin L，et al. IgG4 anti-phospholipase A2 receptor might activate lectin and alternative complement pathway meanwhile in idiopathic membranous nephropathy：an inspiration from a cross-sectional study. Immunol Res，2016，64（4）：919-30.

［10］ Jie X，Haikun H，Yuhe S，et al. The fate of immune complexes in membranous nephropathy. Front Immunol，2024，15（8）：1441017.

［11］ Fresquet M，Lockhart-Cairns M，Rhoden S，et al. Structure of PLA2R reveals presentation of the dominant membranous nephropathy epitope and an immunogenic patch. Proc Natl Acad Sci USA，2022，119（29）：e2202209119.

［12］ Horia C S，Mauricio A-B，Alan M，et al. Risk HLA-DQA1 and PLA（2）R1 alleles in idiopathic membranous nephropathy. N Engl J Med，2011，364（7）：616-26.

［13］ Tarak D，Awatef R，Taïeb Ben A，et al. Association of 10 Polymorphisms in PLA2R1 and HLA DQA1 Genes with Primary Membranous Nephropathy Risk：A Meta-Analysis and a Meta-Regression. Biomark Insights，2024，19：eCollection.

［14］ Zhu X，Zhou H，Xu W J M. Mendelian study on air pollution and membranous nephropathy outcomes associations. Medicine（Baltimore），2024，103（38）：e39708.

［15］ Xu J，Shen C，Lin W，et al. Single-Cell Profiling Reveals Transcriptional Signatures and Cell-Cell Crosstalk in Anti-PLA2R Positive Idiopathic Membranous Nephropathy Patients. Front Immunol，2021，12：683330.

［16］ Sealfon R，Mariani L，Avila-Casado C，et al. Molecular Characterization of Membranous Nephropathy. J Am Soc Nephrol，2022. 33（6）：1208-1221.

［17］ Wiech T，Reinhard L，Wulf S，et al. Bacterial infection possibly causing autoimmunity：Tropheryma whipplei and membranous nephropathy. Lancet，2022，400（10366）：1882-1883.

［18］ Alan Y，Glenn C，Valérie L，Philip M，et al. Brenner & Rector 肾脏病学（原书第11版），孙林，刘友华，杨俊伟，等译. 北京：中国科学技术出版社，2022.

第二节 》 微小病变型肾病

教学查房目的

- 掌握微小病变型肾病（minimal change diseases, MCD）的临床表现。
- 掌握微小病变型肾病的诊断标准。
- 熟悉微小病变型肾病的治疗原则。

住院医师汇报病史

- 现病史：患者男性，19 岁，主诉因"双下肢水肿伴排泡沫尿 22 天"入院。患者于入院前 22 天无明显诱因出现双下肢水肿，午后明显，晨起可消退，以双侧脚踝为主，伴排泡沫尿，久置难消，无肉眼血尿，无尿量减少，无发热、咳嗽、咳痰、恶心、呕吐，无尿痛、尿急、尿频，无关节酸痛、皮肤紫癜、光过敏、口腔溃疡、颜面红斑，无心悸、胸闷、胸痛、气促，未重视，未诊治。10 天前出现晨起颜面部水肿明显，双下肢水肿较前加重，无法消退，无肉眼血尿、少尿，无胸闷、胸痛、气促，遂就诊本院门诊，查尿常规＋沉渣：镜检红细胞 10.60 个/μL，蛋白质（＋＋＋），潜血（＋＋）。生化：尿酸 518.3μmol/L，总胆固醇 10.59mmol/L，甘油三酯 6.27mmol/L，钙 1.94mmol/L，白蛋白 23.0g/L，尿素 5.96mmol/L，肌酐 82.9μmol/L，肾小球滤过率（EPI 公式）117.40mL/(min·1.73m^2)。凝血全套检查：纤维蛋白原 7.97g/L。遂入院治疗。
- 既往史及个人史：既往规律体检，无高血压、糖尿病等慢性病史。
- 体格检查：体温 36.3℃，脉搏 83 次/分，呼吸 20 次/分，血压 119/75mmHg。神志清楚，颜面水肿，心率齐，各瓣膜听诊区未闻及杂音；双肺呼吸音清，双肺未闻及干湿啰音；腹软，全腹无压痛、反跳痛，肝脾肋下未触及，肝区、肾区无叩击痛，双下肢轻度水肿，呈凹陷性。
- 初步诊断：肾病综合征。

住培教师提问及教学

提问住培第一年的同学

○ 结合临床症状、体征、检验结果，需要考虑什么诊断？

答：主要的病例特点为年轻男性，急性起病，双下肢水肿伴排泡沫尿，无高血压，伴大量蛋白尿［尿蛋白（＋＋＋）］、低白蛋白血症（血白蛋白＜30g/L）、血脂紊乱（总胆固醇 10.59mmol/L，甘油三酯 6.27mmol/L），肾功能正常，故目前患者"肾病综合征"的诊断成立。

○ **肾病综合征的常见病因及鉴别诊断有哪些？**

答：肾病综合征的常见病因及鉴别诊断如下：

（1）乙肝相关性肾炎　多有乙肝病毒感染病史，血清转氨酶可以正常或轻度升高，可引起大量蛋白尿，甚至呈肾病综合征表现，起病多隐匿，初诊时肾功能多正常，肾脏病理提示乙肝病毒抗原沉积。本例患者无明显肝炎病史，可进一步查乙肝两对半，必要时行肾穿刺活检协助诊断。

（2）狼疮性肾炎　多见于中、青年育龄女性，肾损伤常表现为水肿、高血压、蛋白尿、血尿等，常伴有典型颜面红斑、脱发、口腔溃疡、光过敏等狼疮的表现。该患者既往无颜面红斑、光过敏等临床表现，可予完善 ANA、抗 ds-DNA 抗体、肾脏病理等协助诊断。

（3）过敏性紫癜性肾炎　好发于青少年，有典型皮肤紫癜，常于四肢远端对称分布，多于出皮疹后 1～4 周出现血尿和（或）蛋白尿，可伴有腹痛、关节痛和消化道出血等，肾脏病理提示系膜区 IgA 沉积及系膜增生。

（4）原发性肾病综合征　①微小病变型肾病约占青春期前儿童肾病综合征病例的 95%。光学显微镜下通常显示肾小球正常或轻度系膜增生，免疫荧光检查结果呈阴性，无免疫复合物沉积。电子显微镜检查通常显示弥漫性上皮细胞足突融合。②膜性肾病：在原发性膜性肾病中，在 70%～80% 的患者中检测到 M 型抗磷脂酶 A2 受体抗体。

○ **为了进一步明确诊断，接下来需要完善什么检查？**

答：患者以肾病综合征为主要表现，应补充如下检查：24h 尿蛋白定量，补体 C3、C4，乙肝两对半定性，自身抗体［例如抗 PLA2R 抗体、抗核抗体（ANA）谱、抗 ds-DNA 抗体等］，泌尿系彩超（关注肾脏大小及皮质厚度），为了进一步明确病因，确定下一步治疗方案及判断患者的预后，建议行肾穿刺活检病理检查。

住院医师补充病史

入院后完善相关检查：钠 134.9mmol/L，钙 1.88mmol/L，尿素 7.16mmol/

L，尿酸 536.7μmol/L，24h 尿蛋白 9.90g/24h，微量蛋白 7.07g/L。抗 PLA2R 抗体、抗心磷脂抗体、乙肝两对半定量、TRUST 滴度、粪常规＋潜血、丙肝＋HIV 抗体均未见明显异常。ANA、抗 ds-DNA 抗体阴性。尿免疫球蛋白 G 276.00mg/L，尿 α1-微球蛋白 64.90mg/L。尿微量白蛋白/尿肌酐 5162.79mg/g。男性泌尿系彩超（图 1-2-1）：双肾形态大小正常，左肾大小约 10.69cm×5.28cm，右肾大小约 10.16cm×6.17cm，皮髓质分界尚清。床边心电图：窦性心律，正常心电图。

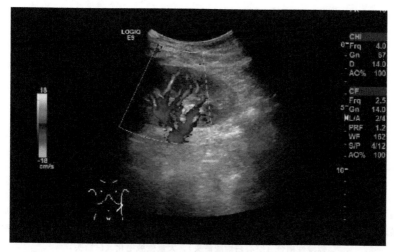

图 1-2-1　泌尿系彩超

排除相关禁忌证后进行肾穿刺活检，肾脏病理（图 1-2-2A、图 1-2-2B）提示：镜下见 18 个肾小球，肾小球均未见明显病变，肾小管上皮细胞颗粒、空泡变性，管腔内见红细胞管型，1％肾小管萎缩，1％淋巴、单核细胞浸润，1％间质纤维化，小动脉未见明显病变，结合免疫荧光检查，考虑为微小病变型肾病。IHC：CD20（小灶＋）、CD4（局灶＋）、CD8（局灶＋）、CD21（－）、CD138（个别浆细胞＋）、异位淋巴样组织，G1，刚果红（－）。

电镜描述（图 1-2-2C、D）：电镜下观察 1 个肾小球。肾小球毛细血管袢开放尚好，节段肾小球毛细血管袢与袢粘连，无明显内皮细胞增生，肾小球毛细血管袢基底膜无明显增厚，多处厚约 260～380nm，最厚处约 420nm；肾小球系膜区系膜细胞和基质节段增生；足细胞空泡变性，足突弥漫融合（＞80％），伴有微绒毛化；肾小囊壁层上皮细胞无明显增生，未见新月体形成。肾小球系膜区、内皮下、基底膜内、上皮下均未见确切电子致密物沉积。电镜诊断：肾小球足细胞足突弥漫融合，肾小球各部位未见确切电子致密物沉积。

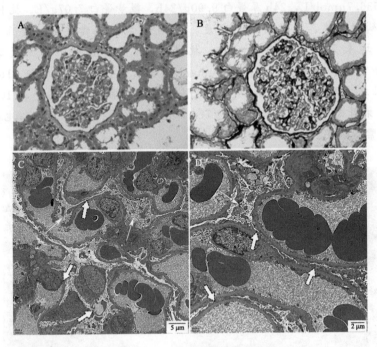

图 1-2-2　肾穿刺活检病理

(A) 光镜下肾小球均未见明显病变；(B) 肾小管上皮细胞颗粒、空泡变性；(C) 足细胞胞质见空泡变性
(空心黑虚线箭头)，足突弥漫性融合 (空心白虚线箭头)，大量微绒毛化 (白箭头)；(D) 足细胞足突
弥漫性融合 (空心白虚线箭头)，大量微绒毛化 (白箭头)

提问住培第二年的同学

○ **微小病变型肾病的诊断标准是什么？**

答：病理学上，儿童特发性肾病综合征中绝大多数是由 MCD 引起的。对于特发性肾病综合征成人患者，进行肾活检。对于儿童，可根据以下典型特征进行诊断（并开始治疗）：

(1) 突然发生的无法解释的肾病性蛋白尿，且主要是白蛋白。

(2) 正常肾脏功能。

(3) 非肾炎性尿沉渣。

对于非典型表现的成人和儿童患者需进行肾穿刺活检。电镜下显示足细胞水肿并伴有弥散性肿胀，足突消失。免疫荧光染色未见补体和免疫球蛋白沉积。

○ **微小病变型肾病的初始治疗方案是什么？**

答：根据 2021 年 KDIGO 肾小球疾病管理指南，初治 MCD：如无糖皮质激素禁忌证，首选糖皮质激素治疗；如有禁忌证，其他单药方案亦可考虑，具体治疗方案如下：

（1）标准剂量糖皮质激素方案　泼尼松 1mg/(kg·d)（最大剂量 80mg/d，国内一般为 60mg/d）或 2mg/(kg·qod)（最大剂量 120mg/qod），维持 4～16 周，缓解后至少规律减量 24 周，本方案缓解率高达 80%～90%。

（2）钙调磷酸酶抑制剂方案　①他克莫司：0.05～0.1mg/(kg·d)，浓度为 4～7ng/mL，持续 1～2 年，缓解率 90%。②环孢素：3～5mg/(kg·d)，浓度为 150～200ng/mL，持续 1～2 年，缓解率为 75%。

（3）环磷酰胺（cyclophosphamide，CTX）方案　口服 2～2.5mg/(kg·d)，持续 8 周，缓解率为 75%。

（4）霉酚酸酯类似物（mycophenolate mofetil analogue，MPAA）方案 MMF 0.5～1g，一天 2 次，或麦考酚钠 720mg，一天 2 次。小样本研究表明，MPAA 联合半剂量糖皮质激素与标准剂量糖皮质激素的缓解率相似。

（5）利妥昔单抗（rituximab，RTX）方案　$375mg/m^2$ 体表面积（d1、d8、d15、d22），或 1000mg（d1、d15）。如复发则再予一剂 $375mg/m^2$ 体表面积或 1000mg RTX，缓解率为 70%。

○ 微小病变型肾病大部分对糖皮质激素敏感，如何评估糖皮质激素治疗的有效性？

答：90% 患者经过糖皮质激素治疗可使肾病综合征的病情得到缓解，但易复发。诱因多为感染，故使用糖皮质激素治疗缓解后的重点在于维持缓解、防止复发。与糖皮质激素治疗反应有关的概念如下：

（1）完全缓解　24h 尿蛋白 <0.3g 或尿蛋白/肌酐 <300mg/g（或 30mg/mmol），肌酐水平稳定，血白蛋白 >35g/L。

（2）部分缓解　24h 尿蛋白维持在 0.3～3.5g 或尿蛋白/肌酐维持在 300～3500mg/g（或 30～350mg/mmol），且较基线下降幅度超过 50%。

（3）复发　完全缓解后再次出现 24h 尿蛋白 >3.5g 或尿蛋白/肌酐 >3500mg/g（或 350mg/mmol）。

（4）糖皮质激素抵抗型 MCD　在标准剂量糖皮质激素治疗超过 16 周后，24h 尿蛋白仍大于 3.5g 或尿蛋白/肌酐 >3500mg/g（或 350mg/mmol），且较基线下降幅度小于 50%。

（5）频繁复发 MCD　半年内复发超过 2 次（或 1 年内复发超过 4 次）或以上。

（6）糖皮质激素依赖型 MCD　在完成糖皮质激素治疗过程中或完成治疗后两周内复发型。

（7）难治性肾病综合征　包括激素依赖、激素抵抗和频繁复发型。

[?] 提问住培第三年的同学

○ **何为糖皮质激素抵抗？**

答：约 10％～20％的成人 MCD 病例对糖皮质激素有抵抗。糖皮质激素抵抗的定义为每天或隔日口服泼尼松，16 周后无反应。在这些患者中，二次肾活检可能会发现局灶节段性肾小球硬化（FSGS）。糖皮质激素抵抗型 MCD 的治疗应遵循 KDIGO 的糖皮质激素抵抗型 FSGS 指南。虽然遗传形式比儿童少得多，但应在年轻人和有阳性家族史的情况下进行调查，特别是考虑 ACTN4 突变。对于糖皮质激素抵抗型 MCD 患者，治疗难度显著增加。此时，应首先排除是否存在感染、血栓栓塞等并发症，并考虑调整治疗方案。KDIGO 指南推荐尝试使用二线免疫抑制剂，如环孢素、他克莫司等，或联合使用多种免疫抑制剂以提高疗效。同时，应加强对患者的支持治疗，包括纠正电解质紊乱、控制血压、预防感染等。对于那些有相对禁忌或不能耐受大剂量糖皮质激素的患者（例如：血糖控制不佳、精神异常、严重的骨质疏松者），建议按频繁复发的微小病变型肾病予口服环磷酰胺或钙调磷酸酶抑制剂治疗。

○ **如何治疗频繁复发/糖皮质激素依赖（FR/SD）的微小病变型肾病？**

答：MCD 患者常面临复发和糖皮质激素依赖的问题。一般复发可考虑短程糖皮质激素治疗，约 1/3 的 MCD 患者会进展为频繁复发或糖皮质激素依赖型 MCD，此时可考虑使用其他免疫抑制剂，优先顺序为环磷酰胺（CTX）＞利妥昔单抗（RTX）＝钙调磷酸酶抑制剂（CNIs）＞霉酚酸酯类似物（MPAA）。具体方案如下：

（1）短程糖皮质激素治疗方案　泼尼松 1mg/(kg·d)（最大剂量 80mg/d，国内一般为 60mg/d）持续 4 周或直至缓解，后以每 3～5 天减一片的速度在 1～2 个月内快速撤减。

（2）CTX 方案　泼尼松口服 2～2.5mg/(kg·d)，持续 8～12 周（初始治疗方案是 8 周），延长至 12 周可能可以减少复发率。对于使用环磷酰胺后复发或想要保持生育能力的频繁复发/糖皮质激素依赖的微小病变型肾病患者，可使用钙调磷酸酶抑制剂 [环孢素 3～5mg/(kg·d) 或他克莫司 0.05～0.1mg/(kg·d)，分次给药] 1～2 年；对不能耐受糖皮质激素、环磷酰胺和钙调磷酸酶抑制剂的患者，还可以选择使用 MMF 500～1000mg，一天 2 次，持续 1～2 年。

（3）频繁复发/糖皮质激素依赖的其他免疫抑制方案　利妥昔单抗因其独特的 B 细胞耗竭机制，在减少复发次数和降低免疫抑制药物用量方面表现出色。具体剂量和疗程需要根据患者的具体情况制定，并密切监测治疗反应和不良反应。

○ **微小病变型肾病患者的预后如何？**

答：该病患者使用糖皮质激素治疗后效果以及预后均较好，＞80％的患者病情已缓解。故早诊断、尽早使用糖皮质激素治疗非常重要。肾功能衰竭的进展发生在小于5％的患者中，在最初对糖皮质激素没有反应的患者中更常见。预防MCD的复发和肾功能恶化、进展是改善患者预后的重要措施。建议患者定期随访复查肾功能、尿蛋白等指标，及时发现并处理潜在问题。同时，加强健康教育宣传，提高患者对疾病的认识和自我管理能力。对于预后评估，应结合患者的年龄、病情严重程度、治疗反应及合并症情况等因素进行综合判断。

拓展学习

- MCD是特发性肾病综合征的第三大原因，仅次于MN和FSGS。因此，对于成年人来说，早期肾脏活检在推动治疗方面至关重要。
- 肾小球滤过屏障主要分为3层，由内到外分别为毛细血管内皮细胞、肾小球基底膜和足细胞。足细胞上的裂孔隔膜决定滤过分子的种类，是滤过屏障的重要结构，这在足细胞的损伤中发挥重要作用。Nephrin是足细胞裂孔隔膜上特异性表达的一种分子，其编码基因为*NPHS1*。通常情况下，Nephrin沿肾小球毛细血管壁呈均匀线性分布，其表达水平的改变将导致大量蛋白尿的产生。上调Nephrin的表达可维持足细胞的结构和功能，从而防止足细胞的损伤。越来越多的研究表明，足细胞的遗传缺陷结构是MCD的重要病因。在MCN（遗传性肾病综合征）中，突变基因*NPHS1*参与编码足细胞表达的免疫球蛋白超家族蛋白质——肾素。分子与基因组学的研究进展显示，MCD的突变基因与足细胞标志蛋白（如nephrin蛋白、肾素等）密切相关，这为MCD的治疗提供了新的思路。
- "足细胞病"的概念于2002年首次被提出。以足细胞病变为显著特点的肾小球疾病称为足细胞病（podocytopathy），病因与免疫复合物形成、代谢因素、血流动力学因素、基因突变、蛋白负荷因素、中毒以及感染等相关，病理上可看到肾小球足细胞数量的减少、肾小球基质成分改变、基底膜增厚、足突融合等表现，临床上可表现为大量蛋白尿、低蛋白血症、水肿等。足细胞病根据病因可分为三类——原发性、获得性和遗传性。原发性足细胞病常以MCD、局灶节段性肾小球硬化及膜性肾病的表现形式而起病。
- 既往认为，MCD与T细胞免疫紊乱相关。但在过去的几年里，通过利妥昔单抗（一种抗CD20单克隆抗体）在不同类形的肾病综合征中取得治疗成功的临床证据表明，B细胞可能也是疾病的驱动因素。多项研究表明B细胞参与了肾病综合征的发病机制：①总IgG和IgG亚类在肾病患者缓解期间显示出持久的变化；②血浆可溶性CD23（B细胞活化的经典参数）在复发期间增加；③用于治疗MCD

的免疫抑制剂对 B 细胞及 T 细胞具有抗增殖作用。然而，也有证据反对 B 细胞在 MCD 发病机制中的直接作用。首先，根据 MCD 的定义，肾活检中很少或没有免疫复合物沉积。在体外，利妥昔单抗已被证明可以直接与足细胞 SMPDL3b 结合，并且有人认为其抗蛋白尿作用可能与 B 细胞耗竭有关。此外，在输注利妥昔单抗后，尽管 B 细胞发生了重组，但一些患者仍能保持长期缓解。

●特殊人群治疗：对于老年、妊娠、合并糖尿病等特殊人群的 MCD 患者，治疗时需特别关注其特殊需求和潜在风险。例如，老年患者应谨慎使用免疫抑制剂，以避免增加感染风险；妊娠患者应密切监测母婴健康情况，并适时调整治疗方案；合并糖尿病患者则需加强血糖控制，并避免使用可能加重糖尿病的药物。

参考文献

[1] Rovin BH, Adler SG, Barratt J, et al. Executive summary of the KDIGO 2021 Guideline for the Management of Glomerular Diseases. Kidney Int. 2021, 100 (4)：753-779.

[2] Azukaitis K, Palmer SC, Strippoli GF, et al. Interventions for minimal change disease in adults with nephrotic syndrome. Cochrane Database Syst Rev. 2022, 3 (3)：CD001537.

[3] Tarshish P, Tobin JN, Bernstein J, et al. Prognostic significance of the early course of minimal change nephrotic syndrome：report of the International Study of Kidney Disease in Children. J Am Soc Nephrol. 1997, 8 (5)：769-776.

[4] Elie V, Fakhoury M, Deschênes G, et al. Physiopathology of idiopathic nephrotic syndrome：lessons from glucocorticoids and epigenetic perspectives. Pediatr Nephrol. 2012, 27 (8)：1249-56.

[5] Floege J, Amann K. Primary glomerulonephritides. Lancet. 2016, 387 (10032)：2036-2048.

[6] Sellier-Leclerc AL, Baudouin V, Kwon T, et al. Rituximab in steroid-dependent idiopathic nephrotic syndrome in childhood-follow-up after CD19 recovery. Nephrol Dial Transplant. 2012, 27 (3)：1083-1089.

[7] Farmer LK, Rollason R, Whitcomb DJ, et al. TRPC6 Binds to and Activates Calpain, Independent of Its Channel Activity, and Regulates Podocyte Cytoskeleton, Cell Adhesion, and Motility. J Am Soc Nephrol. 2019, 30 (10)：1910-1924.

[8] Golob V, Nosan G, Bertok S, et al. A novel mutation of congenital nephrotic syndrome in a Slovenian child eventually receiving a renal transplant. Croat Med J. 2021, 62 (2)：187-191.

[9] Larkins NG, Liu ID, Willis NS, et al. Non-corticosteroid immunosuppressive medications for steroid-sensitive nephrotic syndrome in children. Cochrane Database Syst Rev. 2020, 4 (4)：CD002290.

第三节 》 IgA 肾病

教学查房目的

◎ 掌握 IgA 肾病的临床表现。

◎ 掌握 IgA 肾病的诊断标准。

◎ 熟悉 IgA 肾病的治疗原则。

住院医师汇报病史

● 现病史：患者女性，35 岁，因"发现尿检异常 9 年"经门诊收入住院。入院前 9
年体检发现尿检异常，查"尿常规：蛋白（＋）、潜血（＋），血肌酐：正常"，无
双下肢水肿、排泡沫尿、肉眼血尿，无颜面水肿，无关节疼痛，无尿频、尿急、尿
痛，无畏寒、发热，无颜面红斑、光过敏、口腔破溃，无皮肤瘀点、腹痛、黑粪，
无多饮、多食、多尿，无皮肤黄染、纳差等不适，未重视未诊治。后多次监测尿蛋
白波动在阴性至（＋），潜血（＋）～（＋＋＋），血肌酐正常，仍未重视和未诊治。
5 个月前开始发现泡沫尿，久置难消，无水肿、血尿，再次查"尿常规：蛋白（＋
＋）、潜血（＋＋），血肌酐：正常"，就诊于当地医院，予"肾炎康复片"对症治
疗，无明显改善。后转诊我院门诊，查"尿红细胞畸形率＋尿常规＋沉渣：蛋白质
（＋＋），潜血（＋＋＋），红细胞 188.10 个/μL（33.86 个/HP），尿红细胞畸形率
80％"，今为进一步诊治，门诊拟"慢性肾炎"收入住院。自发病以来，精神、食
欲、睡眠尚可，大便正常，小便如上述，体重无明显变化。

● 既往史、个人史、婚育史、家族史：无特殊。

● 体格检查：体温 36.5℃，脉搏 72 次/分，呼吸 16 次/分，血压 128/72mmHg。神志
清楚，心律齐，各瓣膜听诊区未闻及杂音；双肺呼吸音清，双肺未闻及干湿啰音；腹
软，全腹无压痛、反跳痛，肝脾肋下未及，肝区、肾区无叩击痛，双下肢无水肿。

● 初步诊断：慢性肾小球肾炎。

● 入院后完善相关检查：尿常规＋尿沉渣定量示蛋白质（＋＋），潜血（＋＋），红
细胞 145.10 个/μL，红细胞 26.12 个/HP。生化：白蛋白 35.2g/L，肌酐 73.0μmol/
L，钙 2.01mmol/L，肾小球滤过率（EPI 公式）92.22mL/（min·1.73m^2）；24h 尿蛋白
定量 1.01g/24h；D-二聚体、凝血全套、PCT：正常。乙肝两对半：抗乙型肝炎病
毒表面抗体 162.50（＋）mIU/mL，抗乙型肝炎病毒核心抗体 2.80（＋）S/CO；
ACA、ANA 谱、ANCA、抗 ds-DNA 抗体、IgG4：正常；血清免疫固定电泳：
IgG、IgA、IgM、κ、λ 未见异常浓集区带。双肾及肾血管＋胡桃夹彩超：①双肾
形态大小正常，左肾大小约 10.2cm×4.9cm，右肾大小约 10.5cm×4.6cm，包膜

光滑，皮质回声均匀，锥体分布正常，双肾窦未见明显分离，内未见明显异常回声；②左肾静脉声像图不符合"胡桃夹综合征"。

入院检查未见禁忌后行彩超引导下肾穿刺活检术，术后病理回报（图1-3-1）：镜下见12个肾小球，4个肾小球硬化，其余肾小球系膜细胞及基质弥漫球性轻度增生，节段局灶中度加重，2个肾小球球囊粘连，一个大细胞纤维性新月体，系膜区见嗜复红蛋白沉积，肾小管上皮细胞颗粒、空泡变性，管腔内见蛋白管型，5%肾小管萎缩，5%间质纤维化，间质5%淋巴、单核细胞浸润，小动脉未见明显病变，结合免疫荧光，IgA、IgM、C3在系膜区呈弥漫性球性团块状沉积（＋＋＋＋），C1q在系膜区呈弥漫性球性团块状沉积（＋），考虑IgA肾病（Lee氏，Ⅲ级；牛津分型，M1S1E0T0C1）。

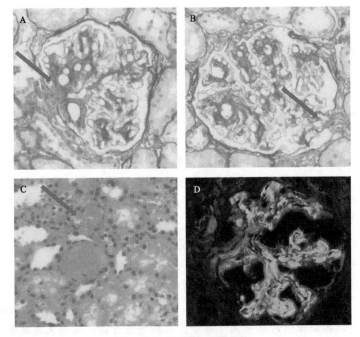

图 1-3-1　肾穿刺活检病理

（A）PASM 染色肾小球系膜细胞及基质弥漫性轻度增生，节段局灶中度加重；

（B）PASM 染色肾小球球囊粘连；（C）HE 染色见肾小管管腔内红细胞管型；

（D）免疫荧光 IgA 在系膜区呈弥漫性球性团块状沉积（＋＋＋＋）

住培教师提问及教学

? 提问住培第一年的同学

○ **该病例的初始病史特点是什么？诊断是什么？**

答：本病例特点如下：

（1）中青年女性，起病隐匿，缓慢进展，病史长达 9 年。

（2）**临床表现**　病初定期体检发现尿潜血、尿蛋白阳性，以血尿为主；5 个月前开始出现泡沫尿，复查尿潜血试验及尿蛋白较前增加，尿红细胞畸形率达 80%，24h 尿蛋白 1.01g，肾功能正常。

（3）**肾脏病理检查**　提示 IgA 肾病（Lee 氏，Ⅲ级；牛津分型，M1S1E0T0C1）。

故该患者诊断为 IgA 肾病（Lee 氏，Ⅲ级；牛津分型：M1S1E0T0C1）。

○ IgA 肾病的定义是什么？

答：IgA 肾病（immunoglobulin A nephropathy）是一种以 IgA 或 IgA 为主，伴或不伴有其他免疫球蛋白在肾小球系膜区沉积的原发性肾小球病。1968 年法国肾脏病学家 Jacques Berger 博士首次发现并报道了 IgA 肾病，因此该病也被称为 Berger 病。IgA 肾病确诊依赖肾活检，是全球最常见的原发性肾小球疾病。亚洲人的发病率较高，在原发性肾小球肾炎中，本病在中国占 29.9%～37.2%，欧洲人的发病率为 2.4‰。即使接受了肾移植，仍有大约 15% 的患者因复发的 IgA 肾病而引起终末期肾脏病（ESRD）。

○ IgA 肾病的临床症状和体征有哪些？

答：IgA 肾病的临床表现范围较广，从轻度血尿到肾病综合征，甚至快速进展性肾小球肾炎。绝大多数患者没有任何早期症状，本病的发现往往依靠尿常规检查提示镜下血尿，伴有不同程度蛋白尿，也可以有不同程度的水肿。随着病程的进展，常出现肾性高血压和肾功能不全，部分为难治性高血压，最终可进入终末期肾脏病，需要肾脏替代治疗或者肾移植。因为该病在出现水肿、高血压靶器官损害前常有较长的病史，因此难以有阳性体征发现。部分患者在反复扁桃体炎发作后出现血尿、蛋白尿加重，这些患者可能有双侧扁桃体不对称性肿大、化脓等体征。

⏱ 提问住培第二年的同学

○ IgA 肾病的诊断标准是什么？

答：IgA 肾病的诊断必须要有肾活检病理检查，且必须要有免疫荧光或免疫组化的结果支持。其诊断特点是：光镜下常见弥漫性系膜增生或局灶节段增生性肾小球肾炎；免疫荧光可见系膜区 IgA 或以 IgA 为主的免疫复合物沉积，这是 IgA 肾病的诊断标志。所有怀疑 IgA 肾病的成年人，若 24h 尿蛋白＞0.5g 且无肾穿刺活检禁忌证时，均应行肾穿刺活检术。

○ **血尿的鉴别诊断有哪些?**

答:(1)泌尿系统疾病　是血尿的常见原因,包括急性或慢性肾炎;泌尿系统结石、感染、肿瘤、结核、外伤;肾血管病变,如肾动脉栓塞、肾静脉血栓形成等。这些疾病可能导致尿液中红细胞增多,从而出现血尿现象。

(2)全身性疾病　如系统性红斑狼疮、血液系统疾病、感染性疾病如流行性出血热等也可能引起血尿。这些疾病可能影响全身的血管和肾脏功能,导致尿液中出现异常的红细胞。

(3)药物引起的血尿　某些药物如抗凝药、某些抗生素等可能引起血尿。这些药物可能影响凝血功能、肾脏功能或直接损伤泌尿系统,导致尿液中出现红细胞。

○ **IgA 肾病的鉴别诊断有哪些?**

答:(1)链球菌感染后急性肾小球肾炎　应与呈现急性肾炎综合征的 IgA 肾病相鉴别。前者潜伏期长,有自愈倾向;后者潜伏期短,病情反复。通过实验室检查,如血清 IgA、C3 水平及抗链球菌溶血素 "O"(ASO)滴度可帮助区分二者。

(2)薄基底膜肾病　多为持续性镜下血尿,常有阳性血尿家族史,肾脏免疫病理检查显示 IgA 阴性,电镜下弥漫性肾小球基底膜变薄,一般不难鉴别。

(3)继发性以 IgA 沉积为主的肾小球疾病

① 过敏性紫癜性肾炎:肾脏病理改变与 IgA 肾病相似,但前者常有典型的肾外表现,如皮肤紫癜、关节肿痛、腹痛和黑粪等,可予鉴别。

② 慢性酒精性肝硬化:50%~90%的酒精性肝硬化患者肾组织可显示以 IgA 为主的免疫球蛋白沉积,但仅少数患者有肾脏累及的表现。与 IgA 肾病鉴别主要依据肝硬化病史。

③ 炎症性肠道疾病(如克罗恩病):除了肾穿刺组织免疫荧光出现 IgA 阳性表现外,临床上会出现相关肠道疾病表现。

○ **IgA 肾病的一般治疗和治疗目标是什么?**

答:IgA 肾病的一般治疗包括生活方式干预,如钠盐摄入限量、戒烟、体重控制和体育锻炼等;血压达到靶目标(成人收缩压<120mmHg);降低肾小球高滤过及蛋白尿对肾小管间质的影响,包括 ACEI/ARB、内皮素-血管紧张素受体拮抗剂[DEARA,如斯帕森坦(sparsentan)]及钠葡萄糖共转运蛋白-2 抑制剂(SGLT2i)。Sparsentan 是一种双重内皮素血管紧张素受体拮抗剂,不应与肾素-血管紧张素系统抑制剂(RASi)一起使用。尿蛋白的治疗目标是至少控制在<1.0g/d,尽可能<0.5g/d,理想目标是<0.3g/d,尿蛋白<0.3g/d 预示患者获得完全缓解。对于有肾功能逐渐丧失风险的 IgA 肾病患者,治疗目标是将患者肾功能丧失

速度控制在 eGFR 每年下降＜1mL/(min・1.73m^2)。对于无蛋白尿和高血压，eG-FR 未明显降低，只是单纯镜下血尿的患者，可能不需要支持治疗，但需对患者血尿的严重程度和持续时间进行监测。

○ **治疗 IgA 肾病的常用抗炎和免疫抑制药物有哪些？**

答：目前应用于 IgA 肾病的常用抗炎药物包括泼尼松、甲泼尼龙和布地奈德肠溶胶囊。此外，常用的免疫抑制药物包括环磷酰胺、羟氯喹、吗替麦考酚酯和雷公藤制剂等。对于 eGFR＜30mL/(min・1.73m^2) 的患者，需要谨慎或避免应用免疫抑制治疗。

？ 提问住培第三年的同学

○ **IgA 肾病的病理表现是什么？**

答：IgA 肾病的病理变化多种多样，病变程度轻重不一，几乎可涉及肾小球肾炎的所有病理类型：系膜增生性肾小球肾炎、局灶增生性肾小球肾炎、毛细血管内增生性肾小球肾炎、系膜毛细血管性肾小球肾炎、新月体性肾小球肾炎、局灶节段性肾小球硬化和增生硬化性肾小球肾炎等。

目前广泛采用 IgA 肾病牛津分型（MEST-C 评分），具体内容包括：系膜细胞增生（M 0/1）、毛细血管内细胞增多（E 0/1）、节段性硬化或粘连（S 0/1）、肾小管萎缩或肾间质纤维化（T 0/1/2）及新月体形成（C 0/1/2）等五项主要病理指标。

免疫荧光检查的特征是，以 IgA 为主的免疫球蛋白呈颗粒状或团块状在肾小球系膜区分布，伴或不伴毛细血管襻分布，常伴有 C3 沉积，而无 C1q、C4 沉积。也可有 IgG、IgM 沉积，与 IgA 的分布相似，但强度较弱。

IgA 肾病患者电镜下可见电子致密物主要沉积于系膜区，有时呈巨大团块状，具有重要的辅助诊断价值。

○ **确诊 IgA 肾病后，如何评估患者的病情？**

答：确诊 IgA 肾病后，需要根据临床表现和组织学数据进行危险分层，临床表现主要包括蛋白尿水平、肾功能情况及血压情况；组织学评估包括活动性和慢性化改变，前者包括系膜增生、毛细血管内细胞增生、襻坏死、细胞和纤维细胞性新月体、急性肾小管损伤、间质炎症细胞浸润等；后者包括肾小球球性硬化、节段性肾小球硬化、球囊粘连、肾小管萎缩、间质纤维化、动脉硬化和（或）透明变性等。

○ **糖皮质激素治疗 IgA 肾病的疗程一般是多久?**

答：研究已证实，全身性糖皮质激素治疗 IgA 肾病的有效性，但同时也观察到大剂量甲泼尼龙的严重不良事件发生率显著增加。KDIGO 2024 指南推荐使用减量全身性糖皮质激素治疗方案：甲泼尼龙（或等效药物）0.4mg/(kg·d)（最大剂量为 32mg/d），持续 2 个月，然后每月减量 4mg/d，共持续 6～9 个月。全身性糖皮质激素治疗应结合针对耶氏肺孢子菌的抗菌预防和慢性乙型肝炎携带者的抗病毒预防，以及胃保护和骨骼保护。

○ **哪些情况需注意谨慎或避免糖皮质激素的使用?**

答：若患者 eGFR＜30mL/(min·1.73m^2)、糖尿病、肥胖（BMI＞28kg/m^2)、潜伏性感染（如病毒性肝炎、肺结核）、继发性疾病（如肝硬化）、活动性消化性溃疡、无法控制的精神疾病、严重的骨质疏松症或白内障等，需格外谨慎或避免使用糖皮质激素。

○ **如何制定患者的下一步治疗方案?**

答：根据患者的临床表现及病理结果，予减量糖皮质激素联合吗替麦考酚酯免疫抑制治疗，联合 RASi、SGLT2i 治疗及羟氯喹，随访发现尿蛋白及尿潜血均有所改善，目前还在随访中。

○ **IgA 肾病的预后如何?**

答：因为 IgA 肾病的临床表现及病理改变多样，预后差异较大，可使用国际 IgA 肾病预测工具预测患者预后。该预测工具使用肾活检时的临床指标和组织学数据，包括肾穿刺时患者的 eGFR 水平、收缩压、舒张压、24h 尿蛋白、年龄、种族、是否使用 ACEI/ARB、是否使用免疫抑制剂，及组织学中的 MEST 评分，可以计算成人和儿童肾活检后 7 年内 eGFR 下降 50% 或肾衰竭的风险。但该工具结果无法预测患者被干预后的预后；除了蛋白尿和 eGFR 外，目前 IgA 肾病没有有效的血清或尿液生物标志物可进行预后的预测。

○ **IgA 肾病患者的疾病管理流程是什么?**

答：根据 KDIGO 2024 年指南，对有进行性肾功能丢失风险的 IgA 肾病患者的管理流程图如图 1-3-2 所示。

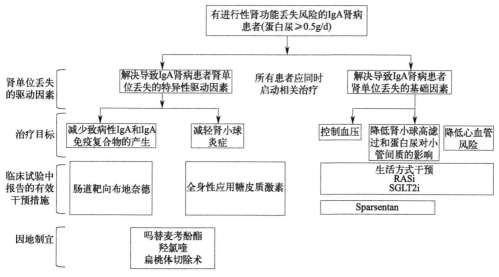

图 1-3-2　IgA 肾病患者的治疗目标及诊疗措施

〔引自：Kidney Disease：Improving Global Outcomes（KDIGO）Lupus Nephritis Work Group. KDIGO 2024 Clinical Practice Guideline for the management of lupus nephritis. Kidney Int，2024，105（1S）：S1-S69. 〕

拓展学习

● IgA 肾病的发病机制

可概括为"四重打击"。

（1）遗传易感性或环境等因素导致 IgA1 产生和糖基化调控缺陷，半乳糖缺陷型的 IgA1（galactose-deficient IgA1，Gd-IgA1）水平增多。

（2）自身免疫反应被激活产生 Gd-IgA1 抗体，包括 IgG 或 IgA1，主要为 IgG。

（3）由抗 Gd-IgA1 自身抗体与 Gd-IgA1 结合，形成 Gd-IgA1 循环免疫复合物。

（4）免疫复合物在系膜沉积，激活炎症途径、补体途径导致肾小球损伤。

● 2 种特殊类型的 IgA 肾病

（1）IgA 肾病合并微小病变型肾病（MCD）　IgA 肾病很少表现为肾病综合征，但表现为肾病综合征的患者很难与微小病变型肾病进行区分。肾活检 IgA 系膜沉积和广泛的足突消失，电镜与 MCD 一致，应按 MCD 指南进行治疗。IgA 肾病中也可能出现不伴肾病综合征的肾病范围蛋白尿，这通常反映了共存的继发性局灶节段性肾小球硬化（FSGS）（例如肥胖、不受控制的高血压）或出现广泛的肾小球硬化和肾小管间质纤维化。

（2）IgA 肾病合并急性肾损伤（AKI）　IgA 肾病患者可能会出现 AKI，伴有严重的肉眼血尿，通常与上呼吸道感染有关。对于血尿停止后 2 周内肾功能未见改善的患者，应考虑重复肾活检。伴有明显血尿的 AKI 者，应立即进行治疗且应侧重于 AKI 的支持治疗。IgA 肾病也可能因快速进展性肾小球肾炎（RPGN）导致新发或自然病程期间出现 AKI，通常伴有广泛的新月体形成，通常没有明显的血尿。在没有明显血尿的情况下，且排除了 RPGN 的其他原因（例如，ANCA 相关血管炎、抗肾小球基底膜肾炎）和可逆原因（例如，药物毒性及常见的肾前性和肾后性因素）时，应尽快进行肾活检。

- 目前 IgA 肾病临床常用的传统生物标志物，包括血肌酐、尿蛋白、IgA 及补体 C3 等指标不够敏感和准确，不能反映疾病的早期病变，不能预测组织病理学的急性还是慢性化病变特点，也不能反映对治疗的预测价值。因此，研究者们一直致力于寻找能够用于 IgA 肾病疾病的特异性诊断、评估病情或判断预后的无创生物标志物。随着对 IgA 肾病发病机制认识的不断深入，在 IgA 肾病疾病发生过程中具有重要作用的血清半乳糖缺陷型 IgA1 分子（Gd-IgA1）、循环 IgA 免疫复合物（IgA-IC）、B 细胞活化因子（BAFF）、增殖诱导配体（APRIL）及可溶性 BCMA（B 细胞成熟抗原）等逐渐成为 IgA 肾病的潜在生物学标志物，也衍生出了一些新的治疗药物，包括布地奈德肠溶制剂、泰它西普、阿曲生坦、sparsentan、依普可泮等（详见第一章第四节的拓展学习）。

- IgA 肾病治疗的最大难点在于其临床表现和预后的异质性，这就要求采取个体化的治疗方法。以目标为导向的支持性治疗仍是所有患者的治疗基石，无论病情恶化的风险如何。在开发出可靠的生物标志物之前，如何识别因疾病活跃而容易恶化并最有可能从免疫抑制中获得净收益的患者仍是一项挑战。目前最好的方法是使用临床参数，包括蛋白尿程度、是否存在持续性镜下血尿、eGFR 下降率，以及系膜细胞增生、毛细血管内细胞增生、节段性肾小球硬化、肾小管萎缩/间质纤维化、新月体评分。全身使用糖皮质激素适用于高危患者，但停药后疗效减弱，且会产生大量治疗相关毒性作用。目前，针对疾病发病机制有直接作用的治疗方法越来越多。虽然靶向释放布地奈德最受关注，但抗 B 细胞策略和选择性补体抑制很可能会证明它们的附加价值。未来可以根据不同患者的具体情况，针对 IgA 肾病病理生理学中的不同靶点进行治疗。

- IgA 肾病患者摘除扁桃体的证据。日本的一些研究显示，IgA 肾病患者接受扁桃体切除术后，可能会出现蛋白尿减少和肾功能稳定的现象，慢性扁桃体炎与日本普通人群 IgA 肾病发病风险升高之间存在关系。但随机对照试验的数据不足，无法得出明确的结论。根据现有的指南，扁桃体切除术可能在某些特定情况下有益，但不应作为 IgA 肾病的标准治疗手段。对于有反复咽喉感染病史或慢性扁桃体炎的患者，医生可能会考虑这一选择。总的来说，进一步的随机对照试验和长期随访研究仍然是确定扁桃体切除术是否适合 IgA 肾病患者的关键。

参考文献

[1] Gleeson P J，O'shaughnessy M M，Barratt J. IgA nephropathy in adults-treatment standard. Nephrol

Dial Transplant，2023，38（11）：2464-2473.

［2］ Stamellou E，Seikrit C，Tang S C W，et al. IgA nephropathy. Nat Rev Dis Primers，2023，9（1）：67.

［3］ Liu L J，Yang Y Z，Shi S F，et al. Effects of Hydroxychloroquine on Proteinuria in IgA Nephropathy：A Randomized Controlled Trial. Am J Kidney Dis，2019，74（1）：15-22.

［4］ Lv J，Wong M G，Hladunewich M A，et al. Effect of Oral Methylprednisolone on Decline in Kidney Function or Kidney Failure in Patients With IgA Nephropathy：The TESTING Randomized Clinical Trial. JAMA，2022，327（19）：1888-1898.

［5］ Duan J，Liu D，Duan G，et al. Long-term efficacy of tonsillectomy as a treatment in patients with IgA nephropathy：a meta-analysis. Int Urol Nephrol，2017，49（1）：103-112.

［6］ Chen T，Li X，Li Y，et al. Prediction and Risk Stratification of Kidney Outcomes in IgA Nephropathy. Am J Kidney Dis，2019，74（3）：300-309.

［7］ Barbour S J，Reich H N. Risk stratification of patients with IgA nephropathy. Am J Kidney Dis，2012，59（6）：865-873.

［8］ Pitcher D，Braddon F，Hendry B，et al. Long-Term Outcomes in IgA Nephropathy. Clin J Am Soc Nephrol. 2023，18（6）：727-738.

［9］ Locatelli F，Del Vecchio L，Ponticelli C. Systemic and targeted steroids for the treatment of IgA nephropathy. Clin Kidney J. 2023，16（Suppl 2）：ii40-ii46.

［10］ Group KDIGO KGDW. KDIGO 2021 Clinical Practice Guideline for the Management of Glomerular Diseases. Kidney Int，2021，100（4s）：S1-S276.

［11］ Lafayette R，Kristensen J，Stone A，et al. Efficacy and safety of a targeted-release formulation of budesonide in patients with primary IgA nephropathy（NefIgArd）：2-year results from a randomised phase 3 trial. Lancet，2023，402（10405）：859-870.

［12］ El Karoui K，Fervenza F C，De Vriese A S. Treatment of IgA Nephropathy：A Rapidly Evolving Field. J Am Soc Nephrol，2024，35（1）：103-116.

［13］ 杨宏宇，吕继成，张宏. IgA 肾病治疗现状：机遇、挑战、展望. 中华内科杂志，2024，63（8）：727-730.

［14］ 金是，丁小强. IgA 肾病的免疫抑制治疗与非免疫抑制治疗. 临床内科杂志，2024，41（1）：9-12.

［15］ 中国医药卫生文化协会肾病与血液净化专业委员会. 原发性 IgA 肾病管理和治疗中国专家共识. 中华肾病研究电子杂志，2024，13（1）：1-8.

［16］ Takashin Nakayama，Hidehiro Kaneko，Yuta Suzuki，et al. Chronic Tonsillitis and IgA Nephropathy：Findings From a Nationwide Japanese Cohort Study. Am J Kidney Dis. 2024，84（5）：613-620. e1.

［17］ Toshiki Kano，Hitoshi Suzuki，Yuko Makita，et al. Mucosal Immune System Dysregulation in the Pathogenesis of IgA Nephropathy. Biomedicines. 2022，10（12）：3027.

［18］ KDIGO 2024 Clinical Practice Guideline for the Management of Immunoglobulin A Nephropathy（IgAN）and Immunoglobulin A Vasculitis（IgAV），Public Review Draft August 2024.

第四节 》 IgA 肾病合并新月体形成

教学查房目的

- 掌握 IgA 肾病合并新月体形成的临床表现。
- 掌握 IgA 肾病合并新月体形成的诊断标准。
- 熟悉 IgA 肾病合并新月体形成的治疗原则。

住院医师汇报病史

- **现病史**：患者男性，22岁，因"发现肌酐升高6个月余"为主诉入院。入院前6个月余于当地医院体检发现血肌酐 133.4μmol/L，未查尿常规，无恶心、呕吐，无明显腰酸、腰痛，无尿频、尿急、尿痛，无肉眼血尿、双下肢水肿，无排尿困难，无畏冷、发热，无腹胀、腹痛、腹泻、黑粪，无气促、胸闷、心悸、胸痛，无皮肤黏膜瘀点、瘀斑、关节痛，无颜面红斑、脱发、口腔溃疡、光过敏，无咳嗽、咳痰、咯血等不适，未予重视，未诊治。2周前发现尿中泡沫增多，久置难消，无双下肢水肿、尿少等，就诊外院复查"血肌酐 188μmol/L，尿常规：蛋白（＋＋＋），红细胞（＋＋＋）"，予尿毒清颗粒增强肠道透析、复方 α-酮酸片（开同）补充必需氨基酸等治疗。今为进一步治疗，转诊本院，门诊拟以"肾炎综合征"收住入院。发病以来，精神、睡眠尚可，食欲欠佳，大便如常，小便如上述，体重无明显改变。
- **既往史及个人史**：有"银屑病"病史8个月余。个人史、婚育史、家族史无特殊。
- **体格检查**：体温36.3℃，脉搏76次/分，呼吸17次/分，血压132/76mmHg。神志清楚，心律齐，各瓣膜听诊区未闻及杂音；双肺呼吸音清，双肺未闻及干湿啰音；腹软，全腹无压痛、反跳痛，肝脾肋下未及，肝区、肾区无叩击痛，双下肢无水肿。
- **初步诊断**：慢性肾小球肾炎、慢性肾功能不全、银屑病。
- **入院后完善相关检查**：生化检查示白蛋白 33.2g/L，尿素 11.42mmol/L，肌酐 204.0μmol/L，尿酸 524.0μmol/L，总胆固醇 6.85mmol/L，甘油三酯 1.79mmol/L，肾小球滤过率（EPI公式）38.70mL/(min·1.73m^2)。尿常规＋尿沉渣定量：潜血（＋＋＋），尿红细胞 2900 个/μL，红细胞 522 个/HP，蛋白质（＋＋＋）。24h尿蛋白 5.54g/24h。乙肝两对半定量分析：抗乙型肝炎病毒表面抗体 93.83mIU/mL。

　　排除相关禁忌证后，行肾穿刺活检术，术后病理结果（图1-4-1）提示镜下见18个肾小球、肾小球系膜细胞及基质弥漫性球性中-重度增生伴内皮细胞增生，其中 1 个小细胞性新月体，4 个大细胞性新月体，10 个肾小球球性硬化，系膜区见嗜复红蛋白沉积，肾小管上皮细胞颗粒、空泡变性，管腔内见蛋白管型及红细胞管型，80% 肾小管萎缩，80% 间质纤维化，间质 60% 淋巴、单核细胞浸润，小动脉未见明显病变，结合免疫荧光，IgA 及 C3 在系膜区呈弥漫性球性团块状沉积（＋＋＋），考虑 IgA 肾病（Lee 氏分型为 Ⅳ 级；牛津分型为 M1S0E1T2C2）。

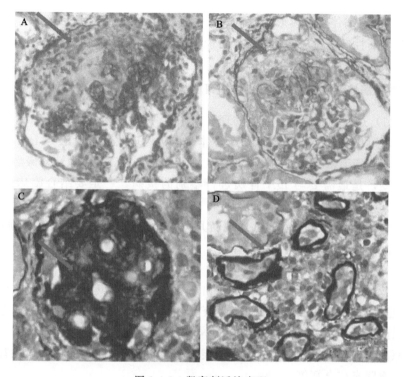

图 1-4-1　肾穿刺活检病理

（A）毛细血管基底膜断裂，伴大细胞性新月体形成（PASM 染色）；（B）鲍曼囊壁溶解和断裂，伴小细胞性新月体形成（PASM 染色）；（C）肾小球球性硬化（PASM 染色）；（D）肾小管萎缩（PASM 染色）

住培教师提问及教学

⁇ 提问住培第一年的同学

○ 该病例的初始病史特点是什么？

答：本病例的特点如下：

（1）青年男性，起病隐匿，无明显不适，病史 6 个月。

（2）血肌酐呈渐进性升高，从 133.4μmol/L 上升至 204μmol/L。

（3）尿常规异常　尿蛋白和尿潜血均（＋＋＋），红细胞 522 个/HP，24h 尿蛋白 5.54g。

（4）血清白蛋白下降，为 33.5g/L，伴有血脂代谢紊乱。

（5）肾穿刺病理结果提示 IgA 肾病合并新月体形成。

○ **IgA 肾病伴新月体形成的临床表现有哪些？**

答：IgA 肾病伴新月体形成的临床表现有不同程度的蛋白尿及血尿，部分患者可以出现无痛性肉眼血尿，部分患者可能出现严重高血压或者急性肾功能不全。

○ **IgA 肾病伴新月体形成的鉴别诊断有哪些？**

答：（1）过敏性紫癜性肾炎　病理表现，特别是免疫荧光，与 IgA 肾病几乎一致，光镜下可出现纤维素样坏死和新月体，单从病理改变上无法与 IgA 肾病进行鉴别，但其临床上常有典型的关节疼痛、四肢皮疹、腹痛等过敏性紫癜症状。其他部位的病变，是最需要与 IgA 肾病进行鉴别的疾病，一定要结合临床病史进行排除。

（2）狼疮性肾炎　光镜下可出现新月体，免疫荧光检查上除 IgA 强阳性外，其他免疫球蛋白和补体均会出现强阳性，即所谓的"满堂亮"，临床表现和相关实验室检查均可提供鉴别诊断依据。

（3）急进性肾小球肾炎　临床由蛋白尿、血尿等改变迅速发展为严重少尿、无尿、高血压、氮质血症及肾功能进行性衰竭。如果不及时治疗，常在数周至数月内因肾衰竭而死亡。病理学特征为多数肾小球球囊壁层上皮细胞增生形成新月体。可由不同原因引起，可以伴发其他肾小球疾病，如严重的毛细血管内增生性肾小球肾炎、肺出血肾炎综合征等。

（4）银屑病相关性 IgA 肾病　是一种反复发作的炎症、增生性皮肤病。一般认为肾脏病变发生在银屑病多年后，好发因素与病程长短、皮损面积、病情严重程度有一定关系，常随皮损改善而好转。病理上这类患者肾组织存在血管炎性病变，肾小球节段病变明显，可见节段肾小球废弃及节段新月体形成，肾间质可见浸润细胞，但浸润细胞多散在分布，且并非以浆细胞为主。

💬 提问住培第二年的同学

○ **IgA 肾病伴新月体形成的病理中，有几种新月体类型？**

答：肾小球新月体形成被认为是肾小球毛细血管壁严重损伤引发的非特异性反应，是重度肾小球损伤的组织学特征。始发事件是肾小球毛细血管壁、肾小球基底膜和肾小囊出现物理裂孔，凝血因子通过这些裂孔进入肾小囊腔，导致纤维蛋白形成和细胞成分聚集。按肾小球新月体的组成成分，可将新月体分为细胞性新月体、纤维细胞性新月体和纤维性新月体3种类型。细胞性新月体的组成成分均为细胞，病变由增生的壁层上皮细胞、单核细胞、巨噬细胞甚至炎性细胞组成。随着疾病时间的延长，细胞性新月体逐渐转变为含有胶原纤维成分的新月体，最终形成以胶原纤维为主的新月体，称为纤维性新月体。因此，按照组成新月体的成分可以判断疾病的病程。

○ 如何评估 IgA 肾病疾病进展?

答：快速进展性 IgA 肾病的定义为估算肾小球滤过率（eGFR）在≤3个月内下降≥50%，且排除了其他快速进展性肾小球肾炎（如 ANCA 相关性血管炎、抗肾小球基底膜抗体肾炎）和可逆原因（如药物毒性及常见的肾前和肾后性因素）。

在这些情况下，肾活检至关重要，通常会显示系膜和毛细血管内细胞增多，以及很大一部分肾小球受到新月体的影响，并伴有局灶性坏死。肾活检中出现新月体但血清肌酐没有伴随变化并不构成快速进展性 IgA 肾病；然而，这些患者需要密切随访，以确保及时发现任何肾小球滤过率下降的情况。如果发生这种情况，可以考虑进行第二次肾活检。应根据 KDIGO《2024 年 ANCA 相关血管炎管理临床实践指南》，为快速进展性 IgA 肾病患者提供环磷酰胺和全身性糖皮质激素治疗。没有足够的证据支持将利妥昔单抗用于治疗快速进展性 IgA 肾病。

提问住培第三年的同学

○ 本病例的下一步治疗方案是什么?

答：该患者采用糖皮质激素冲击联合环磷酰胺免疫诱导治疗后，后续予中等量糖皮质激素联合吗替麦考酚酯免疫抑制治疗，逐渐减量随访，目前肌酐维持稳定。

○ IgA 肾病伴新月体形成患者使用免疫抑制治疗的指征及目标是什么?

答：对于优化支持治疗（限钠<2g/d、控制血脂、控制血尿酸、减重、戒烟、RASi、SGLT2i 的使用）超过3个月，尿蛋白仍在 0.75~1g/d 的患者，被认为具有较高的进展风险，需加用免疫抑制治疗。没有足够的证据支持，仅根据肾穿刺活检病理中新月体的存在和数量来决定治疗方案。组织病理学特征必须结合临床特征来解读，尤其是 eGFR 的变化率。

拓展学习

- IgA 肾病是一种进展性疾病，临床病程变化很大。在导致不同预后的临床和

病理特征中，新月体的存在作为一种与严重程度相关的独特病理特征引起了人们的特别关注。一些非对照观察结果使人们普遍认为，新月体的存在和范围是与不良预后相关的预后指标。但是新月体的存在或相对数量不应被用于判断 IgA 肾病的进展，也不应建议选择免疫抑制治疗。尽管新月体特征对 IgA 肾病的病情发展没有独立的预测价值，尤其是在考虑免疫抑制治疗患者时，新月体的价值不应被忽视。在为 IgA 肾病患者制定个性化治疗方案时，必须考虑将新月体与其他活跃的 MEST 评分和临床指标进行综合全面的评估。

• 补体激活参与 IgA 肾病的发生或发展。补体过度激活可能与 IgA 肾病患者肾组织新月体的形成有关，尤其是弥漫性新月体的形成。肾小球沉积的补体 C3、血清灭菌蛋白（properdin）、补体 C4d、甘露糖结合凝集素（MBL）和补体 C5b-9，表明 IgA 肾病主要由替代途径和凝集素途径参与。凝集素途径沉积的 MBL 与 IgA 共沉积在系膜区，MBL 或 C4d 与 IgA 肾病的严重程度相关，并且可以预测肾脏结局。补体激活可发生在直接作用于血液循环中含有 IgA1 的免疫复合物和（或）沉积在系膜后，从而在 IgA 肾病的发病中发挥重要作用。肾小球 C4d 的沉积和血浆中 iC3b-d 的水平与组织学病变或临床特征的严重程度密切相关。靶向补体激活，例如最近可用的甘露聚糖相关凝集素结合丝氨酸蛋白酶 2（MASP-2）抗体及人源化抗 C5 单克隆抗体（依库珠单抗）的方法可能是治疗新月体性 IgA 肾病的有希望的选择。

• 在 IgA 肾病的治疗中，特别是针对难治性或进展性 IgA 肾病患者，以下是几种最近新出现的药物及其在 IgA 肾病治疗中的适应证：

（1）布地奈德（budesonide）肠溶制剂

① 药物作用机制：布地奈德是一种局部作用的糖皮质激素，具有高效的抗炎作用，且全身不良反应较少。肠溶制剂设计使药物在回肠和升结肠部位释放，靶向肠道相关淋巴组织，减少致病性 IgA（Gd-IgA1）和 IgA 免疫复合物的形成，减少 IgA 肾病的肾脏炎症。

② 适应证：用于蛋白尿持续存在（≥1g/d）且传统治疗（如 ACEI/ARB）效果不佳的 IgA 肾病患者。布地奈德肠溶制剂可作为一种免疫抑制治疗的选择，特别是在希望避免全身性糖皮质激素不良反应的情况下。

（2）泰它西普

① 药物作用机制：泰它西普作为一种双靶点生物制剂，同时靶向 B 淋巴细胞刺激因子（BLyS）和增殖诱导配体（APRIL），从而有效治疗 B 细胞介导的免疫性疾病。

② 适应证：对于伴有持续蛋白尿（≥1g/d）且经过传统治疗（如 ACEI/ARB）未能控制的 IgA 肾病患者，泰它西普可以作为一种额外的治疗选择。

（3）Sparsentan（斯帕森坦）

① 药物作用机制：Sparsentan 是一种内皮素 A 受体（ETA）和血管紧张素 Ⅱ

型 1 受体（AT1）双重受体拮抗剂。这种药物通过减少肾小球内压和减少蛋白尿，提供肾脏保护。

② 适应证：Sparsentan 适用于伴有显著蛋白尿的 IgA 肾病患者，尤其是对现有治疗（如 ACEI/ARB）反应不佳的患者，但不应与 RASi 一起使用。

（4）Tavneos（Avacopan）

① 药物作用机制：Avacopan 是一种补体 C5a 受体抑制剂，通过阻断 C5a 受体，减少炎症介导的肾损伤。补体系统在 IgA 肾病的病理机制中可能起重要作用。Avacopan 通过调控补体途径提供肾脏保护。

② 适应证：主要用于 IgA 肾病中补体系统激活显著的患者，尤其是在现有免疫抑制治疗无效或不耐受的患者中。

（5）Iptacopan（LNP023）

① 药物作用机制：Iptacopan 是一种选择性补体因子 B 抑制剂，能够减少补体替代途径的激活，从而减轻 IgA 肾病中的免疫介导性损伤。

② 适应证：主要针对具有高补体活性特征的 IgA 肾病患者，特别是那些对传统治疗无反应或进展较快的患者，在服用足量的 ACEI/ARB 的基础上尿蛋白＞0.75g/d，eGFR＞30mL/(min・1.73m^2)。

参考文献

[1] Group KDIGO GDWG. KDIGO 2021 Clinical Practice Guideline for the Management of Glomerular Diseases. Kid Int，2021，100 (4s)：S1-s276.

[2] Stamellou E，Seikrit C，Tang S C W，et al. IgA nephropathy. Nat Rev Dis Primers，2023，9 (1)：67.

[3] Filippone E J，Gulati R，Farber J L. Contemporary review of IgA nephropathy. Front Immunol，2024，15：1436923.

[4] Lafayette R，Kristensen J，Stone A，et al. Efficacy and safety of a targeted-release formulation of budesonide in patients with primary IgA nephropathy (NefIgArd)：2-year results from a randomised phase 3 trial. Lancet，2023，402 (10405)：859-870.

[5] 中国医药卫生文化协会肾病与血液净化专业委员会. 原发性 IgA 肾病管理和治疗中国专家共识. 中华肾病研究电子杂志，2024，13 (1)：1-8.

[6] 杨宏宇，吕继成，张宏. IgA 肾病治疗现状：机遇、挑战、展望. 中华内科杂志，2024，63 (8)：727-730.

[7] 金是，丁小强. IgA 肾病的免疫抑制治疗与非免疫抑制治疗. 临床内科杂志，2024，41 (1)：9-12.

[8] 陈沛，吕继成. IgA 肾病 2022 年循证医学研究进展. 中国实用内科杂志，2023，43 (3)：177-182.

[9] Hernán Trimarchi，Mark Haas，Rosanna Coppo. Crescents and IgA Nephropathy：A Delicate Marriage. J Clin Med，2022，11 (13)：3569.

[10] KDIGO 2024 Clinical Practice Guideline for the Management of Immunoglobulin A Nephropathy (IgAN) and Immunoglobulin A Vasculitis (IgAV)，Public Review Draft August 2024.

第五节 过敏性紫癜性肾炎（IgA 血管炎）

教学查房目的

- 掌握过敏性紫癜性肾炎的临床表现。
- 掌握过敏性紫癜性肾炎的诊断标准。
- 熟悉过敏性紫癜性肾炎的治疗原则。

住院医师汇报病史

- **现病史**：患者男性，15 岁，因"腹痛、关节痛伴皮肤多发紫癜 20 天"为主诉入院。入院前 20 天（6 月 20 日）无明显诱因出现阵发性腹痛，呈绞痛，程度较剧烈，无放射痛，无黑粪，无恶心、呕吐，伴双侧踝关节疼痛，并出现四肢皮肤多发紫癜，以针眼大小为主，多在双侧大腿、胫前和前臂皮肤，压之不褪色，无法自行消退，伴泡沫尿，无肉眼血尿、双下肢水肿，无腹泻，无发热、咳嗽、咳痰，就诊于当地医院，予镇痛、抗过敏等处理（具体不详），上述症状未见明显改善，且皮肤紫癜部分融合成小片状，最大约 3～4cm。14 天前转诊当地市级医院，查"（6 月 24 日）肌酐 90μmol/L；（6 月 28 日）肌酐 114μmol/L，尿常规示隐血（＋＋＋）、蛋白（＋＋＋＋）"。10 天前查"（6 月 30 日）肌酐 202μmol/L，腹部 CT 示小肠壁多处节段性增厚，腹水"，考虑"过敏性紫癜混合型（累及皮肤、肾脏、关节、肠壁）"，予甲泼尼龙 60mg 抗炎、吗替麦考酚酯 0.75g bid 免疫调节、低分子肝素抗凝、依匹斯汀抗组胺、葡萄糖酸钙抗过敏等处理，紫癜逐渐消退，关节痛及腹痛缓解，但尿量减少，伴腹胀、阴囊肿胀。复查血肌酐（150μmol/L），呈进行性上升，转诊本科门诊，门诊予甲泼尼龙 40mg 抗炎，辅以保胃、补钙等治疗，尿液颜色加深，呈浓茶色，伴腹胀、阴囊肿胀，下肢紫癜消退，遗留双手掌部分散在及融合紫癜（图 1-5-1），出现颜面及双下肢水肿，尿量减少接近一半，无腹痛、关节痛。今为进一步诊治，门诊拟"过敏性紫癜性肾炎"收住入院。自发病以来，精神、饮食、睡眠一般，大便正常，小便如上述，体重无明显变化。
- **既往史及个人史**：既往规律体检，无高血压、糖尿病等慢性病史。
- **体格检查**：体温 36.7℃，脉搏 82 次/分，呼吸 19 次/分，血压 136/77mmHg。神志清楚，颜面部、阴囊及双下肢水肿，双手掌部分散在及融合紫癜，心律齐，各瓣膜听诊区未闻及杂音；双肺呼吸音清，双肺未闻及干湿啰音；腹软，全腹无压痛、反跳痛，肝脾肋下未及，肝区、肾区无叩击痛。
- **初步诊断**：过敏性紫癜性肾炎、急性肾损伤。

入院后完善相关检验检查：CRP、BNP、肌钙蛋白Ⅰ（TNI）、凝血全套、传染病四项、补体C3、补体C4、总IgE测定、免疫球蛋白G亚类型4、ANA＋抗核抗体谱（ANA谱）、抗ds-DNA抗体、抗心磷脂抗体、结核感染T细胞检测未见明显异常；血常规示白细胞计数14.32×10^9/L，中性粒细胞计数12.04×10^9/L，血红蛋白量124g/L，血小板计数 229×10^9/L；D-二聚体2.83mg/L；降钙素原0.32ng/mL。常规生

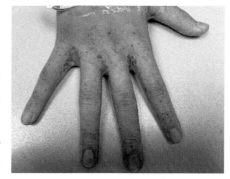

图 1-5-1　皮肤紫癜

化全套：白蛋白 22.5g/L，尿素 22.40mmol/L，肌酐 255.0μmol/L，尿酸550.4μmol/L，甘油三酯 2.28mmol/L，低密度脂蛋白胆固醇 3.40mmol/L，钙1.86mmol/L。尿常规（尿沉渣定量）：潜血（＋＋＋），蛋白质（＋＋＋＋），红细胞2900个/μL（522个/HP），白细胞79个/μL（14个/HP）；尿微量白蛋白/尿肌酐3956.93mg/g；24h尿蛋白5.86g/24h；粪常规、隐血（－）；免疫电泳分析：未见异常凝集；男性泌尿系彩超：双肾锥体回声增强。胸部CT平扫：①右肺上叶前段磨玻璃结节，建议随诊。②双侧胸腔积液（少量）。③胸腹部皮下及腹膜有渗出性病变。常规心电图检查：窦性心律，正常心电图。

入院检查未见明显禁忌证，行肾穿刺活检病理检查，病理结果回报（图1-5-2）：镜下见20个肾小球，系膜细胞及系膜基质弥漫性球性增生，其中5个环状体，2个大细胞纤维性新月体，1个大细胞性新月体，3个小细胞性新月体，肾小管上皮细胞颗粒、空泡变性，管腔内见蛋白管型及红细胞管型，40%肾小管萎缩，30%间质纤维化，间质30%淋巴细胞、单核细胞及少量中性粒细胞浸润，小动脉未见明显病变，结合既往临床病史及免疫荧光下IgA、C3在系膜区呈弥漫性球性团块状沉积（＋＋＋），考虑过敏性紫癜性肾炎（ISKDC分型Ⅳ型）。

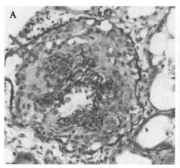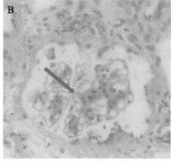

图 1-5-2

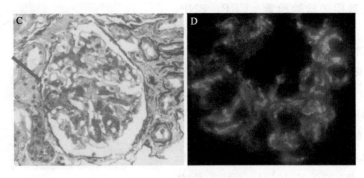

图 1-5-2　肾穿刺活检病理

（A）肾小球大细胞性新月体（PASM 染色）；（B）系膜细胞及基质中度增生（PAS 染色）；（C）光镜下肾小球系膜细胞及基质弥漫球性轻-中度增生（PASM 染色）；（D）免疫荧光显示 IgA 在系膜区呈团块状高强度沉积

住培教师提问及教学

提问住培第一年的同学

○ 该病例的初始病史特点是什么？

答：本病例特点有：

（1）青少年男性，起病急，进展快，病史 20 天。

（2）表现为过敏性紫癜的混合型、腹型（阵发性腹痛）、关节型（踝关节疼痛）、皮肤型（四肢皮肤紫癜）、肾型（泡沫尿、浓茶色尿、颜面及双下肢水肿）。

（3）疾病进展过程中，出现尿量减少、肉眼血尿、血肌酐进行性上升。

（4）肾穿刺病理检查结果提示过敏性紫癜性肾炎（ISKDC 分型 Ⅳ 型）。

因此，诊断为过敏性紫癜混合型，以肾型为主，并伴有急性肾损伤。

○ 什么是过敏性紫癜性肾炎？

答：过敏性紫癜性肾炎（Henoch-Schonlein purpura nephritis，HSPN），目前国际共识命名为 IgA 血管炎（IgAV），但由于传统，我们仍续用过敏性紫癜性肾炎（下同），被认为是一种全身性超敏性血管炎，由沉积在小血管中的免疫复合物引起，主要病理改变为坏死性小血管炎，是一种以主要含有 IgA 的免疫复合物在组织中沉积为特征的免疫相关性小血管炎疾病。过敏性紫癜性肾炎是临床常见的继发性肾脏疾病。该病主要累及皮肤、胃肠道、关节及肾脏，累及肾脏时即称为过敏性紫癜性肾炎；累及皮肤时，主要表现通常是非血小板减少性紫癜或荨麻疹。

○ **这位患者的重点查体内容是什么？**

答：患者起初被诊断为过敏性紫癜混合型，主要累及消化系统、肾脏、皮肤、关节等。因此，查体时应重点关注以下内容：

（1）腹部症状查体　腹部触诊有无包块，有无压痛、反跳痛、肠鸣音是否亢进、贫血貌等症状，以排查消化道出血可能。

（2）泌尿系统疾病查体　双下肢有无水肿，肾区有无叩击痛。

（3）皮肤查体　瘀点瘀斑分布情况，是否反复发作，是否存在诱因、按压是否褪色、四肢对称及新发与消退情况。

（4）关节查体　有无红肿热痛、畸形等。

○ **过敏性紫癜性肾炎的临床表现及临床分型如何？**

答：主要表现为血尿型、蛋白尿型、血尿和蛋白尿型、急性肾炎型、肾病综合征型、急进性肾炎型和慢性肾炎型。根据疾病的严重程度，分型如表 1-5-1 所示。

表 1-5-1　过敏性紫癜性肾炎的临床分型

类型	尿蛋白 /(g/24h)	血尿	高血压	肾功能损害	肾活检病理改变
轻型	<2.0	镜下	无	无	肾小球系膜增生,无或轻度间质病变
中型	≥2.0	大量镜下血尿/肉眼血尿	可有	轻度	弥漫性肾小球系膜增生或局灶节段性硬化,新月体<30%,伴毛细血管襻坏死
重型	>3.0	大量镜下血尿/肉眼血尿	有	有	重度肾小球系膜增生,新月体>30%,伴毛细血管襻坏死

? 提问住培第二年的同学

○ **过敏性紫癜性肾炎的诊断标准及注意事项是什么？**

答：（1）诊断标准　依据典型的皮肤、关节、胃肠道及肾脏受累的临床表现和免疫荧光镜下发现 IgA 在皮肤或肾脏组织中沉积的病理改变。目前，尚无针对过敏性紫癜性肾炎的特异性诊断方法。实验室检查提示血小板及凝血正常，IgE 可增高。50%～70%的 IgA 血管炎患者的血清 IgA 水平升高，并且高水平与 IgA 肾病相关。

（2）诊断过敏性紫癜性肾炎的注意事项　①与儿童不同的是，成人过敏性紫癜性肾炎的诊断没有国际公认的标准，目前过敏性紫癜性肾炎的临床诊断通常基于儿童的标准；②需注意评估所有成年过敏性紫癜性肾炎患者的其他继发原因，尤其是自身免疫性病因；③对所有成年过敏性紫癜性肾炎患者进行恶性肿瘤评估，进行适合年龄和性别的筛查测试。

○ **过敏性紫癜性肾炎的肾活检指征是什么?**

答:对于具有典型的过敏性紫癜皮疹特点的患者,在具有持续和(或)严重肾小球肾炎、蛋白尿≥0.5g/d 并持续>4 周和(或)肾功能受损或急性肾损伤时的特征时,应进行肾活检。

○ **过敏性紫癜性肾炎的鉴别诊断有哪些?**

答:(1)特发性血小板减少性紫癜(ITP) 是一类由自身抗体介导的血小板破坏增多性疾病,以血小板减少,皮肤、黏膜有出血倾向,血小板寿命缩短,存在血小板质及量的异常及骨髓穿刺结果异常,骨髓巨核细胞代偿性增生及抗血小板抗体阳性为特点。

(2)溶血性尿毒综合征(HUS) 是以微血管病性溶血性贫血、血小板减少及急性肾衰竭为特征的一种综合征。患者多有胃肠炎、腹泻或上呼吸道感染等症状。临床表现和相关实验室检查可提供鉴别依据。

(3)混合型冷球蛋白血症 病程早期多数患者可表现为遇冷或接触冷水时出现手指或足趾呈现雷诺现象与发绀。此后遇冷时还可出现肢体疼痛、麻木,甚至出现紫癜或皮肤紫色花纹。皮肤、黏膜最常见的是反复发作性可触及的非血小板减少性紫癜,无瘙痒,常分布于下肢。肾损害表现为急性和慢性肾小球肾炎、急进性肾炎,甚至很快发展为尿毒症。临床表现和相关实验室检查可提供鉴别依据。排查肿瘤、传染性和免疫性继发病因。

○ **过敏性紫癜性肾炎的病理分级是什么?**

答:Ⅰ级:肾小球轻微异常。

Ⅱ级:单纯系膜增生,可分为Ⅱa局灶节段和Ⅱb弥漫性。

Ⅲ级:系膜增生,伴有<50%肾小球新月体形成和(或)节段性病变(硬化、粘连、血栓、坏死),其系膜增生可分为Ⅲa局灶节段和Ⅲb弥漫性。

Ⅳ级:病变同Ⅲ级,50%~75%的肾小球伴有上述病变,可分为Ⅳa局灶节段和Ⅳb弥漫性。

Ⅴ级:病变同Ⅲ级,>75%的肾小球伴有上述病变,可分为Ⅴa局灶节段和Ⅴb弥漫性。

Ⅵ级:膜增生性肾小球肾炎。

📱 提问住培第三年的同学

○ **过敏性紫癜性肾炎的治疗指征是什么?**

答:(1)对于病理分级为Ⅱa级或孤立性微量蛋白尿或合并尿潜血阳性的患者

可常规使用 ACEI/ARB，可减少蛋白尿，改善血尿、高血压及水肿情况，也能通过抑制肾素-血管紧张素系统降低肾小球滤过膜的通透性，保护肾脏功能。

（2）对于病理分级为Ⅱb、Ⅲa级或非肾病水平蛋白尿且常规支持治疗效果差、持续存在蛋白尿的患者，可使用糖皮质激素治疗半年。

（3）对于病理分级Ⅲb、Ⅳ级或肾病水平蛋白尿、肾病综合征、急性肾炎综合征的患者，倾向于糖皮质激素联合其他免疫抑制剂如环磷酰胺、吗替麦考酚酯、来氟米特，甚至生物制剂如利妥昔单抗的综合疗法。

（4）病理分级Ⅴ级、Ⅵ级或急进性肾炎的患者临床表现严重、病程进展快，治疗通常采用三联或四联疗法，应接受糖皮质激素、免疫抑制剂及华法林和双嘧达莫的抗凝抗血小板的鸡尾酒疗法联合治疗，必要时甚至使用糖皮质激素冲击治疗。

○ **用于治疗过敏性紫癜性肾炎的免疫抑制药物有哪些？**

答：与 IgA 肾病使用的免疫抑制剂相似，主要有环磷酰胺、吗替麦考酚酯、环孢素、硫唑嘌呤、咪唑立宾、来氟米特等。

○ **过敏性紫癜性肾炎的治疗需要注意什么？**

答：（1）治疗所有没有急进性肾小球肾炎（RPGN）的过敏性紫癜性肾炎患者的注意事项：①评估心血管风险，并在必要时开始适当的干预措施；②酌情提供生活方式建议，包括限钠（<2g/d）、戒烟、控制体重和锻炼；③建议将收缩压目标值控制在<120mmHg；④如果蛋白尿>0.5g/d，建议单独或联合使用 RASi 和 SGLT2i。

（2）对于最大支持性治疗后，但仍存在肾病进展高风险的过敏性紫癜性肾炎患者，其治疗需注意以下事项：①没有足够的证据支持使用牛津分类 MEST-C 评分来确定是否应在过敏性紫癜性肾炎患者中开始免疫抑制治疗。肾活检中新月体的存在本身并不是免疫抑制治疗开始的指征；②在所有考虑免疫抑制治疗的患者中，应与患者详细讨论每种药物的风险和益处，并认识到在 eGFR<50mL/（min·1.73m^2）的患者中更可能出现不良治疗效果。

○ **过敏性紫癜性肾炎的特殊治疗方法有什么？**

答：对于反复发作或重症 HSPN 患者或药物治疗无效的难治性 HSPN 患者，有条件时可通过血浆置换、血液灌流、免疫吸附等治疗，改善病情，其发挥作用的速度较药物治疗更快，去除诱因并避免过敏原，早期迅速缓解症状。

○ **如何制定患者的下一步治疗方案？**

答：患者在疾病进展过程中，反复出现肉眼血尿伴血红蛋白进行性下降，在使用糖皮质激素冲击及环磷酰胺免疫抑制治疗后，症状仍无明显改善的情况下，我们加用血浆置换（5次）后患者症状明显改善。当患者肌酐较前下降后，我们选择使用利妥昔单抗500mg，每个月一次，共4剂的疗程。随访1年，无再发过敏性紫癜，尿常规蛋白和潜血均阴性，肌酐恢复正常。目前没有足够的数据证明伴有急进性肾小球肾炎（RPGN）的过敏性紫癜性肾炎常规进行血浆置换的疗效。但是，未设置对照组的病例系列研究显示，具有威胁生命或器官的肾外并发症的过敏性紫癜性肾炎患者，糖皮质激素治疗联合血浆置换对于加速康复有作用。我们的病例也佐证了这一点。

○ **过敏性紫癜性肾炎的预后如何?**

答：大多数患者短期预后良好，但同时也很容易复发，大约1/3的患者会复发，尤其是累及肾脏的患者。当患者出现肾病综合征、肾功能不全、高血压、新月体肾小球肾炎（新月体比例＞50%）以及肾小管间质性肾炎时，常提示预后不良。MEST-C分型和国际IgA肾病预测工具均未在过敏性紫癜性肾炎的诊疗及预后分析中得到验证。

拓展学习

● 关于过敏性紫癜性肾炎的流行病学知识。在世界范围内，大约90%的过敏性紫癜性肾炎病例发生在3～15岁的儿童中，平均年龄为6岁，在成人中较少见。过敏性紫癜性肾炎是最常见的系统性血管炎，估计2019年全球发病率为每100000人中有3～27例发生。据报道，成人过敏性紫癜性肾炎的平均发病年龄为50岁，男性比女性更常见。

● 目前过敏性紫癜性肾炎的病因尚不明确，可能与感染、过敏触发、遗传因素、环境因素和免疫因素的组合有关。它是一种免疫介导的超敏性疾病，由小血管中的沉积和免疫复合物以及招募中性粒细胞多晶型物的补体激活引起，为IgA循环免疫复合物相关的小血管炎。T细胞激活功能受损可能也参与了HSPN的发病。另一个主流发病机制假说是"新多重打击"模型，其中IgA与Fc受体（FcαRI）结合诱导中性粒细胞迁移和活化并引起全身性血管炎症，这更好地阐明了过敏性紫癜性肾炎的肾外受累机制。尽管如此，其致病机制具体的细胞和分子机制尚不清楚；病原体或抗原如何触发免疫反应，以及那些被认为是生物标志物的细胞因子在发病机制中起什么作用，这些都不得而知。深入了解获得性免疫和先天性免疫如何参与过敏性紫癜性肾炎的发病机制，将为有针对性的治疗提供可能。

● 对于有肾病范围的蛋白尿、eGFR受损或持续中度（＞1g/d）蛋白尿的儿童，应进行肾脏活检。轻度或中度过敏性紫癜性肾炎儿童，应使用口服泼尼松/泼尼松龙或静脉冲击甲泼尼龙。患有肾病综合征和（或）肾功能迅速恶化的过敏性紫癜性肾炎儿童，治疗方法与快速进展性 IgA 肾病相同。

● 非对照病例研究描述了糖皮质激素治疗联合血浆置换对于危及生命或器官的过敏性紫癜性肾炎患者的康复有潜在作用。

● 最近的证据显示，利妥昔单抗可能是治疗过敏性紫癜性肾炎的有效选择，但这还需要在对照试验中得到进一步证实。

参考文献

［1］ Parums D V. A Review of IgA Vasculitis（Henoch-Schönlein Purpura）Past，Present，and Future. Med Sci Monit. 2024，30：e943912.

［2］ Reamy B V，Servey J T，Williams P M. Henoch-Schönlein Purpura（IgA Vasculitis）：Rapid Evidence Review. Am Fam Physician，2020，102（4）：229-233.

［3］ Song Y，Huang X，Yu G，et al. Pathogenesis of IgA Vasculitis：An Up-To-Date Review. Front Immunol，2021，12：771619.

［4］ Xu L，Li Y，Wu X. IgA vasculitis update：Epidemiology，pathogenesis，and biomarkers. Front Immunol，2022，13：921864.

［5］ Sestan M，Jelusic M. Diagnostic and Management Strategies of IgA Vasculitis Nephritis/Henoch-Schönlein Purpura Nephritis in Pediatric Patients：Current Perspectives. Pediatric Health Med Ther. 2023，14：89-98.

［6］ Dyga K，Szczepańska M. IgA vasculitis with nephritis in children. Adv Clin Exp Med. 2020，29（4）：513-519.

［7］ Sugino H，Sawada Y，Nakamura M. IgA Vasculitis：Etiology，Treatment，Biomarkers and Epigenetic Changes. Int J Mol Sci. 2021，22（14）：7538.

［8］ 中华医学会儿科学分会肾脏学组. 紫癜性肾炎诊治循证指南（2016）. 中华儿科杂志，2017，55（9）：647-651.

［9］ 闫星域，夏运风. 过敏性紫癜性肾炎的治疗进展. 医学综述，2020，26（20）：4088-4092.

［10］ 胡蓉蓉，陈丽萌. 成人 IgA 血管炎肾炎的诊治现状. 中华临床免疫和变态反应杂志，2024，18（1）：45-50.

［11］ 中华医学会儿科学分会免疫学组，中华儿科杂志编辑委员会，中国儿童风湿免疫病联盟. 中国儿童 IgA 血管炎诊断与治疗指南（2023）. 中华儿科杂志，2023，61（12）：1067-1076.

［12］ KDIGO 2024 Clinical Practice Guideline for the Management of Immunoglobulin A Nephropathy（IgAN）and Immunoglobulin A Vasculitis（IgAV），Public Review Draft August 2024.

第六节 ▶ 系膜增生性肾小球肾炎

教学查房目的

◦ 掌握系膜增生性肾小球肾炎的临床表现。

◦ 熟悉系膜增生性肾小球肾炎的诊断标准。

◦ 了解系膜增生性肾小球肾炎的治疗原则。

住院医师汇报病史

◦ **现病史**：患者女性，28 岁，以"发现尿检异常 1 年"为主诉入院。于入院前 1 年体检发现"尿潜血（＋＋＋），尿蛋白（＋）"，无尿量减少、夜尿增多，无颜面及双下肢水肿，无肉眼血尿、泡沫尿，无尿频、尿急、尿痛，无咽痛、发热、咳嗽、咳痰，无胸闷、气喘，无皮肤瘀点瘀斑、关节痛、腹痛、排黑粪，无颜面红斑、口腔溃疡、脱发等，未引起重视及诊治。此后多次于受凉感冒后出现肉眼血尿，无血凝块，经治疗（具体不详）感冒好转后肉眼血尿消失，于我院多次复查尿蛋白波动于（＋）～（＋＋），尿潜血持续（＋＋＋），查"ANCA、抗 ds-DNA 抗体、ANA、抗 PLAR2 抗体、血免疫固定电泳、C3、C4"均未见异常。尿微量白蛋白/肌酐比值：尿微量白蛋白 623.90mg/L，尿微量白蛋白/尿肌酐 571.05mg/g。尿红细胞畸形率达 79％。泌尿系彩超：双肾、双输尿管、膀胱未见明显异常声像。今为进一步诊治就诊本院，门诊拟以"慢性肾炎综合征"收住入院。

◦ **既往史、个人史及家族史**：无特殊。

◦ **体格检查**：T 36.5℃，P 101 次/分，R 18 次/分，BP 109/75mmHg。神志清楚，颜面部无水肿，全身浅表淋巴结未触及肿大。双肺呼吸音清，未闻及明显干湿啰音，心律齐，各瓣膜听诊区未及杂音。腹软，全腹无压痛、反跳痛，肝脾肋下未触及。双下肢无水肿。

◦ **辅助检查**：血常规示白细胞计数 7.21×10^9/L，血红蛋白量 133g/L，血小板计数 335×10^9/L。肾功能：肌酐 $63.0 \mu mol/L$，eGFR（EPI）115.75mL/（min·$1.73m^2$）。乙肝两对半定量：乙型肝炎病毒表面抗原＞250.00IU/mL，抗乙型肝炎病毒 e 抗体 0.02S/CO，抗乙型肝炎病毒核心抗体 7.16S/CO，余两项阴性。乙型肝炎 DNA 测定（HBV DNA）：乙型肝炎病毒核酸 2.45×10^2IU/mL。IgG4 2.150g/L。CRP、IgG、IgA、IgM、尿本周蛋白、抗 GBM 抗体、抗丙型肝炎抗体、抗 HIV 抗体、抗梅毒螺旋体抗体：未见异常。尿常规：尿蛋白（＋），潜血（＋＋＋）。24h 尿蛋白定量 0.34g/24h。

　　入院后行肾穿刺活检术，病理回报：光镜下见 12 个肾小球，其中 5 个肾小球系膜细胞及系膜基质节段局灶轻度增生（图 1-6-1A、图 1-6-1B），2 个肾小球球囊粘连，系膜区见嗜复红蛋白沉积，肾小管上皮细胞颗粒、空泡变性，管腔内见红细胞管型及蛋白管型，3％肾小管萎缩，3％间质纤维化，间质 3％淋巴、单核细胞浸润，小动脉未见明显病变，结合免疫荧光，考虑系膜增生性肾小球肾炎。

免疫荧光见 5 个小球，可见 IgA、IgM、C3 在系膜区呈团块状沉积（图 1-6-1C、图 1-6-1D），乙肝病毒表面抗原（HbsAg）、乙肝病毒核心抗原（HbcAg）染色阴性。

● 初步诊断：系膜增生性肾小球肾炎、慢性乙肝病毒携带者。

● 治疗方案：予血尿胶囊对症处理。

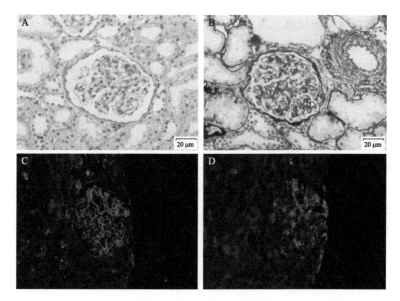

图 1-6-1　肾穿刺活检病理

（A）光镜下 PAS 染色见系膜细胞和基质轻度增生；（B）光镜下 PASM 染色见系膜细胞和基质轻度增生；
（C）免疫荧光见系膜区 IgA 呈团块状沉积；（D）免疫荧光见系膜区 C3 呈团块状沉积

住培教师提问及教学

❓ 提问住培第一年的同学

○ 该患者的病例特点和初步诊断是什么？

答：该患者的病例特点有：

（1）年轻女性，慢性病程，病史 1 年。

（2）反复感冒后诱发肉眼血尿，多次体检提示镜下血尿，呈肾小球性血尿，伴微量蛋白尿，多次因感冒后诱发肉眼血尿，且血压正常，血白蛋白、肌酐正常。

（3）肾脏病理光镜下见部分小球系膜细胞及系膜基质节段局灶轻度增生，免疫荧光下可见 IgA、IgM、C3 在系膜区呈团块状沉积。

因此，该患者"系膜增生性肾小球肾炎"的诊断成立。患者乙肝表面抗原阳性，乙肝 DNA 升高，但病理未提示 HBsAg、HBcAg 沉积，故"乙肝相关性肾炎"的诊断不予考虑。

○ 什么是系膜增生性肾小球肾炎？

答：系膜增生性肾小球肾炎是一个基于病理形态学的诊断，以光镜下不同程度的肾小球系膜细胞增生和系膜基质增多为特征，肾小球基底膜通常没有显著改变。根据肾脏免疫病理检查结果，可以将其分为 IgA 肾病和非 IgA 系膜增生性肾小球肾炎。前者以 IgA 沉积为主，后者以 IgM 或 IgG 沉积为主，常伴有 C3 在肾小球系膜区或毛细血管壁呈颗粒状沉积。电镜下显示系膜增生，在系膜区可见到电子致密物沉积。

○ 系膜增生性肾小球肾炎的常见临床表现有哪些？

答：系膜增生性肾小球肾炎可见于各个年龄段，以青少年多见，男性多于女性。多数患者起病隐匿，约 50% 的患者有前驱感染史，多见于上呼吸道感染。系膜增生性肾小球肾炎临床表现多样，包括无症状血尿和蛋白尿、急性肾炎综合征、慢性肾炎综合征和肾病综合征等。多数患者就诊时肾功能正常，少数患者有不同程度的肾功能减退。随着肾脏病变程度的加重，高血压和肾功能不全的发生率也随之增加。

提问住培第二年的同学

○ 系膜增生性肾小球肾炎应该与哪些疾病进行鉴别诊断？

答：系膜增生性肾小球肾炎应与一些以系膜增生为病理表现的原发性肾小球肾炎（如链球菌感染后肾小球肾炎、局灶节段性肾小球硬化）和继发性肾病（如过敏性紫癜性肾炎、狼疮性肾炎、糖尿病肾病、类风湿关节炎相关性肾损害）以及遗传性肾病等进行鉴别。需结合患者的病史、临床表现和实验室检查进行鉴别。

○ 系膜增生性肾小球肾炎的病理特点有哪些？

答：光镜下系膜细胞弥漫性增生伴系膜基质增多为系膜增生性肾小球肾炎的病理特点。在病变早期以系膜细胞增生为主，在中等病变中每个系膜区系膜细胞数为

4～5个，在较严重的病变中每个系膜区的系膜细胞数多在5个以上，在病变后期，主要表现为系膜基质的积聚，严重者可出现系膜硬化和系膜插入现象。约50％的病例在光镜下可见系膜区嗜伊红免疫复合物沉积。肾小球毛细血管壁正常，毛细血管腔开放良好。大多数病例肾小管、间质组织及肾内小动脉正常，病变严重时可出现间质炎症细胞浸润、肾小管萎缩及间质纤维化等表现。

○ 如何界定肾小球系膜增生的程度？

答：正常情况下每个系膜区的系膜细胞核数不超过3个，系膜区宽度不超过毛细血管袢的直径。系膜增生程度分为三级：

（1）轻度系膜增生　增生的系膜组织对肾小球毛细血管袢无明显影响，系膜区宽度不超过毛细血管袢直径。

（2）中度系膜增生　增生的系膜组织对肾小球毛细血管袢有一定的压迫，系膜区宽度接近或略超过毛细血管袢直径。

（3）重度系膜增生　增生的系膜组织严重挤压肾小球毛细血管袢，导致管腔狭窄，系膜区呈结节状或团块状增生，伴有节段性系膜插入，并伴球囊粘连。

○ 系膜增生性肾小球肾炎的免疫荧光分类有哪几种？

答：免疫荧光在病理诊断中非常重要，系膜增生性肾小球肾炎的免疫荧光特点如下：
（1）系膜区以IgA沉积为主，即IgA肾病。
（2）系膜区以IgG和补体C3沉积为主。
（3）系膜区以IgM及补体C3沉积为主，即IgM肾病。
（4）系膜区以补体C1q沉积为主，即C1q肾病。
（5）仅有补体C3沉积。
（6）无免疫球蛋白或补体C3沉积，免疫病理检查阴性。

提问住培第三年的同学

○ 该患者应如何治疗？

答：该患者临床上表现为慢性肾炎综合征，以镜下血尿为主，伴微量蛋白尿，血压和血肌酐正常，病理表现为轻度系膜增生性肾小球肾炎，我们后续门诊给予了ARB类药物氯沙坦钾降尿蛋白、肾炎康复片等保肾治疗。接下来该患者应定期随访复查，监测血压、尿常规、尿蛋白定量、尿ACR和肾功能情况，规律服药，同时注意避免感冒、过度劳累和使用肾毒性药物，此外，患者乙肝表面抗原阳性，因未使用糖皮质激素和免疫抑制剂，我们暂未使用抗乙肝病毒药物，但仍需加强监测乙肝两对半和乙肝 DNA 定量。

○ 该如何治疗表现为肾病综合征的患者?

答：表现为肾病综合征的患者应根据病情的轻重程度采用不同的治疗方案。病理表现为轻度系膜增生性肾小球肾炎的肾病综合征患者，初次治疗可单用糖皮质激素，反复发作时应联合免疫抑制剂（如环磷酰胺、吗替麦考酚酯、环孢素等）。病理表现为中重度系膜增生性肾小球肾炎的患者，初次治疗就应联合应用糖皮质激素及免疫抑制剂，此外，还包括利尿消肿、抗凝、调脂、控制血压、ACEI/ARB 类药物减少尿蛋白排泄等对症支持治疗。

○ 系膜增生性肾小球肾炎的预后如何?

答：系膜增生性肾小球肾炎的预后大多良好，只有少数患者最终进展为尿毒症。早期出现高血压、持续大量蛋白尿或肾功能减退者，以及肾活检病理表现为重度系膜增生伴硬化、严重肾小管萎缩以及肾间质纤维化者，往往预后不良。

拓展学习

• 系膜增生性肾小球肾炎的发病机制尚不明确，可分为免疫性因素和非免疫性因素两类。免疫性发病机制包括免疫复合物和补体对细胞的直接作用，炎症反应引起淋巴细胞激活、细胞因子异常分泌，导致系膜细胞和炎症因子相互作用。非免疫性发病机制如肾小球内高压力、高灌注、高滤过状态以及血小板功能异常，也可导致系膜的病理改变。

• 近年来，关于中药制剂治疗系膜增生性肾小球肾炎动物模型的实验研究越来越多，为该病提供潜在的治疗选择。如芍药内酯苷通过 PI3K/AKT/NF-κB 信号传导通路抑制系膜细胞过度增殖、炎症和纤维化。黄芩苷通过激活 Nrf2/ARE 和 PI3K/AKT 通路来抑制系膜细胞的增殖和炎症。参花片通过抑制 STAT3 磷酸化来减轻系膜增殖和炎症，从而延缓系膜增生性肾小球肾炎的进展。

• 血小板衍生生长因子-β（PDGF-β）是一种在系膜增生性肾小球肾炎进展中起重要作用的生长因子。PDGF-β 可能导致系膜增生性变化，并在系膜增生性肾小球肾炎中过表达。壳聚糖/siPDGF-B＋siPDGFR-β 纳米复合物用于沉默系膜增生性肾小球肾炎中的 PDGF-β 通路，被认为是一种新的有效治疗策略。

参考文献

[1] 邹万忠．肾活检病理学．3 版．北京：北京大学医学出版社．2014.

[2] 梅长林，余学清．内科学肾脏内科分册．北京：人民卫生出版社．2015．

[3] Yu H，Wang Y，He Z，et al. Albiflorin ameliorates mesangial proliferative glomerulonephritis by PI3K/AKT/NF-κB pathway. Hum Exp Toxicol. 2023，42：9603271221145386.

[4] Ning X，Luo D，Chen Y，et al. Baicalin Reduces Renal Inflammation in Mesangial Proliferative Glomerulonephritis through Activation of Nrf2/ARE and PI3K/AKT Pathways. Discov Med. 2023，35（176）：372-382.

[5] He J，Peng F，Chang J，et al. The therapeutic effect of Shenhua tablet against mesangial cell proliferation and renal inflammation in mesangial proliferative glomerulonephritis. Biomed Pharmacother. 2023，165：115233.

[6] Alan S，Şalva E，Yılmaz İ，et al. The effectiveness of chitosan-mediated silencing of PDGF-B and PDGFR-β in the mesangial proliferative glomerulonephritis therapy. Exp Mol Pathol. 2019，110：104280.

第七节 > 局灶节段性肾小球硬化

教学查房目的

- 掌握局灶节段性肾小球硬化（FSGS）的临床表现。
- 掌握 FSGS 的诊断标准。
- 熟悉 FSGS 的治疗原则。

住院医师汇报病史

- 现病史：患者，男性，31 岁，以"发现蛋白尿 2 个月余，水肿 1 周"为主诉入院。患者入院前 2 个月余单位体检时查尿常规示蛋白质（＋＋）（未见检查单），伴泡沫尿，无尿量增多或减少，无乏力、食欲缺乏，无恶心、呕吐，无发热、畏冷、寒战，无头晕、头痛，无尿频、尿急、尿痛、肉眼血尿，无腹痛、腹泻，无颜面部红斑、皮肤光过敏、口腔溃疡，无关节痛、皮疹，无口干、眼干、消瘦，无骨痛、进行性面色苍白，未重视及诊治。入院前 1 周出现双下肢轻度凹陷性水肿，且水肿进行性加重，无尿少就诊本院，门诊查"尿常规：尿蛋白（＋＋＋＋）"。生化检查：总胆固醇 10.69mmol/L，甘油三酯 2.56mmol/L，白蛋白 21.3g/L"，建议行肾脏穿刺活检术。今为求进一步诊治，门诊拟以"肾病综合征"收入本科。自发病以来，精神、睡眠、饮食尚可，小便如前述，大便正常，体重未明显改变。

- 既往史：既往规律体检，无高血压、糖尿病等慢性病史。

- 个人史、家族史：无特殊。

- 查体：T 36.3℃，P 89 次/分，R 19 次/分，BP 133/84mmHg。神志清楚，双肺呼吸音清，未闻及干湿啰音。心律齐，各瓣膜听诊区未闻及病理性杂音。腹软，全腹无压痛、反跳痛。双下肢凹陷性水肿，病理征未引出。

- 入院后检验检查：生化全套示总蛋白 36.8g/L，白蛋白 19.0g/L，肌酐 80.0μmol/L，尿素 3.79mmol/L，总胆固醇 10.27mmol/L，甘油三酯 5.03mmol/L，肾小球滤过率 113.15mL/(min·1.73m^2)。尿常规：潜血试验（＋），蛋白质（＋＋＋＋）。24h 尿蛋白定量 6.58g/d。抗 PLA2R 抗体：阴性。抗 ds-DNA＋ANA＋抗中性粒细胞胞质抗体：阴性。乙肝表面抗原：阴性。尿本周蛋白阴性。

　　肾穿刺组织病理结果（图 1-7-1）提示：镜下见 10 个肾小球，其中 2 个肾小球节段性硬化，其余肾小球未见明显病变，肾小管上皮细胞颗粒、空泡变性，管腔内见蛋白管型，1% 肾小管萎缩，1% 间质纤维化，间质 2% 淋巴单核细胞浸润，小动脉未见明显病变，结合免疫荧光，考虑为局灶节段性肾小球硬化（FSGS），请结合临床情况进行诊断。IHC：CD20（个别＋）、CD3（散在＋）、CD4（局灶

＋）、CD21（－）、CD68（个别＋）、CD163（散在＋）。异位淋巴样组织：G1。
刚果红（－）。

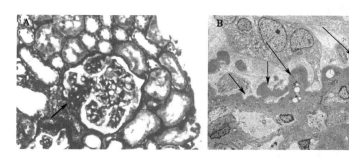

图 1-7-1　FSGS 肾穿刺活检病理

（A）光镜：肾小球毛细血管襻基质增多，增生的节段与鲍曼囊壁粘连，形成节段性硬化（PASM 染色）。

（B）电镜：节段性硬化区域见毛细血管襻塌陷、皱缩，襻腔狭小，基底膜上皮侧的足细胞足突剥脱，
残存的足突呈弥漫性融合

- 初步诊断：肾病综合征（局灶节段性肾小球硬化）。

住培教师提问及教学

？提问住培第一年的同学

○ **该患者的病史特点是什么？**

答：本病例特点有：

（1）患者为中年男性，亚急性病程。

（2）主要表现为排泡沫尿，伴下肢水肿。

（3）查体 BP 133/84mmHg。心肺腹部无异常发现。双下肢凹陷性水肿。

（4）本院尿常规检查提示尿蛋白（＋＋＋＋），24h 尿蛋白定量 6.58g，血浆白蛋白 19.0g/L，伴有高脂血症、血肌酐正常，故目前肾病综合征诊断明确。

（5）结合临床表现和肾脏病理提示，故目前肾病综合征（局灶节段性肾小球硬化）的诊断明确。

○ **FSGS 的定义及临床表现分别是什么？**

答：（1）FSGS 是一种包含多种病因及发病机制在内的临床病理诊断综合征。

（2）临床表现主要有以下几项：

① 主要表现为蛋白尿和（或）肾病综合征（24h 尿蛋白＞3.5g/d，血浆白蛋白＜30g/L，伴有或不伴有水肿、高脂血症）；

② 部分患者有血尿表现；

③ 较早伴有高血压；

④ 较早出现肾功能异常。

○ 这位患者的重点查体内容是什么？

答：患者以排泡沫尿为主要表现，完善相关检查，诊断为肾病综合征，结合病理结果，考虑 FSGS。查体应重点关注：

（1）泌尿系统　双下肢、双上肢、颜面部有无水肿，肾区有无叩击痛。

（2）蛋白尿鉴别诊断查体　有无颜面部皮疹、雷诺现象、皮肤瘀点瘀斑、口腔溃疡、关节肿痛、骨痛等。

（3）有无高血压。

⑦ 提问住培第二年的同学

○ FSGS 的分类有哪些？

答：FSGS 分类有以下几种：

（1）原发性 FSGS　分为细胞型、门周型、塌陷型、顶端型、非特殊型。一般表现为肾病综合征，电镜下见足细胞足突弥漫融合。诊断首先要排除继发性FSGS。

（2）继发性 FSGS

① 基因突变引起的家族性 FSGS：α-actinin-4 突变（常染色体显性）、podocin突变（常染色体隐性遗传）、TRPC6 突变（常染色体显性）等。

② 与病毒感染相关的 FSGS：艾滋病病毒、细小病毒 B19 等。

③ 与药物毒性相关的 FSGS：海洛因、帕米膦酸、锂及干扰素等。

④ 由功能结构改变引起的 FSGS。a. 肾单位数减少：单侧肾发育不全、膀胱发育不良、反流性肾病、肾切除术后、慢性同种异体移植肾病、任何伴有功能性肾单位数量减少的晚期肾脏疾病。b. 肾单位数正常：高血压、肥胖、动脉粥样硬化等。

○ FSGS 的诊断标准及病理表现是什么？

答：FSGS 的诊断主要靠肾脏组织的病理表现。局灶性指的是在肾穿刺活检病理光镜下观察到<50％肾小球受累。节段性指的是在肾穿刺活检病理光镜下观察到一个肾小球<50％的毛细血管袢受累。病变早期位于皮髓交界处。病理特点如下：

（1）光镜下病理表现分为 5 型。

① 塌陷型：肾小球的毛细血管塌陷，塌陷处足细胞增殖和肥大。经常见于药

物和病毒引起的损伤。

②顶端型：肾小球尿极节段性病变（靠近近端肾小管 25％的毛细血管区域），病变部位主要在顶部。

③细胞型：肾小球毛细血管内皮细胞增生，并堵塞毛细血管腔。

④门周型：肾小球血管极出现透明样变或硬化。

⑤非特殊型：除塌陷型、顶端型、细胞型和门周型外。

（2）免疫组织学　通常显示节段性肾小球硬化区域可见颗粒型 IgM、C3、C1q 沉积。

（3）电镜　肾小球出现了不同严重程度的弥漫性足细胞足突融合、系膜基质增多、毛细血管塌陷、电子致密物沉积、上皮细胞和内皮细胞空泡变性。

○　**确诊 FSGS 后，如何评估患者病情？**

答：确诊 FSGS 后，需要对疾病本身及并发症进行评估，包括患者的临床表现、实验室检查及影像学检查。

常规检测通常包括：血常规、肝功能、肾功能、血脂、电解质、HIV、梅毒、乙肝、丙肝、尿常规＋尿沉渣、24h 尿蛋白、胸部 CT 平扫、泌尿系彩超。

并发症评估包括感染（CRP、PCT）、急性肾损伤（血肌酐、尿素氮上升水平和速度、尿量变化情况）、血栓（凝血、D-二聚体、双下肢静脉彩超）、蛋白质及脂肪代谢紊乱（血浆白蛋白、血脂全套）。

[?] 提问住培第三年的同学

○　**FSGS 的发病机制是什么？**

答：FSGS 的核心损伤部位是足细胞，这些高度分化的细胞在维持肾小球结构完整性中发挥关键作用。足细胞损伤的来源多样，包括免疫因素、遗传异常、病毒感染、药物等。当足细胞遭受损伤后，其结构完整性受损，足突消失，滤过膜孔径增大或断裂，导致大分子蛋白质滤出，超出近端肾小管重吸收能力而形成蛋白尿。这种损伤可能通过足细胞与内皮细胞之间的"交叉对话"对内皮细胞产生干扰，使其发生增殖。此外，足细胞损伤可引起内源性血管内皮生长因子的表达变化，影响内皮细胞功能，进而导致内皮细胞损伤。在 FSGS 中，剩余的足细胞可能通过肥大来覆盖肾小球毛细血管表面，以代偿足细胞的损失。然而，这种代偿性毛细血管内高压进一步导致足细胞和内皮细胞损伤，以及系膜改变，最终导致进行性局灶节段性肾小球硬化。这种病理过程可能因摄入大量蛋白质和血压升高而加重，限制蛋白质摄入和降血压治疗而减轻。综上所述，FSGS 的发病机制涉及足细胞损伤、滤过屏障功能障碍以及内皮细胞和系膜细胞的改变，这些因素共同作用导致肾小球结构的破坏和肾功能的进行性下降。

○ 如何进行疗效评估?

答:(1)完全缓解　尿蛋白<300mg/d 或尿白蛋白/肌酐<300mg/g,同时估算肾小球滤过率稳定。

(2)部分缓解　尿蛋白为 0.3~3.5g/d 或尿白蛋白/肌酐为 300~3500mg/g,同时尿蛋白较基线减少>50%。

(3)复发及频繁复发　复发是指完全或部分缓解后,尿蛋白再次上升至≥3.5g/d;频繁复发是指复发次数在 6 个月内超过 2 次及(或)1 年内超过 4 次。

(4)糖皮质激素依赖　在糖皮质激素治疗期间或停用糖皮质激素后 2 周内复发。

(5)糖皮质激素抵抗　足量糖皮质激素治疗 16 周及以上后,蛋白尿未达到缓解或部分缓解。

○ FSGS 的治疗原则有哪些?

答:FSGS 的治疗原则如下:

1. 对于继发性 FSGS,需要针对病因进行治疗,例如控制超重或肥胖者的体重。在由药物或感染引起的 FSGS 中,如有可能应停药或治疗感染。

2. 对于原发性 FSGS 的治疗

(1)表现为肾病综合征的患者,建议口服足量糖皮质激素作为一线免疫抑制治疗。

① 起始剂量泼尼松 1mg/(kg·d),最大剂量为 80mg/d。足量糖皮质激素 4 周内不应减量,最多不超过 16 周,达到完全缓解 2 周后开始减量,每 2 周减 5mg,总疗程 6 个月。

② 如蛋白尿不缓解,表现为糖皮质激素抵抗型或出现明显的糖皮质激素副作用(如血糖升高、消化道出血、骨质疏松等),应快速减量,并加用免疫抑制剂。

(2)对非肾病综合征且排除继发性、遗传性因素的 FSGS 患者是否应用免疫抑制治疗尚存争议。国内文献报道,尿蛋白定量 1.0~3.5g/d 的 FSGS 患者,使用中等剂量糖皮质激素联合 ACEI/ARB 治疗可降低尿蛋白,延缓肾功能下降。

3. 对于糖皮质激素抵抗的原发性 FSGS 的治疗

(1)建议采用钙调磷酸酶抑制剂(calcineurin inhibitors,CNIs)至少治疗 12 个月。目前临床常用的 CNIs,主要包括环孢素和他克莫司两种药物。对估算肾小球滤过率<30mL/(min·1.73m^2)或病理表现为中重度肾小管间质病变者,应避免使用 CNIs 治疗。

(2)若 CNIs 治疗失败或不耐受,考虑使用环磷酰胺、利妥昔单抗和吗替麦考

9. *APOL1* 基因　是第 22 号染色体上 *APOL* 基因家族的 6 个成员之一，该基因变异主要发生在非洲人群，使得发生 FSGS 及肾功能衰竭风险增加。

需要注意的是，对于早发型的 FSGS、糖皮质激素治疗无效的 FSGS，建议进行基因检测，以指导后续治疗。

参考文献

［1］ 上海市医师协会肾脏内科医师分会局灶节段性肾小球硬化专家协作组．成人局灶节段性肾小球硬化诊治专家共识．中华内科杂志，2021，060（009）：791-796.

［2］ 林果为，王吉耀，葛均波．实用内科学．15 版．北京：人民卫生出版社，2017.

［3］ Gauckler P，Zitt E，Regele H，et al. Diagnosis and treatment of focalsegmental glomerulosclerosis-2023. Wien Klin Wochenschr，2023，135（Suppl 5）：638-647.

［4］ Shabaka A，Tato R A，Fernández-Juárez G. Focal Segmental Glomerulosclerosis：State-of-the-Art and Clinical Perspective. Nephron，2020，144（9）：413-427.

［5］ Rosenberg A Z，Kopp J B. Focal Segmental Glomerulosclerosis. Clin J Am Soc Nephrol，2017，12（3）：502-517.

［6］ Vas T，Degrell P，Pintér I，et al. Focal segmental glomerulosclerosis. Orv Hetil，2008，149（6）：243-248.

［7］ Mukerji N，Damodaran T V，Winn M P. TRPC6 and FSGS：the latest TRP channelopathy. Biochim Biophys Acta，2007，1772（8）：859-868.

［8］ Brown E J，Schlöndorff J S，Becker D J，et al. Mutations in the formin gene INF2 cause focal segmental glomerulosclerosis. Nat Genet，2010，42（1）：72-76.

［9］ Chen Y M，Liapis H. Focal segmental glomerulosclerosis：molecular genetics and targeted therapies. BMC Nephrol，2015，16：101.

［10］ 潘静，李亚好．局灶性节段性肾小球硬化相关基因突变研究进展．浙江中西医结合杂志，2019，29（12）：5.

［11］ Jefferson J A，Shankland S J. The pathogenesis of focal segmental glomerulosclerosis. Adv Chronic Kidney Dis，2014，21（5）：408-416.

［12］ Wendt R，Sobhani A，Diefenhardt P，et al. An Updated Comprehensive Review on Diseases Associated with Nephrotic Syndromes. Biomedicines，2024，12（10）.

［13］ Friedman D J，Pollak M R. APOL1 Nephropathy：From Genetics to Clinical Applications. Clin J Am Soc Nephrol，2021，16（2）：294-303.

第八节 膜增生性肾小球肾炎

教学查房目的

- 掌握膜增生性肾小球肾炎相关疾病的临床表现。
- 掌握膜增生性肾小球肾炎相关疾病的诊断标准。
- 熟悉膜增生性肾小球肾炎相关疾病的治疗原则。

住院医师汇报病史

- **现病史**：患者女性，23岁，主因"反复发热3个月余，双下肢水肿1个月余"入院。患者3个月余前无明显诱因出现发热，体温最高达38.5℃，伴畏冷、寒战，伴咳嗽、咳痰，痰白色、黏，无黄脓痰，可咳出，无胸闷、胸痛，无恶心、呕吐，无腹痛、腹胀，无尿频、尿急、尿痛，无泡沫尿、血尿，无骨痛，无皮肤瘀点、瘀斑，就诊于当地医院，考虑感染，予对症处理（具体不详）。后仍反复多次出现发热，性质同前，咳嗽、咳痰有好转。当地医院间断对症治疗（具体不详），未再发热、咳嗽、咳痰。1个月余前无明显诱因出现双下肢水肿，午后明显伴泡沫尿（久置难消）、视物重影，无尿量减少、血尿，无尿频、尿急、尿痛，无胸闷、胸痛，无腹痛、腹胀，无发热、皮疹，无口腔溃疡、脱发、光过敏，无关节痛、肌肉痛等不适，再次就诊于当地医院，血常规：白细胞计数 $12.55×10^9$/L，中性粒细胞百分比77.10%，血红蛋白量125g/L，血小板计数 $416×10^9$/L。生化检查：尿素3.10mmol/L，肌酐55.00μmol/L，总胆固醇7.97mmol/L，甘油三酯1.95mmol/L，低密度脂蛋白胆固醇5.06mmol/L，白蛋白21.20g/L。予对症处理后症状好转，建议到上级医院进一步诊治。遂就诊本院，尿常规＋沉渣：蛋白质（＋＋＋），潜血（＋＋）。血常规：白细胞计数 $8.47×10^9$/L，中性粒细胞百分比62.5%，血红蛋白量125g/L，血小板计数 $331×10^9$/L。常规生化全套检查：肌酐58.00μmol/L，尿素2.52mmol/L，总胆固醇7.08mmol/L，甘油三酯1.84mmol/L，白蛋白25.3g/L。门诊拟"肾病综合征"收入本科。自发病以来精神、饮食、睡眠欠佳，小便如上述，大便正常，体重未见明显改变。
- **既往史**：既往体健，无高血压、糖尿病、慢性乙型肝炎等慢性病史。
- **个人史**：吸烟1年余，3支/天，未戒烟，机会性饮酒史。
- **婚育史、家族史**：未婚未育，无家族及遗传病史。
- **体格检查**：T 36.8℃，P 84次/分，R 19次/分，BP 113/71mmHg。神志清楚，颜面轻度水肿，双侧扁桃体未见肿大，双肺呼吸音粗，未闻及干湿啰音，心律齐，无杂音，腹软，无压痛、反跳痛，移动性浊音阴性，肝肾区无叩击痛，双下肢对称性、轻度凹陷性水肿，病理征未引出。

- 初步诊断：肾病综合征。
- 入院后完善相关检查：血常规示白细胞计数 $13.13 \times 10^9/L$，中性粒细胞百分比 85.4%，血红蛋白量 $125g/L$，血小板计数 $331 \times 10^9/L$。CRP 4.28mg/L。24h 尿蛋白 6.46g/24h。抗心磷脂抗体 IgM>120.0U/mL。ANA＋抗中性粒细胞胞质抗体＋抗 ds-DNA 抗体均阴性（－）。

　　排除禁忌后，于本院行超声引导下经皮肾穿刺活检术，术后肾穿刺活检病理（图 1-8-1）：镜下见 19 个肾小球，其中 1 个球性硬化，1 个大细胞纤维性新月体，其余肾小球系膜细胞及系膜基质弥漫球性中-重度增生伴插入毛细血管基底膜内，肾小球基底膜弥漫性球性增厚伴双轨征形成，上皮下、内皮下及系膜区见嗜复红蛋白沉积，肾小管上皮细胞颗粒、空泡变性，管腔内见蛋白管型，3% 肾小管萎缩，3% 间质纤维化，间质 8% 淋巴、单核细胞浸润，小动脉未见明显病变，结合免疫荧光观察 12 个肾小球，见 IgG、IgM、C3 沿毛细血管袢呈花瓣状沉积（＋＋）；IgA、C1q、Fib、HBsAg、HBcAg、PLA2R、IgG1、IgG2、IgG3、IgG4 均阴性，考虑膜增生性肾小球肾炎。肾活检病理检查电镜（图 1-8-2）：肾小球毛细血管袢基底膜内、上皮下、内皮下可见多量电子致密物沉积；肾小球系膜区可见电子致密物沉积。

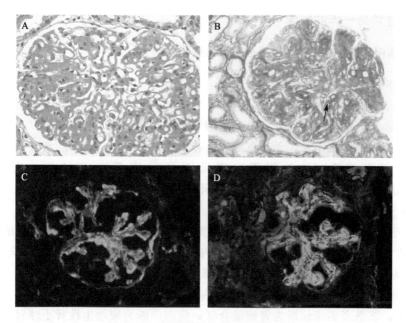

图 1-8-1　肾穿刺活检病理及免疫荧光

（A）肾小球系膜细胞及系膜基质弥漫球性中-重度增生，毛细血管腔狭窄至闭塞，HE 染色；（B）肾小球
毛细血管袢呈分叶状改变伴双轨征形成，PASM 染色；（C）C3 沿毛细血管袢呈花瓣状沉积（＋＋）；
（D）IgG 沿毛细血管袢呈花瓣状沉积（＋＋）

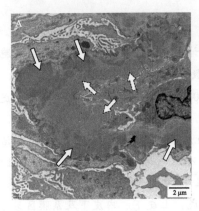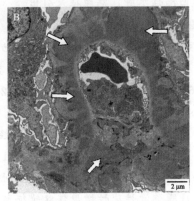

图 1-8-2 肾穿刺活检电镜

（A）肾小球毛细血管袢基底膜上皮下（空心箭头）、内皮下（空心边虚线箭头）可见电子致密物沉积；

（B）肾小球系膜区（空心边虚线箭头）、毛细血管袢基底膜上皮下和膜内（空心箭头）可见电子致密物沉积

● 目前诊断：肾病综合征伴膜增生性肾小球肾炎。

住培教师提问及教学

？ 提问住培第一年的同学

○ 该病例的初始病史特点是什么？诊断是什么？

答：本病例特点如下：

（1）年轻女性，起病亚急性，病史 3 个月余。

（2）临床表现　病初反复发热，近期出现双下肢水肿、泡沫尿。

（3）查体　体温正常，无高血压，心肺未见显著异常，双下肢水肿。

（4）辅助检查　24h 尿蛋白定量 6.46g，白蛋白 25.3g/L，总胆固醇 7.08mmol/L，甘油三酯 1.84mmol/L，肾功能正常。

（5）肾脏穿刺活检病理检查

① 光镜：肾小球基底膜弥漫性球性增厚伴双轨征形成，肾小球系膜细胞及系膜基质弥漫球性中-重度增生，上皮下、内皮下及系膜区见嗜复红蛋白沉积。

② 免疫荧光：IgG、IgM、C3 沿毛细血管袢呈花瓣状沉积（＋＋）。

③ 电镜：肾小球毛细血管袢基底膜内、上皮下多量电子致密物沉积。

因此，该患者临床诊断为肾病综合征；病理诊断为膜增生性肾小球肾炎。

○ 什么是膜增生性肾小球肾炎？

答：膜增生性肾小球肾炎（MPGN）又称系膜毛细血管性肾小球肾炎（mesangiocapillary glomerulonephritis），是根据光镜组织病理学特征诊断的一类肾小球疾病，表现为系膜细胞增生和系膜基质增生，并沿内皮细胞与基底膜之间的间隙插入，肾小球基底膜分层状增厚，毛细血管袢呈双轨征形成的一类疾病。由于以肾小球系膜区为中心的结节状增生病变，导致肾小球毛细血管袢呈分叶状改变，因此又称为分叶状肾小球肾炎（lobular glomerulopnephritis）。

MPGN 不是单独一种疾病，而是一种肾小球损伤模式。多种病因或系统性疾病可导致 MPGN，包括感染、自身免疫性疾病、异常球蛋白血症等疾病，被称为继发性 MPGN；病因不明确者，称为原发性或特发性 MPGN。

○ 这位患者的重点查体内容是什么？

答：患者以发热伴咳嗽、咳痰、下肢水肿为主要表现，完善相关检查，诊断为肾病综合征伴膜增生性肾小球肾炎，查体时应重点关注：

（1）生命体征　有无发热、高血压。发热的鉴别诊断查体：全身浅表淋巴结有无肿大，扁桃体是否有炎症，有无皮下出血、皮疹、雷诺现象，有无口腔溃疡等。

（2）胸部查体　视诊：呼吸运动是否对称，呼吸频率、节律、深度是否异常。触诊：胸廓扩张度是否对称，语音震颤是否正常、对称，有无异常减弱和增强。叩诊：双下肺叩诊是否呈浊音。听诊：双肺是否可闻及干湿啰音。

（3）腹部查体　腹部视诊有无膨隆，触诊有无包块，有无压痛和反跳痛，叩诊有无移动性浊音，肾区有无叩击痛。

（4）水肿相关查体　颜面部及双下肢有无水肿，下肢水肿是否对称，有无肝颈静脉回流征阳性。

（5）血栓栓塞表现

① 下肢深静脉血栓形成：患肢较健侧增粗、肿胀、红肿、肢端局部压痛和明显的浅静脉侧支代偿。

② 肺栓塞：呼吸急促、发绀、肺部呼吸音低、肺部湿啰音、胸腔积液等。

③ 皮肤：网状青斑、皮下结节。

④ 肾静脉血栓：肾区叩击痛。

提问住培第二年的同学

○ 原发性 MPGN 的临床表现是什么？

答：可发生于任何年龄，多见于儿童和青壮年，好发年龄为 5～30 岁。以肾炎综合征或肾病综合征为常见表现，也可表现为急性肾炎综合征、非肾病水平蛋白尿伴缓慢进展的肾功能不全、复发性肉眼血尿或无症状性血尿等。部分患者的初期临床表现类似急性感染后肾小球肾炎，但临床病程持续 6～8 周后，血尿、蛋白尿和低补体血症无明显好转者，提示 MPGN 的可能性大。50％～80％患者可表现低补体血症，以补体 C3 下降为显著，也可出现 C4、C1q 和 B 因子、properdin 的降低。

○ **原发性 MPGN 相关疾病的鉴别诊断有哪些?**

答：(1) 继发性 MPGN　多种病因或系统性疾病可导致继发性 MPGN。病理上诊断为 MPGN 后，需要进一步完善有关检查，积极寻找导致 MPGN 的各种可能的继发性病因，包括感染（HCV、HBV、细菌、寄生虫等）、自身免疫性疾病、异常球蛋白血症等疾病。

(2) MPGN 型 C3 肾小球病　光镜具有 MPGN 的特点，但免疫荧光以 C3 沉积为主，无或微量免疫球蛋白和 C1q 的沉积，提示为 C3 肾小球病，包括致密物沉积病（DDD）和 C3 肾小球肾炎。

(3) 急性感染后肾小球肾炎　表现为急性肾炎综合征，可有补体 C3 一过性降低。肾活检病理显示为毛细血管内增生性肾小球肾炎，电镜下可见上皮下驼峰状电子致密物沉积。MPGN 急性期可见显著的渗出性病变，表现内皮细胞增生伴中性粒细胞及单核巨噬细胞浸润，易与毛细血管内增生性肾小球肾炎混淆，电镜下 MPGN 以内皮下大量电子致密物沉积伴有系膜的增生和插入为特征可协助鉴别。

(4) 系膜结节状硬化性肾小球病　MPGN 病变后期，细胞增生消退，代之以系膜基质增生，形成结节状硬化病变。需要与病理形态上以系膜结节状硬化病变为特点的一组疾病相鉴别，包括糖尿病肾小球硬化症、轻链沉积病、纤连蛋白（fibronectin）肾小球病等，结合其各自的临床特点和免疫病理检查可以与之鉴别。

○ **MPGN 的病理特征是什么?**

答：以光镜组织病理学特征定义的一种肾小球损伤的病理模式，表现为肾小球系膜细胞和基质增生，并沿内皮细胞与基底膜之间的间隙插入，肾小球基底膜呈分层状增厚，毛细血管袢呈双轨征。具体病例分型如下：

(1) 根据电镜下沉积物的位置，膜增生性肾小球肾炎传统分为Ⅰ、Ⅱ、Ⅲ型。①Ⅰ型为典型的肾小球系膜细胞及基质显著增生扩张，增生的系膜细胞和基质沿内皮细胞与基底膜之间的间隙插入，在内皮侧形成新的基底膜样结构，导致毛细血管壁弥漫性增厚，新形成的基底膜与原有的基底膜并行形成"双轨征"（double contour）或"车轨征"（tramtrack）。电镜下发现免疫复合物主要沉积于内皮下。②Ⅱ型以肾小球基底膜弥漫增厚为主，系膜细胞和基质增生及内皮下插入不明显。电镜下以补体为主的电子致密物呈缎带状连续沉积于肾小球基底膜内，因而称为致密物沉积病（dense deposit disease，DDD）。③Ⅲ型为免疫复合物沉积所致。光镜下病变与

Ⅰ型相似，电镜下电子致密物沉积于多个部位，又分为两个亚型。Burkholder 亚型电镜下不仅在内皮下和系膜区，而且在基底膜的上皮下同时有大量电子致密物沉积。Strife-Anders 亚型主要沉积在基底膜全层，引起基底膜不规则增厚和分层等改变。

（2）根据免疫荧光检查，新分类依据免疫荧光的结果将 MPGN 可大致分为免疫复合物/单克隆免疫球蛋白介导的 MPGN、补体介导的 MPGN、无免疫复合物或补体沉积的 MPGN 三类。

○ MPGN 相关疾病的诊断标准是什么？

答：MPGN 的诊断依赖肾活检病理检查。MPGN 是以光镜组织学特征定义的一种肾小球损伤的病理模式，表现为系膜不同程度的增生及插入，毛细血管壁增厚伴双轨征。确诊为 MPGN 后，根据免疫荧光分为三种情况：免疫球蛋白（伴或不伴 C3）阳性、补体为主、免疫球蛋白/C3 均阴性。辨析介导机制，查找潜在病因（感染、自身免疫性疾病、血液系统恶性肿瘤、补体异常激活、慢性血栓性微血管病），如果在有免疫球蛋白沉积的范畴内未能明确病因，则诊断为特发性 MPGN。

⊞ 提问住培第三年的同学

○ MPGN 相关疾病的病因有哪些？

答：确诊为 MPGN 后，根据 2021 KDIGO 关于肾小球疾病管理的临床实践指南提出，基于病理生理学的新分类，可以根据免疫荧光结果分为三类（表 1-8-1）：免疫球蛋白（伴或不伴 C3）阳性为主、补体阳性为主以及免疫球蛋白/C3 均阴性。下面详述寻找病因的思路：

（1）免疫球蛋白（伴或不伴 C3）阳性　重点是三类疾病：感染性疾病、自身免疫性疾病和淋巴增殖性疾病。感染性疾病主要包括病毒感染如丙型肝炎病毒和乙型肝炎病毒等，细菌感染如感染性心内膜炎，寄生虫感染如疟疾，其他如立克次体等。自身免疫性疾病可见于狼疮性肾炎和抗磷脂综合征等。淋巴增殖性疾病主要包括 B 细胞/浆细胞病，如具有肾脏意义的单克隆丙种球蛋白血症（monoclonal gammopathy of renal significance，MGRS）。如无上述病因，则可诊断为特发性 MPGN。

（2）补体为主（C3 和 C4 优势沉积）　意味着补体异常活化致病，如果电镜检查见电子致密物在抗肾小球基底膜内呈缎带样、腊肠样沉积，支持致密物沉积病，电子致密物多部位沉积则可能为 C3/C4 肾炎。

（3）免疫球蛋白和 C3 均为阴性　主要为血栓性微血管病（TMA）。电镜检查可见肾小球毛细血管内皮肿胀、内皮下填充电子稀疏物质，也可见双轨征。此外，电镜下也可见小动脉内皮肿胀、血栓形成和洋葱皮样病变。

表 1-8-1　膜增生性肾小球肾炎损伤的病因

免疫复合物/免疫球蛋白介导	感染所致的抗原-抗体免疫复合物沉积： 病毒：丙型肝炎病毒（包括 HCV 相关混合性冷球蛋白血症）、乙型肝炎病毒、EB 病毒 细菌：感染性心内膜炎、感染性房室分流、内脏脓肿、麻风病、流行性脑脊髓膜炎 原虫/其他感染：疟疾、血吸虫病、支原体、利什曼原虫病、丝虫病、组织胞质菌病 自身免疫性疾病引起免疫复合物沉积：系统性红斑狼疮、类风湿关节炎、干燥综合征、混合性结缔组织病 浆细胞或 B 细胞增殖异常引起的单克隆丙种球蛋白病所致的单克隆 Ig 沉积 纤维样肾小球肾炎 特发性：无上述原因
补体介导	C3 肾小球肾炎和 C3 致密物沉积病 补体调节蛋白突变：CFH、CFI、CFHR5 补体因子突变：C3 补体因子抗体：C3、C4、C5 肾炎因子 补体调节蛋白抗体：CFH、CFI、CHB C4 肾小球肾炎和 C4 致密物沉积病
无免疫复合物或补体的膜增生性肾小球肾炎	HUS/TTP 修复期 抗磷脂抗体（抗心磷脂抗体）综合征 POEMS 综合征 放射性肾炎 骨髓移植相关肾病 药物相关性血栓性微血管病 镰状细胞贫血和红细胞增多症 纤维蛋白原异常血症和其他血栓前状态 抗胰蛋白酶缺陷

注：HUS 为 hemolytic uremic syndrome，溶血性尿毒综合征；TTP 为 thrombotic thrombocytopenic purpura，血栓性血小板减少性紫癜；POEMS 为多发性神经病变（polyneuropathy，P）、脏器肿大（organomegaly，O）、内分泌病变（endocrinopathy，E）、单克隆 γ 球蛋白病（monoclonal gammopathy，M）和皮肤改变（skin changes，S）。

○ **原发性 MPGN 的治疗原则是什么？**

答：2021 年《改善全球肾脏病预后组织指南》的征求意见版建议，原发性 MPGN 的治疗原则如下：

（1）蛋白尿＜3.5g/d、无肾病综合征且肾功能正常的患者，建议采用肾素-血管紧张素系统抑制疗法，予 ACEI 或者 ARB 进行支持性治疗。

（2）伴有肾病综合征，肾功能正常或接近正常的患者，可尝试有限疗程的糖皮质激素治疗，泼尼松 1mg/（kg·d），最大剂量为 60～80mg/d，持续治疗 12～16 周。如果 12～16 周后蛋白尿减少＜30％，建议逐渐减量并停用泼尼松。对有糖皮质激素禁忌证或不愿服用糖皮质激素的患者，可使用钙调磷酸酶抑制剂（calcineurin inhibitors，CNIs）进行治疗。

（3）肾功能异常（非新月体改变），尿沉渣阳性、伴/不伴肾病范围蛋白尿的患者，建议在支持治疗的基础上，加用糖皮质激素联合免疫抑制剂。初始治疗方案：泼尼松起始剂量 $1mg/(kg \cdot d)$，最大剂量 $60\sim80mg/d$，持续治疗 $12\sim16$ 周。如果患者肾功能稳定或改善或尿蛋白降低$\geqslant30\%$，说明对初始治疗有满意的应答反应，可逐渐减量并停用泼尼松。患者肾功能恶化和（或）$12\sim16$ 周后尿蛋白降低 $<30\%$，则视为治疗效果不理想。将泼尼松的剂量降低至 $20mg/d$，并加用 MMF。在激素联合 MMF 治疗 $6\sim12$ 个月后，肾功能、血尿或蛋白尿没有改善，则停止治疗，可考虑重复肾活检；如果肾活检提示有活动性肾小球肾炎，考虑使用环磷酰胺或利妥昔单抗治疗。

（4）表现为急进性肾炎/新月体肾炎的患者，可以使用大剂量糖皮质激素联合环磷酰胺等强化免疫抑制疗法，必要时可考虑血浆置换。

（5）对于肾小球滤过率 $<30mL/(min \cdot 1.73m^2)$ 的患者，则支持对症治疗，并做好肾脏替代治疗的准备。

○ **该患者的诊断思路是什么？**

答：（1）患者为育龄期女性，反复发热、抗心磷脂抗体 IgM 明显升高，但无多系统受累的临床表现，且 ANA、抗 ds-DNA 抗体均阴性，2019 年 EULAR/ACR 评分 <10 分，可排除系统性红斑狼疮。

（2）患者无反复血管性血栓事件、复发性自然流产、血小板减少等临床表现，故不可诊断"抗心磷脂综合征"，现尚未妊娠，抗心磷脂抗体高需长期进行监测。

（3）结合临床表现及肾穿刺活检结果，目前诊断"肾病综合征、原发性膜增生性肾小球肾炎"明确。

○ **该患者下一步的治疗方案包括哪些？**

答：根据最新的研究进展，在肾素-血管紧张素系统抑制剂及抗血小板聚集剂、丙种球蛋白等支持治疗下，给予利妥昔单抗 1g，每两周一次，共 2 剂的疗程，配合糖皮质激素（缓慢减量）联合羟氯喹、阿司匹林治疗。后随访 1 年，监测 B 淋巴细胞百分比，必要时再追加利妥昔单抗 500mg 巩固治疗。

本例患者予利妥昔单抗（1g，每两周一次）共 2 剂的疗程，之后规律随访监测 B 淋巴细胞计数水平，间断予利妥昔单抗 500mg（约半年 1 次，共 3 次）巩固治疗，现规律口服"羟氯喹 0.2g qd 抑制免疫、阿司匹林 0.1g qd 抗血小板、缬沙坦 80mg 降低尿蛋白"，一般情况可，血压控制可，双下肢无明显水肿，白蛋白水平 $>35g/L$，血脂水平正常，肾功能正常，尿蛋白波动于（＋＋）～（＋＋＋），抗心磷脂抗体 IgM 正常水平，B 淋巴细胞百分比 2.6%（正常范围为 9.0%～14.1%）。

○ **如何定期评估患者病情?**

答:定期评估包括患者的临床表现、实验室检查及影像学检查。基线检测通常包括血常规、肝肾功能、电解质、凝血功能、免疫球蛋白、血清补体 C3、血清补体 C4、尿液检查(尿常规、24h 尿蛋白定量)、B 淋巴细胞计数、抗心磷脂抗体滴度。

○ **原发性 MPGN 的预后如何?**

答:MPGN 是原发性肾小球肾炎中进展最快的病理类型之一,总体预后较差。影响预后的因素包括以下几方面:

(1)临床表现 出现肾功能减退、高血压、肉眼血尿或肾病综合征持续不缓解者。

(2)病理 出现较高比例的新月体(>20%)、重度系膜增生、肾小球硬化及肾间质病变重(间质炎症、纤维化、肾小管萎缩)者。

(3)年龄 成人较儿童的治疗效果差,进展快;年龄>50 岁者,预后差。

拓展学习

● 认识 C3 肾小球病

(1)定义 C3 肾小球病(C3 Glomerulopathy,C3G)病理特征为肾组织免疫荧光仅有 C3 沉积或以 C3 沉积为主(强度至少高出其他免疫复合物 2 个数量级)的增生性组织学病变。根据电镜下超微结构不同,将 C3G 分为两类疾病,即致密物沉积病(dense deposit disease,DDD)和 C3 肾小球肾炎(C3 glomerulonephritis,C3GN)。电镜下肾小球基底膜致密层见质地均匀飘带状或腊肠样强嗜锇酸电子致密物沉积,可诊断为 DDD;不具有上述电子致密物的沉积特点,以肾小球内皮下和系膜区电子致密物沉积为表现,称为 C3GN。

(2)发病机制 C3 肾小球病主要与补体旁路途径的调节失衡导致补体异常活化,以及补体代谢产物在肾小球的沉积有关。包括补体调节蛋白的遗传性异常和自身抗体存在。

(3)临床表现

① DDD 的发病率很低,约为百万分之一。主要见于儿童及青年人,女性略多。临床表现为蛋白尿及血尿,有时见无菌性白细胞尿。肾外表现包括视网膜黄斑变性、眼部脉络膜疣、获得性部分脂肪营养不良和 1 型糖尿病。患者常出现血清补体 C3 降低,C4 正常。电镜下肾小球基膜致密层出现均质"飘带状"嗜锇酸电子致密物沉积,这是 DDD 的特征性改变。

② C3GN 常以肾病综合征或急性肾炎综合征起病。部分患者起病前有上呼吸道感染史及 ASO 增高。与 DDD 不同，C3 肾小球肾炎在儿童中少见。主要表现为蛋白尿、血尿、伴或不伴高血压。大多数患者 C3 水平下降，C4 正常。50％患者肾功能正常。C3GN 的特征为免疫荧光仅见 C3 沉积，而免疫球蛋白和 C1q 阴性。电镜下见电子致密物沉积于内皮下和（或）系膜区、上皮侧，甚至可有肾小球基膜致密物沉积。

（4）诊断标准 C3 肾小球病的诊断除主要依据其临床特点、补体测定及基因检测外，最终需肾活检病理检查确诊。目前公认的诊断标准是：①免疫荧光检查显示补体 C3 阳性，强度较其他免疫球蛋白（如 IgA、IgG、IgM）强度≥2＋；②补体 C4 及 C1q 阴性；③电镜在内皮下和（或）系膜区可见电子致密物沉积；④通过随访排除感染后肾小球肾炎导致的单纯 C3 沉积。

（5）治疗及预后 尚无特异性方法治疗 C3 肾小球病，主要以延缓肾脏病进展为目的，包括：一般对症支持治疗和针对性治疗。对症支持治疗包括：控制血压、肾素-血管紧张素抑制剂、减少尿蛋白、调节脂代谢紊乱、营养支持等。针对性治疗包括：血浆置换和输注新鲜血浆、免疫抑制剂、补体 C5 抑制剂（依库珠单抗）及肾移植等。

● 补体 C5 抑制剂

补体 C5 抑制剂——依库珠单抗（eculizumab）是一种改善 C3 肾小球疾病的潜在疗法。近期的研究发现，依库珠单抗可以改善部分 C3 肾小球疾病患者的蛋白尿、稳定其肾功能，但另一半患者却没有从治疗中获益。一项回顾性研究发现疾病进展较快和肾小球炎性病变更明显的亚组对 C5 抑制剂的治疗效果更好。这可能与依库珠单抗的作用机制相关，C5 抑制剂可以防止过敏毒素 C5a 的形成，从而抑制白细胞浸润，保护肾脏免受补体介导的炎症损伤，却无法阻断由上游 C3 依赖途径导致的免疫沉积物中 C3 活化片段积累和相关肾小球病变。目前依库珠单抗的临床效果仍存在争议，可尝试用于起病时间短、肾活检提示有活动性病变（如新月体性肾炎、毛细血管内增生性肾炎）、肾小球和肾间质慢性病变轻、近期有血肌酐和（或）尿蛋白上升、循环膜攻击复合物（membrane attack complex，MAC）升高的患者。

● 移植后 MPGN 的复发

多中心的回顾性研究表明，尽管患者接受了钙调磷酸酶抑制剂、糖皮质激素和 MMF 治疗，但是依然会发生疾病复发，有学者认为上述免疫抑制治疗仅为预防器官排斥反应，并非防治 C3 肾小球疾病和免疫球蛋白相关 MPGN（Ig-MPGN），因此加大了免疫抑制剂的用量、及时清除患者自身抗体［利妥昔单抗和（或）血浆置换］均无显著疗效。与疾病复发相关的最重要因素是潜在的致病机制，移植后 MPGN 的临床复发率为 25％，与免疫复合体 MPGN 相比，在补体介导的 MPGN 患者中，其复发率显著升高，并倾向于更早复发。在复发患者中大约 24％的患者可以获得缓解。无缓解的主要决定因素是复发时间＜15 个月、eGFR＜30mL/（min·1.73m^2）和复发时血清白蛋白＜3.5g/dL。

参考文献

[1] 余学清，赵明辉. 肾内科学.3 版. 北京：人民卫生出版社，2021：54-59.

[2] 梅长林，陈惠萍，周新津，等. 临床肾脏病理学. 北京：人民卫生出版社，2021：126-131.

[3] Cook H T, Pickering M C. Histopathology of MPGN and C3 glomerulopathies. Nat Rev Nephrol, 2015, 11 (1)：14-22.

[4] Leung N, Bridoux F, Batuman V, et al. The evaluation of monoclonal gammopathy of renal significance: a consensus report of the International Kidney and Monoclonal Gammopathy Research Group. Nat Rev Nephrol, 2019, 15 (1)：45-59.

[5] 张宏文. C3 肾小球病和膜增生性肾小球肾炎. 临床肾脏病杂志，2023，23 (06)：509-511.

[6] Kidney Disease: Improving Global Outcomes Glomerular Diseases Work G. KDIGO 2021 Clinical Practice Guideline for the Management of Glomerular Diseases. Kidney Int, 2021, 100 (4S)：S1-S276.

[7] Pickering M C, D'Agati V D, Nester C M, et al. C3 glomerulopathy: consensus report. Kidney Int, 2013, 84 (6)：1079-1089.

[8] Noris M, Remuzzi G. C3G and Ig-MPGN-treatment standard. Nephrology, dialysis, transplantation: official publication of the European Dialysis and Transplant Association-European Renal Association, 2024, 39 (2)：202-214.

[9] Welte T, Arnold F, Westermann L, et al. Eculizumab as a treatment for C3 glomerulopathy: a single-center retrospective study. BMC Nephrol, 2023, 24 (1)：8.

[10] Ruggenenti P, Daina E, Gennarini A, et al. C5 Convertase Blockade in Membranoproliferative Glomerulonephritis: A Single-Arm Clinical Trial. Am J Kidney Dis, 2019, 74 (2)：224-238.

[11] Caravaca-Fontan F, Polanco N, Villacorta B, et al. Recurrence of immune complex and complement-mediated membranoproliferative glomerulonephritis in kidney transplantation. Nephrol Dial Transplant, 2023, 38 (1)：222-235.

微信扫码
① 微信扫描本页二维码
② 添加出版社公众号
③ 点击获取您需要的资源或服务

第二章

继发性肾小球病

第一节 》糖尿病肾病

教学查房目的

- 掌握糖尿病肾病的临床表现。
- 掌握糖尿病肾病的诊断标准。
- 掌握糖尿病肾病的治疗原则。

住院医师汇报病史

- 现病史：患者男性，66岁，以"发现血糖升高10余年，排泡沫尿3年，水肿1个月"入院。患者10余年前体检发现血糖升高（具体不详），无多饮、多食、多尿，无消瘦，无胸闷、胸痛，无双下肢水肿、排泡沫尿等不适，就诊于当地医院，诊断为"2型糖尿病"，予口服降糖药物处理（具体不详），血糖控制不详，未规律监测和治疗。3年前无明显诱因出现排泡沫尿，久置难消，无尿量减少，无双下肢水肿，无胸闷、心悸，无畏冷、发热，无尿频、尿急、尿痛，无颜面红斑、关节酸痛、口腔溃疡，无皮疹、腹痛、黑粪等不适，未重视未诊治。1个月前自觉泡沫尿较前加重，伴头晕、双下肢轻度水肿，余性质同前，就诊于当地医院，查糖化血红蛋白11.40%，血糖18mmol/L，肌酐123μmol/L，尿常规：尿糖（＋＋＋＋），尿蛋白（＋＋），尿微量白蛋白1550mg/L。考虑"糖尿病肾病"，予"甘精胰岛素13U（晚）＋门冬胰岛素13U（早）＋达格列净5mg qd＋二甲双胍0.5g bid"降糖。后就诊本院，空腹血糖9.46mmol/L，肌酐146μmol/L，估算肾小球滤过率（eGFR）42.57mL/（min·1.73m^2），尿微量白蛋白/肌酐比（UACR）1199.69mg/g。为进一步诊治，收入本科。自发病以来，精神、睡眠、饮食欠佳，小便如上述，大便如常，体重未监测。
- 既往史及个人史：10余年前因右眼外伤行手术（具体不详）。余无特殊。
- 查体：T 36.5℃，P 69次/分，R 19次/分，BP 147/89mmHg。神志清楚，视力

正常。皮肤黏膜色泽未见异常，未见皮疹、黄染、出血点，无色素沉着，皮肤无干燥、脱屑、溃疡或感染等。双肺呼吸音清，未闻及干湿啰音。心律齐，各瓣膜听诊区未闻及杂音。腹平软，全腹无压痛、反跳痛，双肾未触及，双肾区无叩击痛。双侧桡动脉、足背动脉和胫后动脉搏动正常，无静脉曲张或血管硬化。双侧膝反射和踝反射正常，病理征未引出。深浅感觉正常。双下肢轻度水肿，凹陷性。

- 入院诊断：慢性肾脏病3期、2型糖尿病、糖尿病肾病、高血压、右眼外伤行手术后。
- 入院后完善相关检查：24h尿蛋白定量示24h尿量2.05L，24h尿蛋白1.60g/24h。糖化血红蛋白（HbA1c）10.40%。传染病（乙肝、丙肝、HIV、TPPA、TRUST）、肿瘤标志物（CEA、AFP、CA125、CA153、CA199）、PTH未见明显异常。血清免疫固定电泳：IgG、IgA、IgM、κ、λ未见异常浓集区带。抗GBM抗体、ANA谱、抗核抗体、ANA、ANCA、抗ds-DNA抗体未见异常。

泌尿系彩超：双肾体积偏小，实质回声增强，双肾多发结石；前列腺增大。

肾活检（图2-1-1）镜下见11个肾小球，7个肾小球球性硬化，其余肾小球系膜细胞及基质弥漫球性中-重度增生，伴K-W结节形成。PASM见K-W结节呈结节性的板层状结构形成。HE染色40%肾小管萎缩，40%间质纤维化，间质30%淋巴细胞、单核细胞浸润，小动脉管壁增厚伴玻璃样变。免疫荧光显示IgG沿肾小球毛细血管基底膜呈细线状沉积。电镜显示基底膜三层结构消失，呈均质性增厚，基底膜厚度最厚处达1000nm以上，系膜基质增生明显呈结节样改变。结合患者临床病史，考虑糖尿病肾病Ⅳ级。

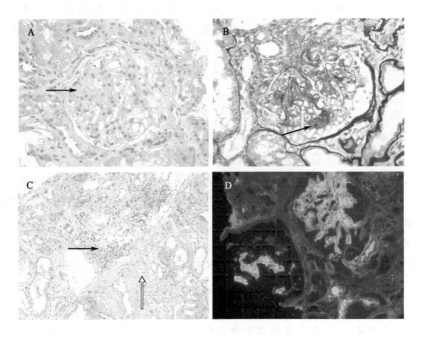

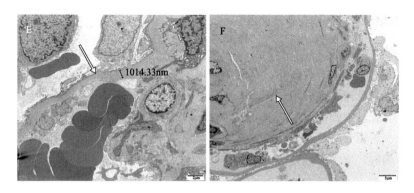

图 2-1-1　糖尿病肾病肾穿刺活检病理

（A）系膜细胞和基质中-重度增生（↑）；（B）系膜基质重度增生伴 K-W 结节形成（↑）；

（C）间质淋巴细胞浸润（黑色↑）、小动脉玻璃样变（空心⇑）；（D）IgG 沿肾小球毛细血管基底膜细线

状沉积（↑）；（E）基底膜均质性增厚，基底膜厚度最厚处达 1000nm 以上（↑）；（F）系膜基质

增生明显呈结节样改变（↑），致祥腔受压、狭小

住培教师提问及教学

⁇ 提问住培第一年的同学

○ 该病例的初始病史特点是什么？

答：本病例特点如下：

（1）老年男性，慢性病程。

（2）糖尿病病史 10 余年，目前经胰岛素和口服降糖药等降糖治疗，血糖控制
欠佳。

（3）排泡沫尿 3 年，水肿 1 个月，尿常规：尿糖（＋＋＋＋），尿蛋白（＋＋），
UACR≥30mg/g，血肌酐波动 123～146μmol/L，eGFR＜60mL/（min·1.73m²）。

○ 什么是糖尿病肾病？

答：糖尿病肾病（diabetic kidney disease，DKD）是一种由糖尿病引起的慢性
肾脏结构和功能障碍的总称，属于慢性肾脏病的范畴，主要表现为 UACR≥30mg/
g 和（或）eGFR＜60mL/（min·1.73m²），且持续超过 3 个月。DKD 是由慢性
高血糖所致的肾损害，病变可累及全肾（包括肾小球、肾小管、肾间质及肾血管
等），临床上以持续性白蛋白尿和（或）eGFR 进行性下降为主要特征，可进展为
终末期肾病。

○ **针对该患者的问诊要点是什么?**

答:问诊要点包括:

(1)起病特点 有无多饮、多食、多尿、消瘦持续时间,每天饮水量、24h尿量,有无排泡沫尿、夜尿增多、全身水肿,是否使用利尿药,有无体重下降情况。

(2)有无其他伴随症状 如有无视物模糊、视力下降,有无胸闷、憋气、心悸、头晕、乏力,有无恶心呕吐,有无皮肤瘙痒、手脚麻木、蚁爬样感觉,有无感觉减退、刺痛,有无下肢疼痛或酸胀,有无足部溃疡或感染。

○ **该患者的重点查体内容是什么?**

答:该患者的重点查体内容如下:

(1)基本情况 体重、腰围、血压等。

(2)眼部检查 检查双眼视力、视野,注意有无视物模糊、视物重影、黑影浮动等,评估是否合并糖尿病性视网膜病。

(3)心肺功能 双肺呼吸音,心界、心音和心脏杂音等。

(4)腹部检查 注意有无腹水、包块,以及肾区有无叩击痛。

(5)下肢情况 评估水肿情况,包括指压后的特性和程度。

(6)足部检查 注意皮肤颜色、厚度、完整性,以及是否存在胼胝、破损、溃疡等。

(7)血管检查 包括下肢动脉搏动,以判断是否存在动脉缺血或静脉异常。

(8)神经功能检查 测试足部的痛觉、温觉、触觉以及踝反射和跟腱反射。

📱 提问住培第二年同学

○ **糖尿病肾脏病的诊断标准是什么?**

答:目前 DKD 通常是根据糖尿病患者持续存在的白蛋白尿和(或)eGFR 下降、同时排除其他原因引起的 CKD 而做出的临床诊断。在明确糖尿病作为肾损害的病因并排除其他原因引起慢性肾脏病的情况下,至少具备下列一项者可诊断为 DKD:

(1)随机尿白蛋白/肌酐比值(UACR)≥30mg/g 或尿白蛋白排泄率(urinary albumin excretion rate,UAER)≥30mg/24h,且在 3～6 个月内重复检查 UACR 或 UAER,3 次中有 2 次达到或超过临界值;排除感染等其他干扰因素。

(2)估算肾小球滤过率(eGFR)<60mL/(min·1.73m^2),持续 3 个月以上。

(3)肾活检符合 DKD 病理改变。

○ **正常白蛋白尿可以诊断为糖尿病肾病吗?**

答：糖尿病肾病的临床诊断通常基于尿白蛋白排泄增加和（或）eGFR 降低，并排除其他原因引起的肾脏损害。然而，临床上相当一部分糖尿病患者仅表现为 eGFR 降低，尿白蛋白在正常范围内，即正常白蛋白尿糖尿病肾病，为特殊临床类型的糖尿病肾病。诊断要点包括：

（1）糖尿病患者 6 个月内 3 次肾功能检查，至少 2 次 eGFR＜60mL/(min・1.73m^2)，并排除急性肾损伤及其他原因引起的 eGFR 降低。

（2）6 个月内至少 2 次尿检正常（UACR＜30mg/g 或 UAER＜30mg/24h 或 UAER＜20μg/min）。

（3）肾活检符合糖尿病肾病的病理改变。

○ **该患者可以诊断为糖尿病肾病吗? 还需要做哪些检查?**

答：患者老年男性，慢性病程，发现血糖高 10 余年，多次监测空腹血糖＞7mmol/L，餐后 2h 血糖＞11.1mmol/L，故"糖尿病"诊断明确。该患者糖尿病多年后逐渐出现排泡沫尿、水肿，尿检提示大量蛋白尿，血肌酐逐渐升高，故糖尿病肾病可能性大。需进一步完善眼底检查、血糖监测、糖化血红蛋白、胰岛功能检查、心电图、心脏彩超、双下肢血管彩超等评估糖尿病及并发症，并查血常规、生化全套、24h 尿蛋白、肿瘤指标、相关的传染病指标（如 HBV、HCV 等）、抗 ds-DNA 抗体、ANA、ANA 谱、ANCA、抗 PLA2R 抗体、IgG4、抗 GBM 抗体、免疫固定电泳、游离轻链测定、补体 C3、补体 C4、尿本周蛋白、泌尿系彩超等评估肾脏病变并排除其他继发性肾病，必要时可行肾穿刺活检进一步明确病因。

○ **糖尿病肾病的鉴别诊断有哪些?**

答：糖尿病肾病的主要表现为蛋白尿，应与以下肾小球疾病相鉴别：

（1）继发性肾小球疾病　①肿瘤相关性肾损害：实体瘤如肺癌、胃肠道肿瘤等，多有原发肿瘤表现，累及肾脏时可表现为蛋白尿、肾病综合征，血尿和肾功能不全。患者目前无呼吸、消化等相关系统症状及体征，考虑该病的可能性小，需进一步做粪常规、粪 OB、肿瘤标志物及胸部 CT、腹部彩超、胃肠镜等影像学检查进行排除。②多发性骨髓瘤肾病：好发于中老年人，男性多见，患者可有多发性骨髓瘤的特征性临床表现，如贫血、骨痛、高钙血症、神经系统症状、感染等；血清蛋白电泳 M 带及尿本周蛋白阳性，骨髓象显示浆细胞异常增生，占有核细胞的 10％以上。累及肾脏时可出现肾病综合征，肾功能不全，且可出现贫血与肾功能损害程度不成正比的表现。可行血常规、血钙、尿本周蛋白、免疫固定电泳、游离轻链测定等检查协助诊断，必要时完善骨髓穿刺、肾活检等协助诊治。③狼疮性肾炎：该病好发于育龄期女性，多伴有颜面红斑、脱发、口腔溃疡、光过敏等肾外表现。该患者为中老年男性，无多系统损害症状，则诊断该病的可能性小，予完善ANA、抗 ds-DNA 抗体等自身免疫性指标协助诊断，必要时完善肾穿刺活检。

（2）原发性肾小球疾病 ①原发性膜性肾病：好发于中老年，男性多见，多以肾病综合征为表现。若有血清抗磷脂酶 A2 受体抗体、抗 1 型血小板域蛋白 7A（THSD7A）抗体等特异性抗体阳性，可行抗 PLA2R 抗体、抗 THSD7A 抗体检测，肾穿刺等检查来协助诊断。②IgA 肾病：好发于青壮年，男性多见，多数患者起病前数小时或数日内有上呼吸道感染或消化道感染等前驱症状，主要表现为发作性的肉眼血尿或镜下血尿，可持续数小时或数日，肉眼血尿多为无痛性。也可有蛋白尿、水肿、高血压、腰背酸痛、肾功能异常等表现。该患者为老年男性，无血尿，暂不考虑 IgA 肾病，必要时完善肾穿刺活检协助诊治。③微小病变型肾病：好发于儿童和老年人，常表现为肾病综合征，可伴有急性肾损伤、感染等并发症。该患者为老年男性，有蛋白尿、肾功能异常，需完善血浆白蛋白、血脂检测等检查协助诊断，明确诊断需要肾穿刺活检。

提问住培第三年的同学

○ 糖尿病肾病的特点是什么？

答：糖尿病肾病的特点如下：

（1）DKD 患者肾性贫血发生时间较非糖尿病肾病（NDKD）患者更早。CKD 患者的贫血通常发生在 CKD3 期，而 DKD 患者在肾功能损伤早期就已经发生贫血。研究表明，在肾功能损害程度相似的情况下，DKD 患者贫血患病率是 NDKD 的两倍。且 DKD 患者的贫血程度更严重且纠正更难。

（2）糖尿病会加剧心肾综合征。糖尿病状态下，交感神经系统及 RAAS 系统过度激活、氧化应激和炎症、内皮细胞功能障碍、糖毒性等会进一步加重心血管疾病和慢性肾脏病。

（3）糖尿病肾病的透析时间早于非糖尿病肾病。因为考虑到糖尿病肾病患者更多合并心脑血管病变、下肢血管病变和贫血等因素，早期透析可以清除毒素、减轻症状、改善代谢异常。

○ 糖尿病肾病肾穿刺活检的指征有哪些？

答：虽然 DM 患者能够临床诊断 DKD 时并非必须要再进行肾活检，但值得注意的是，约 1/5 行肾活检的 DM 患者的病理结果与临床诊断不符。由于 DKD、NDKD 以及 DKD 合并 NDKD 患者的治疗及预后有巨大差异，肾活检能够避免误诊或漏诊 DKD 和（或）NDKD。因此，采用肾活检对确诊 DKD 具有重大价值。

患者无肾活检禁忌证，有下列情况可考虑肾活检：

（1）DM 病史＜5 年，出现大量蛋白尿或肾功能不全。

（2）短期内出现大量蛋白尿或肾病综合征。

（3）尿沉渣提示"活动性"的肾小球性血尿。

（4）不明原因的 eGFR 快速下降。

（5）ACEI/ARB 治疗后 3 个月内 eGFR 下降幅度超过 30%。

（6）大量蛋白尿，但无糖尿病视网膜病变。

（7）顽固性高血压。

（8）具有系统性疾病的临床症状、体征或实验室检查。

（9）如需对 DKD 进行病理分级或病情评估，可酌情考虑肾活检。

○ **糖尿病肾病的病理表现是什么？**

答：糖尿病肾病的病理表现见表 2-1-1。

表 2-1-1　糖尿病肾病肾穿刺活检的病理表现

检查方法	表现
光镜检查	① 肾小球体积肥大 ② 系膜基质增多：系膜区基质增加，至少 2 个肾小球可见系膜区增宽 ③ 系膜溶解：系膜细胞变性及系膜基质分解或衰减，系膜区染色浅淡，呈泡沫样改变 ④ Kimmelstiel-Wilson 结节（K-W 结节）：是 DKD 相对特异性的病理改变，以无细胞性玻璃样变基质为核心，PAS 阳性且 PASM 染色呈结节性的板层状结构 ⑤ 微血管瘤样扩张：K-W 结节病变周边毛细血管祥显著扩张 ⑥ 渗出性病变：血浆蛋白和脂质沉积在肾小球，是糖尿病肾小球硬化症的晚期和疾病进展的表现 ⑦ 肾小球血管极的新生血管病变及小管和间质病变：肾小球近门部区域、出入球小动脉周围可见伴有血管壁玻璃样变性的新生血管
免疫病理检查	部分 DKD 可见到 IgG 及白蛋白（Alb）沿肾小球基底膜和鲍曼囊壁及肾小管基底膜线状沉积
电镜检查	电镜检查在早期 DKD 的诊断中具有决定性作用，在观察 GBM 和足细胞的病变中具有重要价值。电镜下可见系膜基质增多，基底膜均质性增厚，上皮细胞足突早期节段融合，随病变进展，可见弥漫融合

○ **针对该患者，下一步该如何治疗？**

答：糖尿病肾病的治疗重在早期干预、综合管理，以减少蛋白尿、延缓 eGFR 下降、改善肾脏不良结局（如 ESRD、肾脏相关死亡等）。治疗包括一般治疗、早期干预危险因素的治疗、对症治疗及并发症防治。

（1）生活方式调整　①糖尿病合理膳食：糖尿病患者应该保持食物多样、适量粗粮，避免高盐、高油的食物。尽量减少加工和烹饪时间，定时定量地进食。限制蛋白质摄入是 DKD 患者的一个重要治疗手段，旨在帮助机体维持相对良好的营养状态。CKD G1～2 期，推荐蛋白摄入量为 0.8～0.9g/(kg·d)，对于 G3～4 患者，在给予低蛋白饮食 0.6g/(kg·d) 的基础上并补充 α-酮酸治疗。②健康教育：适量运动、戒烟戒酒、保持良好的心理状态。

（2）药物治疗 ①控制血糖：根据患者胰岛功能及血糖的监测结果，选择口服降糖药和（或）胰岛素治疗。口服降糖药应优先选择具有肾脏获益证据的降糖药，如钠-葡萄糖共转运蛋白 2 抑制剂（SGLT2i）、胰高糖素样肽-1 受体激动剂（GLP-1RA）等。②控制血压：初始降压治疗首选 ACEI/ARB 类降压药，并逐渐加量至可耐受的最大安全剂量。③降脂治疗：主要有他汀类药物及贝特类药物，根据患者血脂检查结果及肾功能水平进行药物选择和剂量调整。④控制蛋白尿：首选 ACEI/ARB 类药物，还可以使用 SGLT2i、GLP-1RA、非甾体盐皮质激素受体拮抗剂（NS-MRA）等。

○ **糖尿病肾病降尿蛋白的药物有哪些？**

答：糖尿病肾病降尿蛋白的药物包括以下几项：

（1）ACEI/ARB 是 2 型糖尿病合并 CKD 伴白蛋白尿的一线治疗药物，通过阻断肾素-血管紧张素系统（RAS），减少尿蛋白的排泄，延缓肾功能的恶化。

（2）SGLT2i 已有研究显示该类药有明确的心肾获益，通过减少肾小球高压力和高滤过，减轻肾脏损伤，可有效延缓 2 型糖尿病合并 CKD 患者的白蛋白尿进展。

（3）新型非甾体类 MRA 非奈利酮具有抗炎抗纤维化的直接心肾保护机制，对于 eGFR≥25mL/(min·1.73m^2)、UACR≥30mg/g 的 2 型糖尿病合并 CKD 伴白蛋白尿患者，可在 ACEI/ARB 基础上进一步显著降低 UACR 及减少远期心肾复合事件，耐受性良好。

（4）GLP-1RA 抑制氧化应激和炎症反应，改善内皮功能，能够显著降低 2 型糖尿病患者的尿白蛋白排泄率，保护肾脏功能，延缓慢性肾脏病的进展。

拓展学习

● 糖尿病肾病的早期干预措施有哪些？

（1）运动 一方面，长期、规律、适度地运动可以减轻体重、控制血糖和血压、改善脂质代谢、提高生活质量，从而有助于糖尿病肾病的防治；另一方面，规律的运动训练可以改善糖尿病肾病患者的心肺耐力、肌肉强度和健康相关生活质量，减轻机体炎症状态，降低心血管疾病风险，延缓肾功能损害等。

（2）减重与戒烟 研究表明，减重（限制热量摄入、增加运动等）可作为糖尿病肾病患者减轻肥胖或超重的辅助手段。吸烟是糖尿病肾病患者肾功能进展的危险因素，减少吸烟或戒烟是糖尿病患者预防或控制糖尿病肾病进展的重要措施。

（3）限制蛋白质摄入　帮助机体维持相对良好的营养状态，同时减少过多废物在患者体内积聚，并尽可能缓解尿毒症相关症状。

（4）限制钠盐摄入　限制糖尿病肾病患者钠盐摄入可以降压、降尿蛋白以及降低心血管事件的发生风险。

● DKD 的病理生理特征有哪些？

（1）高血糖的影响　持续的高血糖是 DKD 的主要诱因，它扰乱了多种代谢途径，包括促进糖基化终末产物（AGEs）的生成和激活多元醇途径，这些变化共同导致了肾脏细胞的损伤。

（2）肾脏血流动力学改变　糖尿病患者由于血糖水平升高，导致肾小球滤过率增加，肾小球血流量及毛细血管压力升高，这种现象称为肾小球高灌注和高滤过。这种高灌注和高滤过状态会导致肾小球内压升高，进而促进肾小球的损伤和纤维化。

（3）炎症和纤维化　在 DKD 中，炎症反应涉及多种细胞因子和生长因子，如转化生长因子-β（TGF-β）和肿瘤坏死因子-α（TNF-α）。这些因子可以促进肾脏组织的纤维化，导致肾小球和肾小管间质的损伤，进一步加剧肾功能的恶化。

（4）氧化应激　氧化应激在 DKD 的发病机制中起到关键作用。活性氧（ROS）的增加会导致细胞损伤和肾脏组织的氧化应激。氧化应激不仅直接损伤细胞，还通过激活炎症和纤维化等途径，间接促进肾脏损伤。

（5）足细胞损伤　足细胞在肾小球滤过屏障中起到关键作用。在 DKD 中，足细胞的损伤会导致肾小球滤过屏障的完整性受损，从而导致蛋白尿的产生。足细胞的损伤还可能通过释放炎症因子和促进细胞外基质沉积，进一步加剧肾脏损伤。

（6）肾小管损伤　高血糖会导致肾小管细胞功能障碍，影响钠和葡萄糖的重吸收。这种功能障碍不仅影响肾脏的排泄功能，还可能导致肾小管间质的炎症和纤维化，进而影响整体肾脏功能。

● 糖尿病的新疗法

RASi ACEI 和 ARB 是 DKD 治疗的基石。它们通过阻断肾素-血管紧张素系统（RAS）来降低血压、减少蛋白尿，并延缓肾功能的下降。RAS 阻滞剂的使用应滴定至最大耐受剂量，以实现最佳的肾脏保护效果。近年来，新的治疗方法已被引入。

（1）SGLT2i（如恩格列净、达格列净和卡格列净）　不仅具有降低血糖的作用，还具有心肾保护作用，具体如下。①心脏保护机制：a.SGLT2i 减少心脏的氧需求和降低心肌细胞质中的钠浓度，有助于减轻心脏的负担；b. 改善心肌能量代谢，缓解动脉硬化进程，从而保护心脏健康。②直接作用于心脏内皮细胞和血管平滑肌细胞，发挥抗纤维化和抗炎作用。③肾脏保护机制：a.SGLT2i 通过减少近曲小管对钠的重吸收，改善肾小球的超滤状态及肾小球囊内压，有效降低尿蛋白，延缓肾病的进展；b. SGLT2i 能直接改善肾小管能量代谢和氧耗，减轻炎症反应，改善肾小管纤维化；c. 通过减少肾脏内葡萄糖的积累，降低其对肾脏细胞的毒性作用。

（2）盐皮质激素受体拮抗剂（MRA）　MRA 在 DKD 患者中的应用经历了从第一代药物螺内酯、第二代依普利酮到第三代非奈利酮的发展。每一代药物在治疗机制和不良反应控制上都有所改进，尤其在减少心血管并发症和延缓肾脏功能恶化方面取得了显著的进步。常用的 MRA 有以下几种。①螺内酯：是一种非选择性MRA，化学结构与醛固酮相似，因而可以与肾脏远曲小管等细胞中的醛固酮竞争结合盐皮质激素受体，阻止醛固酮-盐皮质激素受体复合物的形成，使醛固酮的生物学效应丧失。螺内酯不仅可降低尿白蛋白排出量、减轻肾损害，还可部分阻断了RAAS，从而减轻糖尿病肾病。但其与盐皮质激素受体 MR 蛋白结合不够稳定，且其对盐皮质激素受体的选择性低，可与雄激素、孕激素受体等性激素受体相结合，出现男性乳房发育、乳房疼痛和压痛、勃起障碍、女性月经不调、乳腺增生疼痛等性激素相关不良反应。②依普利酮：是一种非选择性 MRA，与螺内酯不同的是，依普利酮对糖皮质激素受体和孕酮或雄激素结合亲和力低，所以抗雄/雌激素的不良反应较弱。减少了性激素相关不良反应。其提高了对 MR 的选择性，但对 MR 的亲和力只有螺内酯的 1/40，故其可以作为螺内酯的替代药。③非奈利酮：是一种新型口服的非甾体 MRA，具有更高的选择性和亲和力。与螺内酯相比，非奈利酮的非甾体结构导致其与盐皮质激素受体结合具有更高的选择性和亲和力。非奈利酮与盐皮质激素受体结合形成体积庞大的受体-配体复合物，不能激活各种参与促纤维化和促炎途径的辅助因子，与甾体 MRA 相比，表现出更强的抗纤维化和抗炎作用。传统的 MRA 在肾组织中集中分布，而非奈利酮均匀分布于心脏和肾实质，因此高钾血症发生率较低。

（3）胰高血糖素样肽 1 受体激动剂（GLP-1RA）　GLP-1RA（如利拉鲁肽、司美格鲁肽等）原本用于治疗 2 型糖尿病，但近期的研究表明 GLP-1RA 在肾脏保护、心血管保护和血糖控制方面具有卓越的表现。对于合并肾病的 T2DM 患者而言，它无疑是一种极具潜力的治疗药物。GLP-1RA 通过抑制晚期糖基化终产物（RAGE）诱导的炎症反应来改善糖尿病肾病。利拉鲁肽、度拉糖肽和司美格鲁肽等 GLP-1RA 药物的应用，能够在有效控制血糖的同时，对肾脏和心血管系统起到保护作用，从多方面改善患者的预后。与安慰剂相比，司美格鲁肽可降低主要肾脏疾病事件和心血管疾病死亡风险。

（4）多支柱治疗方法的采纳　新疗法的出现促进了多支柱治疗方法的发展，这种方法结合了 RASi、SGLT2i、NS-MRA 以及可能的 GLP-1RA，以全面针对DKD 的多种病理生理机制。这种综合性治疗方法旨在最大限度地减缓 DKD 的进展，并改善患者的心血管和肾脏结局。

（5）个体化治疗策略　新疗法的出现使得医生能够根据患者的具体情况和反应来调整治疗方案，实现个体化治疗。例如，对于使用 RAS 阻滞剂和 SGLT2i 后仍存在白蛋白尿的患者，可以考虑添加 NS-MRA 来进一步降低风险。

参考文献

[1] Zhai Y，Cao X，Liu S，et al. The diagnostic value of lipoprotein-associated phospholipase A2 in early diabetic nephropathy. Ann Med，2023，55（2）：2230446.

[2] 中华医学会糖尿病学分会. 国家基层糖尿病肾脏并防治技术指南. 中华内科杂志，2023，62（12）：1394-1405.

[3] 中华医学会肾脏病学分会专家组，糖尿病肾脏疾病临床诊疗中国指南. 中华肾脏病杂志，2021，37（3）：255-304.

[4] 中华医学会全科医学分会. 中国糖尿病肾脏病基层管理指南. 中华全科医师杂志，2023，22（2）：146-157.

[5] Kidney Disease：Improving Global Outcomes Diabetes Work G. KDIGO 2020 Clinical Practice Guideline for Diabetes Management in Chronic Kidney Disease. Kidney Int，2020，98（4S）：S1-S115.

[6] Oxlund C S，Henriksen J E，Tarnow L，et al. Low dose spironolactone reduces blood pressure in patients with resistant hypertension and type 2 diabetes mellitus：a double blind randomized clinical trial. J Hypertens，2013，31（10）：2094-102.

[7] ElSayed N A，Aleppo G，Aroda V R，et al. 11. Chronic Kidney Disease and Risk Management：Standards of Care in Diabetes-2023. Diabetes Care，2023，46（Suppl 1）：S191-S202.

[8] Kidney Disease：Improving Global Outcomes Diabetes Work G. KDIGO 2022 Clinical Practice Guideline for Diabetes Management in Chronic Kidney Disease. Kidney Int，2022，102（5S）：S1-S127.

[9] Kidney Disease：Improving Global Outcomes Blood Pressure Work G. KDIGO 2021 Clinical Practice Guideline for the Management of Blood Pressure in Chronic Kidney Disease. Kidney Int，2021，99（3S）：S1-S87.

[10] Chung E Y，Ruospo M，Natale P，et al. Aldosterone antagonists in addition to renin angiotensin system antagonists for preventing the progression of chronic kidney disease. Cochrane Database Syst Rev，2020，10（10）：CD007004.

[11] McFarlane S I，Chen S C，Whaley-Connell A T，et al. Prevalence and associations of anemia of CKD：Kidney Early Evaluation Program（KEEP）and National Health and Nutrition Examination Survey（NHANES）1999—2004. Am J Kidney Dis，2008，51（4 Suppl 2）：S46-55.

[12] Tsai S F，Tarng D C. Anemia in patients of diabetic kidney disease. J Chin Med Assoc，2019，82（10）：752-755.

[13] O'Hara D V，Lam C S P，McMurray J J V，et al. Applications of SGLT2 inhibitors beyond glycaemic control. Nat Rev Nephrol，2024，20（8）：513-529.

[14] Velliou M，Polyzogopoulou E，Ventoulis I，et al. Clinical pharmacology of SGLT-2 inhibitors in heart failure. Expert Rev Clin Pharmacol，2023，16（2）：149-160.

[15] 张小月，王伟铭. 盐皮质激素受体拮抗剂在糖尿病肾病治疗中的研究进展. 内科理论与实践，2023，18（3）：206-210.

[16] Sourris K C，Ding Y，Maxwell S S，et al. Glucagon-like peptide-1 receptor signaling modifies the extent of diabetic kidney disease through dampening the receptor for advanced glycation end products-induced inflammation. Kidney Int，2024，105（1）：132-149.

第二节 》狼疮性肾炎

教学查房目的

- 掌握狼疮性肾炎的临床表现。
- 掌握狼疮性肾炎的诊断标准。
- 熟悉狼疮性肾炎的治疗原则。

住院医师汇报病史

- 现病史：患者男性，34岁，主诉因"排泡沫尿6个月余"入院。患者于6个月余前无明显诱因出现排泡沫尿，久置难消，无尿频、尿急、尿痛，无尿量减少，无肉眼血尿，无恶心、呕吐，无发热、畏冷、寒战，无腹痛、腹胀，无关节疼痛，无口腔溃疡，无面部红斑、光过敏，无腹痛、黑粪，无进行性面色苍白、骨痛等不适，就诊于外院，尿常规提示：尿蛋白（＋＋＋），尿潜血（＋＋），予以沙库巴曲缬沙坦（诺欣妥）改善尿蛋白、复方 α-酮酸片（开同）补充必需氨基酸，未见明显疗效。转诊于本院，查：抗 ds-DNA 抗体 239.1IU/mL，抗核抗体谱：ANA 1∶320 阳性，抗 Sm 抗体阳性，抗 SSA 抗体阳性，抗 SSB 抗体阴性，血清免疫球蛋白 IgG 18.86g/L，补体 C4 0.11g/L。补体 C3 0.41g/L，碳酸氢根 17.7mmol/L，血清白蛋白 23.7g/L，尿素 9.16mmol/L，肌酐 168.0μmol/L，钙 1.71mmol/L，钠 136.8mmol/L，肾小球滤过率（CKD-EPI）43.74mL/(min·1.73m^2)，24h尿蛋白定量 3.8g。泌尿系彩超（图 2-2-1）提示双肾体积增大伴实质回声增强（左肾大小约 12.48cm×5.69cm，右肾大小约 12.13cm×6.36cm）。完善肾穿刺活检，肾脏病理提示（图 2-2-2、表 2-2-1）：镜下见 14 个肾小球，其中 3 个肾小球球性硬化，肾小球系膜细胞及基质弥漫球性轻-中度增生，8 个肾小球内皮细胞增生，系膜区和内皮下见嗜复红蛋白沉积，3 个肾小球系膜区可见细胞核碎裂，8 个肾小球可见透明血栓、白金耳样改变，肾小管上皮细胞颗粒、空泡变性，管腔内见蛋白管型和上皮细胞管型，5％肾小管萎缩，5％间质纤维化，间质 5％淋巴、单核细胞浸润，小动脉未见明显病变，结合免疫荧光，考虑狼疮性肾炎［Ⅳ-G(A)型］。活动性指数评分为 8分；慢性指数评分为 3 分。故在 2023 年 10 月 31 日至 11 月 2 日予丙种球蛋白 10g qd、2023 年 11 月 3 日至 11 月 5 日甲泼尼龙 250mg qd 冲击诱导治疗，序贯甲泼尼龙口服 40mg qd 抗炎，并在排除禁忌后，予联合"贝利尤单抗 480mg q4 周"方案免疫治疗，遵医嘱规律服用甲泼尼龙口服并规则减量，联合吗替麦考酚酯抑制免疫、羟氯喹调节免疫治疗，辅予替普瑞酮保胃、碳酸钙补钙等治疗。患者的泡沫尿以及水肿症状较前改善。末次复查指标：尿蛋白（＋＋），潜血（＋），24h尿蛋白定量 1.7g，抗 ds-DNA 抗体 98.1IU/mL，血清免疫球蛋白 IgG 6.24g/L，补体 C4 0.24g/L，补体 C3 0.61g/L，血清白蛋白 35.7g/L，C 反应蛋白阴性。出院后患者规律服药，自诉仍排少许泡沫尿，久置难消。

- 既往史及个人史：既往规律体检，无高血压、糖尿病等慢性病史。

- 体格检查：体温 36.4℃，脉搏 90 次/分，呼吸 17 次/分，血压 135/78mmHg。神志清楚，心律齐，各瓣膜听诊区未闻及杂音；双肺呼吸音清，双肺未闻及干湿啰音；腹软，全腹无压痛、反跳痛，肝脾肋下未及，肝区肾区无叩击痛，双下肢无水肿。

- 初步诊断：系统性红斑狼疮、狼疮性肾炎Ⅳ型。

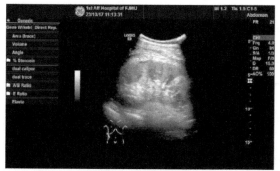

图 2-2-1　泌尿系彩超

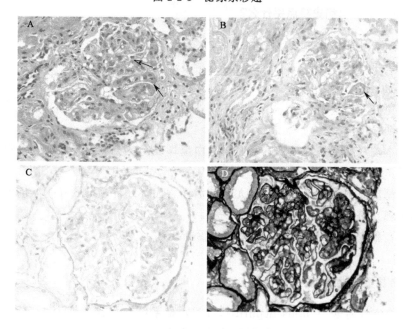

图 2-2-2　肾穿刺活检病理

（A）HE 染色下肾小球可见透明血栓（空心黑边箭头）、白金耳样（黑箭头）改变；（B）Masson 染色下肾小球内皮下见大量嗜复红蛋白沉积形成白金耳样改变；（C）PAS 染色下肾小球系膜细胞及基质呈弥漫球性中-重度增生；（D）PASM 染色内皮下见嗜复红蛋白沉积，基底膜增厚呈铁丝环样改变

表 2-2-1　该患者狼疮性肾炎的活动性及慢性指数评分　　　单位：分

活动性指数		慢性指数	
肾小球病变			
1. 毛细血管内细胞增多	3	1. 肾小球节段和(或)球性硬化	1
2. 纤维素样坏死	0	2. 纤维性新月体	0
3. 中性粒细胞浸润/核碎裂	1		
4. 细胞/细胞纤维性新月体	0		
5. 透明血栓/白金耳样改变	3		
肾小管-间质性病变			
1. 间质炎症细胞浸润	1	1. 间质纤维化	1
		2. 肾小管萎缩	1
总分	8		3

住培教师提问及教学

提问住培第一年的同学

○ 该病例的初始病史特点是什么？

答：本病例的特点有以下几项：

（1）中年男性，起病亚急性，病史 6 个月。

（2）大量镜下血尿，大量蛋白尿，低血清白蛋白血症和低补体血症。

（3）免疫学指标异常如 ANA、抗 ds-DNA 抗体明显升高，抗 Sm 抗体阴性，C3 和 C4 明显下降。

（4）本院肾穿刺病理见到透明血栓、白金耳改变，免疫荧光提示"满堂亮"表现，提示：狼疮性肾炎[Ⅳ-(A)型]。

（5）糖皮质激素冲击以及贝利尤单抗治疗后症状好转，抗 ds-DNA 抗体水平下降，尿常规：潜血（+），尿蛋白（++）。

因此，狼疮性肾炎［Ⅳ-G(A)型］的诊断明确。

○ 什么是狼疮性肾炎？

答：狼疮性肾炎（lupus nephritis，LN）是系统性红斑狼疮（systemic lupus erythematosus，SLE）最常见且严重的并发症之一，约 50%～70% 的 SLE 患者会出现不同程度的肾脏损害。其发病机制复杂，主要涉及免疫复合物沉积于肾小球基底膜，引发炎症反应及血管损伤，最终导致肾功能受损。狼疮性肾炎不仅影响患者的生活质量，还可能导致终末期肾病，应及时诊断与治疗。

○ **狼疮性肾炎的临床表现有哪些?**

答:狼疮性肾炎的临床表现多样,轻者可仅表现为无症状性蛋白尿或血尿,重者可迅速进展为急进性肾炎综合征,包括少尿、无尿、高血压、水肿、肾功能受损等。患者还常伴有 SLE 的全身表现,如发热、皮疹、关节痛、浆膜炎、血液系统异常及神经系统症状等。肾外症状常作为诊断 LN 的重要线索。

⒡ 提问住培第二年的同学

○ **狼疮性肾炎的诊断标准和临床分型是什么?**

答:(1) SLE 患者有下列任意一项肾受累表现者即可诊断为 LN (图 2-2-3)。①尿蛋白检查满足以下任意一项者:1 周内 3 次尿蛋白定性检查阳性;或尿蛋白定量>150mg;或 1 周内 3 次尿微量白蛋白高于正常值;②离心尿每高倍镜视野(HPF) RBC>5 个;③肾功能异常包括肾小球或肾小管功能异常;④肾活检异常。

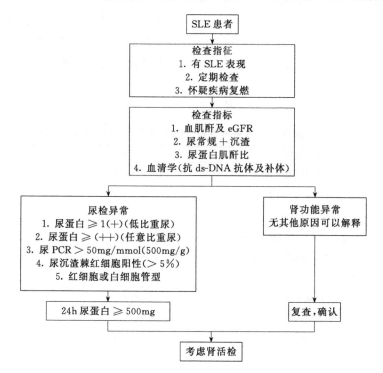

图 2-2-3　LN 诊断流程

[引自:Kidney Disease:Improving Global Outcomes (KDIGO) Lupus Nephritis Work Group. KDIGO 2024 clinical practice guideline for the management of lupus nephritis. Kidney Int,2024,105 (1S):S1-S69.]

(2) LN 的临床分型有 7 种。①孤立性血尿和(或)蛋白尿型。②急性肾炎型。③肾病综合征型。④急进性肾炎型。⑤慢性肾炎型。⑥肾小管间质损害型。⑦亚临床型：SLE 患者无肾损害的临床表现，但存在轻重不一的肾病理损害。

○ **根据肾小球损害程度，狼疮性肾炎的病理分型以及评分是什么？**

答：（1）采用 2018 年国际肾脏病学会 ISN/RPS 狼疮性肾炎分类标准。

① Ⅰ型——轻微系膜性 LN：光镜下肾小球基本正常。免疫荧光和电镜可见系膜区有免疫复合物沉积。

② Ⅱ型——系膜增生性 LN：光镜下肾小球系膜细胞和基质增多，免疫荧光和电镜可见系膜区免疫复合物沉积，可以伴少量上皮下和内皮下沉积。病情最轻、预后最好、少量蛋白尿和血尿，肾功能良好，糖皮质激素反应好。

③ Ⅲ型——局灶性 LN：＜50％的肾小球受累。系膜弥漫增殖的基础上出现局灶和节段性毛细血管内细胞增殖，伴有坏死，少量或中等蛋白尿。

④ Ⅳ型——弥漫节段型（Ⅳ-S）或弥漫性球型（Ⅳ-G）LN：≥50％的肾小球受累。肾小球弥漫性毛细血管内细胞增生（系膜细胞、内皮细胞或循环白细胞），或新月体肾炎。最严重，重度蛋白尿、血尿、管型尿，病变活动可冲击治疗。

⑤ Ⅴ型——膜性 LN：肾小球基底膜弥漫性增厚，可伴有轻度系膜细胞和基质增生，主要表现为肾病综合征；如可合并Ⅲ型或Ⅳ型，应予分别诊断。

⑥ Ⅵ型——晚期硬化型 LN：≥90％的肾小球表现为球性硬化，且不伴残余的活动性病变。

（2）狼疮性肾炎的病理评分 见表 2-2-2。

表 2-2-2 修订版 NIH 狼疮性肾炎的活动性及慢性指数评分标准

活动性指数	分数	计算
毛细血管内细胞增多	0～3 分	
中性粒细胞浸润和（或）核碎裂	0～3 分	无为 0 分
纤维素样坏死	（0～3）分×2	＜25％为 1 分
透明样沉积物[白金耳和（或）透明样微栓塞]	0～3 分	25％～50％为 2 分
细胞性/纤维细胞性新月体	（0～3）分×2	超过 50％为 3 分
间质炎症（间质白细胞）	0～3 分	
慢性化指数	**分数**	**计算**
肾小球硬化（球性＋局灶）	0～3 分	无为 0 分
纤维性新月体	0～3 分	＜25％为 1 分
间质纤维化	0～3 分	25％～50％为 2 分
肾小管萎缩	0～3 分	超过 50％为 3 分

不包括在活动性或慢性指数评分中的其他组织学表现
足细胞融合（足细胞病）
塌陷型狼疮性肾炎
血管病变（动脉硬化、非炎症血管免疫复合物沉积、血栓性微血管病、非炎症坏死性血管炎、真性肾脏血管炎）

○ 狼疮性肾炎的血管损伤病理表现是什么？

答：系统性红斑狼疮（SLE）血管损伤会影响多个动脉和静脉区域，导致内皮依赖性血管舒张减少，内皮完整性丧失，血栓形成和动脉粥样硬化的风险增加。尽管临床管理有所改善，但心血管疾病仍然是 SLE 患者死亡的主要原因。SLE 患者普遍存在血管功能障碍，其血管损伤病理主要表现为：

（1）狼疮性血管病变　表现为免疫复合物（玻璃样血栓、透明血栓）沉积在微动脉腔内或叶间动脉，也称为非炎症坏死性血管病。

（2）血栓性微血管病　与狼疮性血管病变在病理及临床表现上相似，其鉴别要点为存在纤维素样血栓。

（3）坏死性血管炎　动脉壁有炎症细胞浸润，常伴有纤维素样坏死。

（4）微动脉纤维化　微动脉内膜呈纤维样增厚，不伴坏死、增殖或血栓形成。

○ 狼疮性肾炎使用糖皮质激素的原则是什么？

答：在活动性 LN 的初始治疗中，当肾脏和肾外疾病表现均出现满意改善时，可考虑在短期甲泼尼龙脉冲后使用减量糖皮质激素治疗方案（表 2-2-3）。

表 2-2-3　糖皮质激素给药方案（病情改善满意者可考虑减量方案）

	大剂量方案	中剂量方案	小剂量方案
甲泼尼龙静脉冲击	无或作为初始治疗，每天 0.25～0.5g，最多 3 天	0.25～0.5g/d，最多 3 天，常作为初始治疗	0.25～0.5g/d，最多 3 天，通常为初始治疗
口服泼尼松当量			
第 0～2 周	0.8～1.0mg/(kg・d)（最大 80mg）	0.7～0.8mg/(kg・d)（最大 50mg）	0.5～0.6mg/(kg・d)（最大 40mg）
第 3～4 周	0.6～0.7mg/(kg・d)	0.5～0.6mg/(kg・d)	0.3～0.4mg/(kg・d)
第 5～6 周	30mg/d	20mg/d	15mg/d
第 7～8 周	25mg/d	15mg/d	10mg/d
第 9～10 周	20mg/d	12.5mg/d	7.5mg/d
第 11～12 周	15mg/d	10mg/d	5mg/d
第 13～14 周	12.5mg/d	7.5mg/d	2.5mg/d
第 15～16 周	10mg/d	7.5mg/d	2.5mg/d
第 17～18 周	7.5mg/d	5mg/d	2.5mg/d
第 19～20 周	7.5mg/d	5mg/d	2.5mg/d
第 21～24 周	5mg/d	<5mg/d	2.5mg/d
周数>25 周	<5mg/d	<5mg/d	<2.5mg/d

[引自：Kidney Disease：Improving Global Outcomes（KDIGO）Lupus Nephritis Work Group. KDIGO 2024 clinical practice guideline for the management of lupus nephritis. Kidney Int，2024，105（1S）：S1-S69.]

📱 **提问住培第三年的同学**

○ 狼疮性肾炎患者的一般治疗包括什么？

答：（1）羟氯喹　2024 年 KDIGO 指南建议系统性红斑狼疮患者，包括 LN 患者，如无禁忌证，可使用羟氯喹或等效的抗疟药物治疗。羟氯喹的推荐起始剂量约为 5mg/（kg·d）［氯喹为 2.3mg/（kg·d）］。对于 eGFR＜30mL/（min·1.73m^2）的患者，羟氯喹的剂量应减少 25％以上（需要警惕高累积剂量可能具有心脏毒性）。

（2）心血管风险　生活方式的改变：戒烟、优化体重、锻炼、血脂异常管理、孕期使用低剂量阿司匹林、控制血压等。

（3）蛋白尿和 CKD 进展　避免高钠饮食；优化血压；无 AKI 患者中使用肾保护药物（如 RAAS 阻滞剂、SGLT2i 等）；避免肾毒性损害；预防 AKI。

（4）感染风险　评估带状疱疹和结核病史；筛查乙肝、丙肝及 HIV，乙肝疫苗接种；预防性使用抗肺孢子菌药物，例如复方磺胺甲噁唑（SMZ），对于不宜使用 SMZ 的患者，可选择喷他脒吸入，二线替代药物包括氨苯砜和阿托伐醌；接种流感和肺炎链球菌疫苗；考虑个体化使用重组带状疱疹疫苗；考虑个体化评估其他病原体感染风险。

（5）骨损害　测量骨密度和评估骨折风险；补充钙和维生素 D；必要时使用双膦酸盐。

（6）紫外线暴露　使用广谱防晒霜；减少紫外线暴露。

（7）卵巢功能早衰　促性腺激素释放激素激动剂（如亮丙瑞林）；精子/卵子冷冻保存。

（8）非计划妊娠　个体化避孕方式评估及咨询（偏好、血栓风险、年龄）。

（9）癌症　个体化评估癌症高危因素；根据年龄进行癌症筛查；尽量减少环磷酰胺终生累积量（＜36g）。

○ 针对不同类型的狼疮性肾病患者的治疗方法有哪些？

答：根据 2024 年 KDIGO 指南，针对不同类型患者可概括为以下三类治疗：

（1）Ⅰ型或Ⅱ型 LN 的免疫抑制治疗　除非肾外表现需要，否则不需要特殊的免疫抑制治疗；伴有肾病综合征的Ⅰ型或Ⅱ型 LN 患者应评估是否有狼疮足细胞病。初始治疗应按微小病变（MCD）治疗，维持治疗考虑低剂量糖皮质激素（GC）联合其他免疫抑制剂，如：霉酚酸类似物（MPAA）、硫唑嘌呤（AZA）或钙调磷酸酶抑制剂（CNIs）。

（2）Ⅲ型或Ⅳ型 LN　活动性Ⅲ/Ⅳ型（伴或不伴Ⅴ型）LN 的诱导治疗，推荐激素联合治疗以下四种方案之一。①MPAA：不孕症高危人群的首选。用法：吗替麦考酚酯（MMF）口服 1～1.5g bid，或麦考酚钠（MPA）口服 0.72～1.08g bid。疗程至少 6 个月。②低剂量环磷酰胺（CTX）：口服依从性差者，可使用静脉方案。用法：iv 500mg，q2 周×6 次；或每个月口服 0.5～1g/m²×6 个月；或每天口服 1～1.5mg/kg×3 个月。③贝利尤单抗＋MPAA/低剂量 CTX：反复复发或肾衰竭高危人群（严重 CKD 者）可能更为适用。用法：贝利尤单抗 iv 10mg/kg，q2 周×3 次，然后每 4 周一次，疗程最长达 2.5 年。联合 MPAA 或 CTX（iv 500mg，q2 周×6 次）。④CNIs＋MPAA：适用于肾功能保留及足细胞病导致的肾病范围蛋白尿者，同时也适用于不能耐受标准剂量 MPAA 或不宜使用 CTX 者。他克莫司［谷浓度约为 5.5ng/mL（6.8nmol/L），主要数据来自中国患者］＋低剂量 MPAA（Scr＜265μmol/L）。在无他克莫司时可考虑使用环孢素。CNIs 疗程最长可达 3 年。

随后进行维持缓解。①糖皮质激素：应逐渐减至最低剂量，除非需要治疗 SLE 肾外症状。肾脏完全应答 12 个月后可以考虑停用。②免疫抑制剂：首选 MPAA，次选 AZA。不能使用 MPAA 或 AZA 者考虑选用 CNIs、咪唑立宾或来氟米特。三联免疫抑制治疗诱导治疗（含贝利尤单抗或 CNIs）的患者可以继续作为维持治疗。③治疗时间：诱导及维持治疗总时间应≥36 个月。

（3）Ⅴ型 LN 的患者治疗　①一般治疗：羟氯喹、RASi、控制血压、预防及治疗并发症等。②肾病范围蛋白尿：糖皮质激素联合免疫抑制剂。最佳糖皮质激素方案未知，可选择中等或减量方案。免疫抑制剂首选 MMF，如果无效可给予不超过半年的 CTX，如 CTX 累积剂量已经较大或担心毒副作用，也可选择 CNIs 或利妥昔单抗（RTX）。贝利尤单抗证据不足。③非肾病范围但大于 1g 蛋白尿：个体化决策是否需要免疫干预。

○ **如何评价狼疮性肾病患者的治疗效果？**

答：临床试验常用的狼疮性肾病患者治疗反应评估标准见表 2-2-4。

表 2-2-4　治疗反应评估标准

标准	定义
完全反应	治疗 6～12 个月内（但可能超过 12 个月） 24h 尿 PCR＜0.5g/g(50mg/mmol) 肾功能稳定或改善(基线＋10%～15%)
主要有效肾脏反应	PCR≤0.7g/g(70mg/mmol)，eGFR 未低于发病前的 20% 或 ≥60mL/(min·1.73m²)；未因治疗失败使用挽救治疗
部分反应	治疗 6～12 个月内，蛋白尿下降 50% 以上，且 24h 尿 PCR＜3g/g(300mg/mmol) 肾功能稳定或改善(基线＋10%～15%)
无肾脏反应	治疗 6～12 个月内未达到部分或完全反应

○ **在狼疮性肾炎的治疗中如何使用贝利尤单抗？其预后的相关因素分析有哪些？**

答：（1）贝利尤单抗是针对可溶性人 B 淋巴细胞刺激因子蛋白（BLyS，也称为 BAFF 或 TNFSF13B）的特异性人 IgG1λ 单克隆抗体，可阻断可溶性 BLyS（一种 B 淋巴细胞刺激因子）与其在 B 细胞上的受体结合并发挥作用。①以下情况慎用：a. 重度活动性中枢神经系统狼疮；b. HIV；c. 乙型肝炎或丙型肝炎感染；d. 低丙种球蛋白血症（IgG＜400mg/dL）或 IgA 缺乏（IgA＜10mg/dL）；e. 重要器官移植或造血干细胞/骨髓移植或肾移植史。②贝利尤单抗的常见不良反应：上呼吸道感染、尿路感染、带状疱疹、白细胞减少、超敏反应、抑郁、头痛、失眠、腹泻、恶心等。在贝利尤单抗输液前给予预防性用药，包括抗组胺药，联合或不联合解热镇痛药。

（2）来自 ALMS 试验的事后分析表明，治疗 8 周后，补体水平正常化和蛋白尿减少 25% 以上，可以预测有利的肾脏结局。对于持续改善的患者，完全反应可能需要 18～24 个月。蛋白尿和肾功能并不能完全反映病理，需行肾活检辅助决策。

拓展学习

- 系统性红斑狼疮（SLE）是一种慢性系统性自身免疫性疾病，全身多器官组织受累，包括心、脑、肺、皮肤、关节、肾脏等。其中肾脏损害最常见。由于各种致病因素的存在，使得机体免疫微环境异常，免疫耐受性被破坏，随后产生致病性自身抗体，与相应抗原结合，在原位或者循环中形成免疫复合物沉积于肾脏，激活肾内炎症，引起肾小球损伤，导致狼疮性肾炎（LN）的发生，其中 Toll 样受体（toll-like receptors，TLRs）的异常激活可能导致过度的炎症反应，在自身免疫性疾病中可能起到关键作用。TLR7 和 TLR9 作为细胞内受体，与 SLE 的关系最密切；肾脏内的巨噬细胞和树突状细胞中的 TLRs 也可被免疫复合物激活，通过产生大量细胞因子和 I 型 IFN 直接参与肾内炎症。

- 过去几十年以来，LN 患者的预后已经得到显著改善：20 世纪 60 年代报告的 5 年生存率只有 70%，而近年报告的 10 年生存率超过 90%。我国 LN 的 10 年肾脏存活率为 81%～98%，但狼疮肾炎复发率仍较高（33%～40%）。导致肾脏慢性损伤甚至进展至终末期肾病，也是导致 SLE 患者死亡的重要原因。治疗相关的合并症如感染、糖尿病、股骨头坏死和卵巢功能衰竭等，亦是导致 SLE 患者生活质量下降的重要原因。

- 复发风险。LN 复发很常见，且是肾脏长期存活不良的重要预测因素。据报道，LN 复发率为 10%～50%，并且随着时间的推移会发生复发。未能实现完全缓解的患者会增加随访复发的风险。达到完全缓解或部分缓解的患者的复发率分别为 39% 和 64%，完全缓解后的复发时间为 36 个月，而部分缓解后的复发时间为 18 个月。其中发病年龄轻、未使用抗疟药、持续狼疮活动和血清学活动（抗 ds-DNA 抗体阳性、低补体血症和抗 Clq 抗体阳性）、肾脏活动性指数评分高、单用激素维持、停药过早、患者依从性差等是 LN 复发的高危因素。

- LN 与妊娠。与健康人相比，系统性红斑狼疮患者妊娠会增加母体并发症和影响胎儿发育，而且当系统性红斑狼疮处于活动期时风险更高。育龄患者应尽早接受避孕和妊娠方面的咨询：①活动性 LN、使用潜在致畸药物以及 LN 停止活动后6 个月内应避免怀孕。考虑到血栓栓塞的风险，有抗磷脂抗体阳性或血栓病史的患者应避免使用含雌激素的避孕药。使用环磷酰胺治疗的患者，尤其是累积暴露量较高的患者，应考虑使用促性腺激素释放激素（GnRH）激动剂保护生育力，或冷冻精子和卵母细胞。②孕期应继续服用羟氯喹，并在妊娠 16 周之前开始低剂量阿司匹林治疗（≤100mg/d，可在受孕或确认妊娠后开始使用），以减少并发症。③孕期安全用药：糖皮质激素、羟氯喹、硫唑嘌呤、他克莫司和环孢素，一般比较安全。虽然贝利尤单抗的相关数据正在积累，但目前不作推荐。孕期活动性 LN 可使用糖皮质激素加硫唑嘌呤和（或）CNIs 治疗。④系统性红斑狼疮患者常用的一些药物在孕期是禁用的，如吗替麦考酚酯（MMF）、环磷酰胺和华法林等。⑤哺乳期安全用药：羟氯喹、他克莫司、低剂量硫唑嘌呤和糖皮质激素，在哺乳期一般也比较安全。MPAA 在哺乳期禁用。

• 狼疮性肾炎合并血栓性微血管病变 LN 和血栓性微血管病（TMA）患者应根据 TMA 的基本病因进行管理。ADAMTS13 是一种金属蛋白酶，主要在肝星状细胞中表达，能够特异性切割具有促血栓作用的大分子血管性血友病因子（VWF）多聚体。ADAMTS13 缺乏可导致超大分子 VWF 多聚体（UL-VWFM）持续存在于血管内，诱导血小板聚集，引发血栓性血小板减少性紫癜（TTP）。检测 ADAMTS13 活性及抗 ADAMTS13 抗体、抗磷脂抗体，根据 PLASMIC 评分进行 TTP 风险分层。①如果是中-高风险（＞5 分）在等待检测结果期间就要开始血浆置换和糖皮质激素治疗。②如果 ADAMTS13 活性＜10%，考虑 SLE 相关性 TTP，使用血浆置换＋糖皮质激素＋RTX 联合或不联合卡帕珠单抗（caplacizumab）治疗。③如果 ADAMTS13 活性正常，抗磷脂抗体阴性，则需评估血栓性微血管的病因，原发或继发的补体介导的 TMA 考虑使用依库珠单抗（eculizumab）治疗。④如果 ADAMTS13 活性正常，抗磷脂抗体阳性，考虑 APS 肾病，使用抗凝联合或不联合血浆置换治疗。

• 新的生物和非生物疗法正在开发中，并可能为活动性 LN 的治疗提供未来的选择。利妥昔单抗可适用于持续疾病活动或对最初标准治疗反应不充分的患者。B细胞靶向治疗（利妥昔单抗、奥托珠单抗）、共刺激分子调节剂（阿巴西普）或抗白细胞介素 6 单克隆抗体联合糖皮质激素和 MMF 或环磷酰胺的标准初始治疗方案时，Ⅱ期和Ⅲ期临床试验的结果并未显示出疗效的优越性。然而，病例系列研究显示，对标准治疗反应欠佳的患者接受利妥昔单抗治疗时疗效良好。阿尼鲁单抗（Saphnelo）是一种与Ⅰ型干扰素受体单元 1 结合的人单克隆抗体，最近已被 FDA批准用于治疗肾外 SLE。在一项Ⅱ期临床试验中，将 147 名患者随机分配至基础治疗组（阿尼鲁单抗 300mg）、强化治疗组（阿尼鲁单抗 900mg）或安慰剂组（都是联合 MPAA 标准治疗方案）。与安慰剂组相比，阿尼鲁单抗具有较高的肾脏缓解率相关（45.5% vs 31.1%）。

- 狼疮性肾炎作为 SLE 的重要并发症，其诊疗需综合考虑疾病活动度、肾功能状况及患者全身情况。随着对 LN 发病机制认识的深入及新型治疗药物的研发，个体化、精准化治疗已成为可能。未来，通过优化治疗方案、加强患者管理，有望进一步改善 LN 患者的预后，提高其生活质量。同时，跨学科合作与临床研究也将推动 LN 诊治水平的不断提升。

- 细胞疗法和基因疗法作为前沿的生物医学技术，也在 LN 的治疗研究中展现出巨大潜力。例如，间充质干细胞（MSCs）因其免疫调节、组织修复等功能，在 LN 的治疗中显示出良好的应用前景。此外，通过基因编辑技术（如 CRISPR-Cas9）修正导致 LN 的基因突变，也是未来值得探索的方向。

参考文献

［1］ Kidney Disease：Improving Global Outcomes (KDIGO) Lupus Nephritis Work Group. KDIGO 2024 Clinical Practice Guideline for the management of LUPUS NEPHRITIS. Kidney Int，2024，105（1S）：S1-S69.

［2］ Rovin BH，Martinez A，Analia A，et al. A Phase 2 randomized controlled study of obinutuzumab with mycophenolate and corticosteroids in proliferative lupus nephritis［Abstract FR-OR136.］．J Am Soc Nephrol，2019（30）：B2.

［3］ Ramos-Casals M，Soto MJ，Cuadrado MJ，et al. Rituximab in systemic lupus erythematosus：A systematic review of off-label use in 188 cases. Lupus，2009，18：767-776.

［4］ Bendapudi，Pavan K，et al. Derivation and external validation of the PLASMIC score for rapid assessment of adults with thrombotic microangiopathies：a cohort study. Lancet Haematol，2017，4（4）：e157-e164.

［5］ Bendapudi PK，Hurwitz S，Fry A，et al. Derivation and external validation of the PLASMIC score for rapid assessment of adults with thrombotic microangiopathies：a cohort study. Lancet Haematol，2017，4（4）：e157-e164.

［6］ Eudy AM，Siega-Riz AM，Engel SM，et al. Effect of pregnancy on disease flares in patients with systemic lupus erythematosus. Ann Rheum Dis，2018，77（6）：855-860.

［7］ Yap DY，Chan TM. Lupus Nephritis in Asia：Clinical Features and Management. Kidney Dis（Basel），2015，1（2）：100-109.

［8］ Franklyn K，Lau CS，Navarra SV，et al. Definition and initial validation of a Lupus Low Disease Activity State (LLDAS)．Ann Rheum Dis，2016，75（9）：1615-1621.

［9］ Bajema IM，Wilhelmus S，Alpers CE，et al. Revision of the International Society of Nephrology/Renal Pathology Society classification for lupus nephritis：clarification of definitions，and modified National Institutes of Health activity and chronicity indices［J］．Kidney Int，2018，93（4）：789-796.

［10］ Lin Z，Wang W，Jiang B，et al. Impact of systemic lupus erythematosus on cardiovascular morphologic and functional phenotypes：a Mendelian randomization analysis. Front Cardiovasc Med，2024，3（11）：1454645.

［11］ Lin Z，Jiang B，Wang W，et al. Clinical outcomes in lupus nephritis patients treated with belimumab in real-life setting：a retrospective comparative study in China. Peer J. 2024，12：e18028.

第三节 > 高血压肾损害

 教学查房目的

- 掌握高血压肾损害的临床表现。
- 掌握高血压肾损害的诊断标准。
- 熟悉高血压肾损害的治疗原则。

住院医师汇报病史

- 现病史：患者男性，32 岁，主诉因"排泡沫尿 6 个月余，血压高伴恶心呕吐 5 天"入院。患者入院前 6 个月余无明显诱因出现排泡沫尿，久置难消，尿量不详，无水肿，无明显腰酸、腰痛，无尿频、尿急、尿痛，无肉眼血尿、无发热、关节疼痛、口腔溃疡、脱发，无恶心、呕吐，无头痛、头晕，未重视，未诊治。5 天前因"感冒"后发现尿中泡沫增多，伴恶心、呕吐胃内容物，无呕血，偶有胸闷，感乏力，无发热，无头痛、视物模糊，无胸痛、呼吸困难，无气喘，就诊外院测量血压最高达 220/110mmHg，查"NT-proBNP 6860ng/L，生化：肌酐 504μmol/L、尿素 20mmol/L，尿蛋白（＋＋）、尿微白蛋白/尿肌酐 952.99mg/g"，诊断为慢性肾脏病 5 期、高血压病 3 级（极高危）等，治疗上予硝苯地平、氨氯地平、尼群地平、多沙唑嗪等降压、伊伐布雷定和比索洛尔控制心率、抗血小板、降脂等处理，血压降至 140～160/95～110mmHg，仍感恶心乏力、间断呕吐胃内容物，排泡沫尿，无尿少、水肿，无胸闷、气喘等不适。今为进一步诊治就诊本院，门诊拟以"肾功能不全、高血压"收入住院，发病以来，精神、睡眠可，食欲、食量正常，大便正常，小便如上述，体重 3 个月减轻 10～15kg。
- 既往史：2 年前偶有测血压 150/90mmHg，无头晕、头痛等不适，未进一步诊疗。否认糖尿病、乙肝等慢性病史。
- 个人史：吸烟史 10 余年，半包/日，近几日已戒烟。无饮酒史。
- 婚育史、家族史：未婚未育，父亲有高血压病史，否认其他家族及遗传病史。
- 体格检查：T 36.5℃，P 76 次/分，R 20 次/分，BP 140/92mmHg。神志清楚，面色稍苍白，眼睑、口唇稍苍白，双侧扁桃体未见肿大，无胸骨压痛，双肺呼吸音粗，右肺有闻及少量湿啰音，无干啰音；心律齐，心脏相对浊音界稍扩大，各瓣膜区未闻及异常杂音，腹软，无压痛、反跳痛及肌紧张，麦氏点无压痛，墨菲征阴性，移动性浊音阴性，肝肾区无叩击痛，未闻及血管杂音，四肢肌力及肌张力正常，双下肢无水肿，病理征未引出。

- 入院后予完善相关检查：

血常规：白细胞计数 5.74×10^9/L，血红蛋白量 85g/L，血小板计数 294×10^9/L。

B 型钠尿肽的测定结果为 344ng/mL。

常规生化全套：白蛋白 32.8g/L，尿素 14.13mmol/L，肌酐 439.0μmol/L，尿酸 555.6μmol/L，总胆固醇 5.65mmol/L，甘油三酯 2.92mmol/L，肾小球滤过率（EPI公式）14.28mL/(min·1.73m²)，无机磷酸盐 1.41mmol/L，碳酸氢根 17.1mmol/L。

甲状旁腺素（PTH）31.900pmol/L。

24h 尿蛋白 1.42g/24h。

C3、C4、IgA、IgM、IgG4 均正常。抗核抗体谱（ANA谱）、抗 ds-DNA 抗体、ANA、抗 GBM 抗体、抗 PLA2R 抗体：均阴性。血清免疫固定电泳＋血清蛋白电泳：IgG、IgA、IgM、κ、λ 未见异常浓聚带。

常规心电图检查：左心室高电压；ST-T 改变；Q-T 间期延长；异常 Q 波。

动态血压监测（24h）：①全天平均血压为 179/110mmHg；白昼平均血压为 170/102mmHg；夜间平均血压为 193/122mmHg。②昼夜血压变化曲线呈反构型。③提示：血压增高。

动态心电图＋心率变异性分析：①窦性心律（波动于 71～93 次/分，平均 81 次/分）。②偶发房性期前收缩。③部分导联 ST 段抬高。④Ⅰ、aVL、Ⅱ、Ⅲ、aVF、V_5 V_6 导联 ST 段压低和 T 波倒置或双向或低平（全天均是）。⑤24h 心率变异分析提示：心率变异减小。

心脏彩色多普勒超声：①左心房扩大；②左心室壁肥厚，左心室舒张功能减退，LVEF 值正常范围；③右心房增大，右心室壁运动未见明显异常；④二尖瓣及主动脉瓣轻度反流；⑤升主动脉增宽；⑥肺动脉干增宽；⑦少量心包积液。

泌尿系彩超：双肾实质弥漫性病变［左肾大小约 11.15cm×5.10cm，右肾大小约 10.40cm×5.75cm；皮质厚度分别为 1.15cm（右）、1.41cm（左）］；右肾结石；前列腺增大伴结石。

排除禁忌后行肾穿刺活检病理（图 2-3-1）：光镜下见 17 个肾小球，其中 3 个肾小球球性硬化，1 个肾小球囊周纤维化伴节段性硬化，并见 8 个肾小球基底膜皱缩伴肾小囊腔增宽，2 个肾小球肥大，肾小管上皮细胞颗粒、空泡变性，管腔内见蛋白管型，50% 肾小管萎缩，50% 间质纤维化，间质 40% 淋巴、单核细胞浸润，小动脉管壁增厚伴玻璃样变性及洋葱皮样改变。IHC：CD20（局灶＋）、CD3（局灶＋）、CD4（个别＋）、CD21（－）、CD68（－）、CD163（少量＋）。异位淋巴样组织：G3。刚果红（－）。免疫荧光：IgG、IgM、IgA、C3、C1q、Fib、HBsAg、HBcAg、PLA2R、IgG1、IgG2、IgG3、IgG4 均阴性。结合临床病史，考虑高血压肾损害。

- 目前诊断：高血压3级（很高危）、高血压肾损害可能、慢性肾功能不全急性加

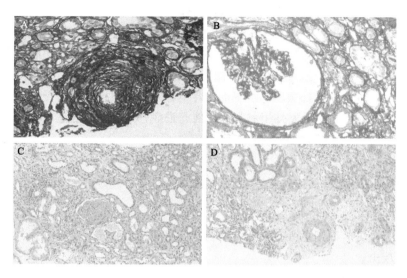

图 2-3-1　肾穿刺活检病理

（A）小动脉管壁呈洋葱皮样增厚，管腔狭窄，PASM 染色；（B）肾小球基底膜缺血性皱缩，毛细血管腔塌陷，肾小囊腔增宽，PASM 染色；（C）肾小管上皮细胞颗粒、空泡变性，管腔内可见蛋白管型、间质炎症细胞浸润，HE 染色；（D）肾小球硬化，肾小管萎缩，间质纤维化，小动脉壁增厚，Masson 染色

重、肾性贫血、代谢性酸中毒、继发性甲状旁腺功能亢进、高血压心脏病（左心室壁肥厚、左心室舒张功能减退）、心功能不全。

住培教师提问及教学

🔲 提问住培第一年的同学

○ 该病例的初始病史特点是什么？诊断是什么？

答：（1）本病例特点如下：

① 青年男性，既往偶有血压升高，有高血压家族史。

② 慢性病程，反复泡沫尿 6 个月余，近期因 "感冒" 后出现泡沫尿急性加重，伴有恶心、呕吐，监测血压急剧升高，体重下降明显。

③ 查体 BP 140/92mmHg，贫血貌，双肺呼吸音粗，右肺有闻及少量湿啰音，心脏相对浊音界稍扩大，双下肢无水肿。

④ 辅助检查提示中度贫血，肾功能异常（尿素 14.13mmol/L，肌酐 439.0μmol/L）、高尿酸血症，血碳酸氢根低、PTH 升高和尿蛋白（＋＋），24h 尿蛋白 1.42g，以及肾脏超声示双肾实质弥漫性病变，心脏彩超示高血压心脏病改变，24h 动态心电图示全天平均血压 179/110mmHg，肾穿刺活检组织病理示：小动脉管壁增厚伴玻璃样变性及洋葱皮样改变，肾小球呈缺血性挛缩改变，肾小管间

质慢性化改变（50％）且免疫荧光显示均阴性。

（2）根据家族史、24h 动态血压和病史以及心彩超改变，诊断高血压 3 级（很高危）；高血压心脏病（左心室壁肥厚，左心室舒张功能减退）；心功能不全。

根据泡沫尿病史、尿常规和 24h 尿蛋白定量、肾功能和酸中毒、PTH 改变，以及肾脏超声改变和肾脏病理提示中重度肾小管间质的损害，诊断慢性肾功能不全急性加重；肾性贫血；继发性甲状旁腺功能亢进症；结合肾脏病理（小动脉管壁增厚和小球病变），考虑高血压肾损害。

○ **对于高血压患者，问诊要点包括哪些？**

答：高血压患者的问诊要点包括以下方面：

（1）**家族史** 询问患者有无高血压病、糖尿病、血脂异常、冠心病、脑卒中或肾病的家族史。

（2）**病程** 患高血压的时间，血压最高水平，是否接受过降压治疗及其方案、疗效与不良反应，血压控制情况，是否规则服药和调整。

（3）**症状及既往史** 有无头晕、头痛、晕厥、恶心、呕吐、视野缺损、胸背痛、胸闷、心悸、气喘、呼吸困难、排泡沫尿、少尿及体重改变等；既往有无冠心病、心力衰竭、脑血管病、外周血管病、糖尿病、痛风、血脂异常、支气管哮喘、睡眠呼吸暂停综合征、肾脏疾病等病史及治疗情况。

（4）**有无提示继发性高血压病的证据** 如肾炎史或贫血史，提示肾实质性高血压；有无肌无力、发作性软瘫等低钾血症的表现，提示原发性醛固酮增多症；有无阵发性头痛、心悸、多汗，提示嗜铬细胞瘤。

（5）**生活方式** 膳食中脂肪、盐摄入量，吸烟、饮酒情况，体力活动量变化情况及日常运动量等。

（6）**药物引起高血压病** 是否服用使血压升高的药物，例如口服类固醇激素、非甾体抗炎药、促红细胞生成素、环孢素以及中药甘草等药物。

（7）**心理社会因素** 包括家庭情况、工作环境、文化程度及有无精神创伤史。

○ **这位患者的重点查体内容是什么？**

答：重点查体内容包括以下几点：

（1）测量血压和心率，必要时测定立卧位血压和四肢血压，脉搏、呼吸、体温。

（2）测量体重指数（BMI）、腰围及臀围。

（3）评估体液容量情况，如脱水、水肿、颈静脉情况。

（4）中枢神经系统体征，如观察意识状态，有无口角歪斜、流涎、偏瘫等。

（5）全面的心肺检查，如肺部呼吸音听诊，心脏浊音区是否增大，心音是否正常，各瓣膜听诊区有无杂音。

（6）继发性高血压的鉴别，观察有无颈静脉怒张、库欣面容、甲状腺功能亢进性突眼征或下肢水肿；听诊颈动脉、胸主动脉、腹部动脉和股动脉有无杂音；触诊甲状腺；检查腹部有无肾脏增大（提示多囊肾）或肿块，检查四肢动脉搏动；检查视力和眼底。

○ 什么是高血压肾损害？

答：高血压肾损害也称高血压性小动脉性肾硬化（（hypertension arteriolar ne-phrosclerosis），是导致终末期肾病的重要原因。中国肾脏疾病数据网络显示，我国住院慢性肾脏病（CKD）患者中高血压肾损害占比高达 20.78%。高血压性小动脉肾硬化主要是指弓形动脉、小叶间动脉、入球小动脉的硬化。根据其临床表现、病理改变及预后可分为良性高血压肾硬化症和恶性高血压肾硬化症，其中前者较常见。具体如下：

（1）良性高血压肾硬化症　由长期血压增高引起肾内小动脉及细小动脉病变，造成动脉管腔狭窄，继发缺血性肾实质损害，并导致肾小球硬化、肾小管萎缩和肾间质纤维化的一种疾病，也是临床中高血压性肾损害的最主要和最常见类型，临床特征表现为：夜尿增多、低比重尿、轻-中度蛋白尿和轻-中度血尿、肾小球滤过率缓慢渐进性下降，最终可发展为终末期肾病。

（2）恶性高血压肾硬化症　由于恶性高血压病引起肾小动脉弥漫性病变，从而导致肾功能急剧恶化。特征性病理改变为入球小动脉、小叶间动脉和弓形动脉纤维素样坏死，小叶间动脉和弓状动脉的内膜和表层平滑肌细胞增生，呈"洋葱皮"样改变，小动脉腔高度狭窄，甚至闭塞。临床表现除了恶性高血压病的心、脑、眼病变外，患者出现蛋白尿或原有蛋白尿迅速加重、肉眼血尿或镜下血尿，可伴红细胞管型、颗粒管型和少量蛋白管型，肾功能急剧恶化，常于发病数周至数月进入终末期肾病。

📋❓ 提问住培第二年的同学

○ 高血压肾损害的临床表现有哪些？

答：（1）良性高血压肾硬化症多见于 50 岁以上的中老年人，往往在高血压持续 10 年以上才逐渐出现临床症状。肾小管对缺血敏感，故临床首先出现肾小管浓缩功能障碍的表现（夜尿增多、低比重及低渗透压尿）；当肾小球缺血病变发生后，尿检出现异常（轻-中度蛋白尿，少量变形红细胞及颗粒管型）；后期出现肾小球滤过功能受损，此时血清肌酐常在正常范围内，并逐渐进展至终末期肾病，与此同时常伴随出现高血压靶器官损害（眼底病变及左心室肥厚、心力衰竭、脑卒中等）。

（2）恶性高血压肾硬化症多起病急，各年龄段均可发病，但中青年多见，血压常突然显著升高，＞200/120mmHg，常以头痛或视力下降为首发症状，可累及全身多个器官系统。①肾脏表现：不同程度的蛋白尿或原有蛋白尿迅速加重、肉眼血尿或镜下血尿，可伴红细胞管型、颗粒管型和少量蛋白管型，肾功能急剧恶化伴少尿等。②眼底视网膜病变：眼底棉絮状斑点和火焰状出血伴或不伴有视盘水肿。③中枢神经系统：患者常觉头晕、头痛，可出现一过性脑缺血、高血压脑病、脑出血或蛛网膜下腔出血等。④心血管系统：左心室压力过度负荷，可诱发急性左心衰竭或急性心肌梗死。另外 20%～40%恶性高血压患者可有血栓性微血管病（thrombotic microangiopathy，TMA）的表现，即伴有 Coombs 试验阴性的溶血、血小板减少及远端组织缺血等。还可能出现自主神经功能紊乱及胃肠道症状（如腹痛、恶心、厌食）等。

○ **良性高血压肾硬化症的诊断标准是什么？**

答：良性高血压肾硬化症的临床诊断主要基于病史、临床表现及实验室检查而作出。

（1）明确高血压　国内最新指南定义高血压为：在未使用降压药的情况下，非同日 3 次测量诊室血压≥140/90mmHg；或连续 5～7 天测量家庭血压≥135/85mmHg；或 24h 动态血压≥130/80mmHg，白天血压≥135/85mmHg，夜间血压≥120/70mmHg。

（2）肾脏损害特点　在确诊高血压之后的病程中（5～10 年）逐渐出现微量白蛋白尿或轻/中度蛋白尿，或出现肾功能损害等临床表现，即满足尿白蛋白/肌酐＞30mg/g 或者 eGFR＜60mL/(min·1.73m^2) 达 3 个月。

（3）有高血压家族史，或伴有其他靶器官损害，如左心室肥厚、冠状动脉粥样硬化性心脏病（冠心病）、高血压视网膜病变、外周血管疾病等。

（4）排除其他原发、继发肾脏病史或肾穿刺活检病理检查符合高血压引起的肾动脉硬化。

高血压肾损害目前仍是一种排除性诊断，临床需要审慎看待：①经肾活检诊断的高血压肾损害比例远低于临床诊断，但单凭临床诊断会导致较高的误诊率，需要详细追踪患者病史、肾功能、尿常规特点、靶器官受累情况，并结合病理特点进行诊断与鉴别诊断；②在没有明确病史情况下，高血压和肾病的因果关系判定存在很大难度，肾活检则成为诊断的重要手段。

○ **高血压肾损害的病理特征是什么？**

答：高血压肾损害在肾脏病理上可以分为良性小动脉性肾硬化症和恶性小动脉性肾硬化症两种类型，二者的病理特征有一定的区别，具体可见表 2-3-1。

表 2-3-1　良性小动脉性肾硬化症和恶性小动脉性肾硬化症的病理特征

项目	良性小动脉性肾硬化症	恶性小动脉性肾硬化症
光镜	肾小球缺血改变,肾小球毛细血管袢皱褶、增厚,肾小球固缩、硬化,常伴有肾小球球旁器肥大,偶见门部型节段硬化性肾小球。肾小管萎缩、肾间质纤维化、肾弓状动脉及小叶间动脉内膜纤维性增厚,内膜厚度可达中膜 2 倍以上,小动脉透明变性、管壁增厚、管腔狭窄等	肾小球缺血改变,肾小球毛细血管袢皱褶、增厚,肾小球固缩、硬化,常伴有毛细血管袢节段性纤维素样坏死,内皮细胞肿胀,基底膜明显增厚,可见"双轨征"形成。肾小管萎缩、肾间质纤维化、肾弓状动脉、小叶间动脉及入球小动脉内膜肿胀、黏液样变性,也可伴有内膜纤维化,形成"洋葱皮"样改变,有时也可伴有纤维素样坏死或微血栓形成,中膜也常增厚,管壁增厚、管腔狭窄甚至闭锁等,偶伴有小动脉透明变性
免疫荧光	无特异性表现,偶见 IgM、补体 C3、纤维蛋白沉积于硬化肾小球	无特异性表现,偶见 IgM、补体 C3、纤维蛋白沉积于硬化肾小球
电镜	肾小球系膜基质不同程度增多,基底膜皱褶、增厚,足细胞足突不同程度融合,肾小管萎缩,间质淋巴-单核细胞浸润伴胶原纤维增多	肾小球系膜基质不同程度增多,基底膜皱褶增厚,以内疏松层增厚为主,可见纤维样物质沉积,内皮细胞明显肿胀,足细胞足突不同程度融合,肾小管萎缩,间质淋巴-单核细胞浸润伴胶原纤维增多

○ 良性高血压肾硬化症和肾实质性高血压的鉴别要点是什么?

答:(1)良性高血压肾硬化症　常有高血压家族史,无肾炎病史,多见于 40~60 岁,在确诊高血压 5~10 年后,常先出现夜尿增多、尿浓缩功能减退,逐渐出现微量白蛋白尿或轻/中度蛋白尿;肾功能损害进展缓慢,贫血出现相对较晚,高血压眼底改变以小动脉硬化为主;肾脏病理示小动脉病变明显,肾小球为继发性缺血皱缩、硬化。

(2)肾实质性高血压　慢性肾脏病引起的高血压,肾脏病理主要表现各种原发性肾脏病的病理改变,合并或不合并高血压小动脉病变。常无高血压家族史,多有慢性肾脏病病史,尿检异常先于高血压,肾小球功能损害先于肾小管功能损害,尿蛋白常较多,可出现大量蛋白尿,常伴不同程度的变形红细胞尿及管型尿,肾功能损害进展相对较快,贫血相对出现较早且较明显。

○ 高血压肾损害需与哪些疾病相鉴别?

答:(1)恶性高血压肾损害的鉴别诊断　①急进性肾小球肾炎:如抗肾小球基底膜抗体介导的新月体肾炎、抗中性粒细胞胞质抗体相关性新月体肾炎等,可引起肾功能的快速下降,也可伴有高血压和贫血,可根据病史、临床表现、高血压的严重程度、相应的实验室检查等进行鉴别,行肾活检病理有助于鉴别。②血栓性微血管病:包括溶血性尿毒综合征(hemolytic uremic syndrome, HUS)、血栓性血小板减少性紫癜(thrombotic thrombocytopenic purpur, TTP)等,以及恶性高血压导致的血栓性微血管病患者常有更为严重的高血压、更为严重的肾功能损害，血小板不同程度下降，以及可能有 ADATMTS-13 缺乏（活性＜10％提示 TTP），恶性高血压患者对控制血压治疗有较好治疗反应包括症状和血小板计数的恢复。

（2）良性高血压肾硬化症的鉴别诊断　①肾实质性高血压：见上一问。②肾血管性高血压：是由于各种病因引起肾动脉狭窄或闭塞导致继发性高血压。腹部查体有时可闻及肾动脉杂音，超声检查测量双肾大小常不对称，肾动脉阻力指数升高，肾动脉 CTA、MRA、肾动脉造影可证实肾动脉狭窄，及时解除狭窄有助于血压和肾损害的控制。

？ 提问住培第三年的同学

○ 高血压合并肾损害的一般治疗方法是什么？

答：（1）治疗前的评估　①要对患者血压升高的程度、慢性肾脏病（CKD）分期、CKD 进展的危险因素和并发症（尿蛋白、低蛋白血症、高血糖、高血脂、吸烟、肾毒性药物、水电解质酸碱平衡紊乱、矿物质代谢异常、感染等）、膳食、运动情况等进行评估。②对患者进行心血管综合风险的评估并分层。③针对高血压、CKD 进展的危险因素和并发症采取相应治疗措施。④《中国慢性肾脏病患者高血压管理指南（2023 年）》建议：a. CKD 患者 SBP≥140mmHg 和（或）DBP≥90mmHg，推荐在生活方式干预的同时启动降压药物治疗。b. 尿白蛋白排泄＜30mg/24h 的 CKD 患者持续 SBP≥140mmHg 和（或）DBP≥90mmHg，推荐降压治疗。c. 白蛋白排泄≥30mg/24h 的 CKD 患者持续 SBP≥130mmHg 和（或）DBP≥80mmHg 需降压治疗。

（2）指导调整生活方式，改善生活习惯，进行非药物性干预　①控制体质量、适量运动和限制钠盐及蛋白质摄入。②建议高血压肾病患者摄入氯化钠（食盐）＜5g/d 或钠＜2g/d，并根据 24h 尿钠进行评估和调整。③在营养师指导下增加水果和蔬菜的摄入，出现肾功能衰竭则应限制高钾食物摄入。④应进行中等强度的体育锻炼，每周至少 150min 累计运动时间，或达到与其心血管功能和身体耐受相适应的水平。

（3）药物治疗　高血压肾损害的降压药治疗要根据尿蛋白水平、肾功能情况、靶器官损害情况以及并发症情况制定个体化的治疗方案。不仅需要使血压达标以降低心血管疾病和死亡的风险率，同时也应当关注如何改善肾脏预后，延缓肾功能衰竭的发生和发展。

（4）高血压肾损害进展及 CKD 并发症的防治　高血压肾损害患者一旦出现 CKD，治疗目标为延缓 CKD 的进展和防治相关并发症，例如纠正肾性贫血、改善矿物质和骨代谢异常，防治心血管疾病并发症等。

○ **高血压肾病的血压控制目标是什么?**

答:《高血压肾病诊断和治疗中国专家共识(2022年)》推荐如下:

(1)尿蛋白>1g/d高血压肾病非透析患者,血压控制目标应<130/80mmHg;可耐受且肾功能稳定的非透析患者,可进一步降低收缩压至<120mmHg。

(2)尿蛋白≤1g/d高血压肾病非透析患者,血压控制目标应<130/80mmHg。

(3)高血压肾病非透析患者若合并糖尿病,建议控制血压<130/80mmHg,有蛋白尿且耐受良好的患者可以进一步控制收缩压水平<120mmHg。

(4)年龄>65岁的高血压肾病非透析患者,如能耐受,血压可逐渐降至<140/90mmHg。

(5)血液透析患者收缩压需控制在130~160mmHg。

○ **高血压肾病的降压药物选择的基本原则是什么?**

答:高血压肾病降压药物使用的基本原则包括以下几项:

(1)使用降压药物应从标准剂量起始。

(2)根据血压分级和心血管风险分层决定起始药物选择单药或联合治疗。

(3)优先使用长效降压药物。

(4)根据患者合并症的不同和药物疗效及耐受性,以及患者个人意愿或长期承受能力,个体化选择适合患者的降压药物。

○ **高血压肾病患者可选择的降压药物有哪些?**

答:常用降压药物包括:

(1)血管紧张素转换酶抑制剂(ACEI)或血管紧张素受体阻滞剂(ARB):高血压肾病的降压药首选ACEI和ARB,但当血清肌酐>3.0mg/dL(1mg/dL=88.4μmol/L)或者eGFR<20mL/(min·1.73m^2)时,会增加不良事件(高钾血症、急性肾损伤)的发生率,建议减低剂量开始使用并监测血生化指标,逐步滴定到最大有效耐受剂量,不建议ACEI联合ARB使用。

(2)直接肾素抑制剂　阿利吉仑是目前第一个也是唯一被批准的口服的直接肾素抑制剂。由于直接肾素抑制剂治疗高血压肾病的使用证据有限,联合ACEI或ARB可增加不良事件(高血钾、低血压、肌酐升高)的发生,因此不推荐高血压肾病患者使用直接肾素抑制剂。

(3)钙离子通道阻滞剂(CCB)　推荐单用RASi效果欠佳的高血压肾病患者联用CCB类药物,尤其是血液透析患者;有RASi使用禁忌证的高血压肾病患者可以首选CCB类药物。

(4)利尿药　推荐容量负荷增加的高血压肾病患者联合使用利尿药来控制血

压，eGFR＞30mL/（min·1.73m²）的患者，可以考虑使用噻嗪类利尿药；eGFR＜30mL/（min·1.73m²）可以考虑使用袢利尿药。袢利尿药和噻嗪类利尿药与ACEI/ARB联用还可以降低高钾血症的风险，但使用期间需严密地监测肾功能的变化。

（5）醛固酮受体拮抗剂（MRA）　eGFR＞30mL/（min·1.73m²）的高血压肾病患者使用 ACEI/ARB 控制血压和尿蛋白效果不理想时，尤其是合并糖尿病及心脑血管病时，建议可联用非甾体 MRA 包括依普利酮和非奈利酮，但应注意监测肾功能和血钾，评估 eGFR 变化。

（6）β受体阻滞剂　心力衰竭或交感神经兴奋等心动过速症状明显的高血压肾病患者可考虑联用β受体阻滞剂，优先于联用 CCB 类药物。如无禁忌，首选推荐药物为卡维地洛。

（7）α受体阻滞剂　除血压控制不良外，不建议使用α受体阻滞剂。由于该药易发生体位性低血压，透析后患者，特别是在接近干体重的患者，使用α受体阻滞剂可能导致严重的跌倒和骨折风险。

（8）新型降压药　血管紧张素受体脑啡肽酶抑制剂（angiotensin receptor neprilysininhibitor，ARNI），应用此类药物在初始治疗阶段可能会短暂地降低 eGFR，从长远角度来说可实现肾脏和心血管获益。ARNI 可显著减少这些患者严重肾脏不良事件并延缓肾功能下降。内皮素双受体拮抗剂（endothelin antagonis，ERA）抑制内皮素-1（ET-1）与 ETA 受体结合发挥扩张血管和降低血压的作用；同时可抑制 ET-1 与 ETB 受体结合，降低血管通透性，进而在一定程度上避免水潴留。阿普昔腾坦（aprocitentan）是目前国际上唯一被批准上市的内皮素双受体拮抗剂。

○　**本病例的下一步诊治思路和治疗方案是什么？**

答：（1）完善相关检查　完善眼底检查、颅脑 CT 或颅脑 MRI 等检查，评估高血压靶器官损害程度；完善内分泌相关激素，如血浆醛固酮、肾素测定等，排除相关继发高血压病因。

（2）目前诊断　该患者考虑有高血压性肾损害，同时有良性肾小动脉硬化症和恶性高血压性肾损害的表现。

（3）治疗方案　①指导调整生活方式，如戒烟、控制体重、适当运动、限制钠盐及蛋白质摄入等。②延缓 CKD 进展：积极控制血压达标＜130/80mmHg 或更低；纠正血脂异常；纠正高尿酸血症；改善贫血等。③避免或消除造成 CKD 急剧恶化的危险因素：提高依从性并预防恶性高血压再发；保持血容量相对稳定，注意药物治疗的安全性。④及时监控 CKD 的并发症：如肾性贫血、继发性甲状旁腺功能亢进症、代谢性酸中毒、电解质紊乱等。

拓展学习

● 肾血管性高血压（renovascular hypertension，RVH）及缺血性肾脏病（ischemic nephropathy，IN）

（1）定义　RVH 指因各种原因致一侧或双侧肾动脉主干或分支完全或不完全闭塞引起的继发性血压升高。肾动脉狭窄（renal artery stenosis，RAS）分为两类：动脉粥样硬化性和非动脉粥样硬化性。大多数肾动脉狭窄由动脉粥样硬化所致，多见于有多种心血管危险因素的老年人。非动脉粥样硬化性肾动脉狭窄包括：大动脉炎、纤维肌性发育不良（fibromuscular dysplasia，FMD）、血栓、栓塞、主动脉夹层累及外伤、先天性肾动脉发育异常、结节性多动脉炎、白塞综合征、放射治疗后瘢痕、周围组织肿瘤以及束带压迫等，以大动脉炎和 FMD 最为常见。缺血性肾脏病（ischemic nephropathy，IN）是由于肾动脉狭窄或闭塞导致肾脏缺血，引起肾小球缺血性硬化及继发肾间质纤维化、肾功能恶化的一种疾病。RVH 与 IN 可并存或独立存在，前者强调高血压，后者强调肾功能异常。二者共同的病理生理学基础是肾动脉狭窄或闭塞导致的肾脏缺血缺氧。广义的缺血性肾病还包括原发性高血压等导致肾小动脉硬化、肾组织缺血，进而引起肾小球缺血性硬化及肾功能恶化。

（2）肾血管性高血压及缺血性肾脏病的临床特征　当出现以下症状时，应考虑是否存在肾动脉狭窄：①30 岁前新发的高血压；②55 岁后新发的、与 CKD 和心力衰竭相关的重度高血压；③高血压合并腹部血管杂音；④既往控制良好的血压出现快速、持续性升高；⑤顽固性高血压（排除其他继发类型；联合包括利尿药和盐皮质激素受体拮抗剂在内的四类降压药，足量应用后血压仍不达标者）；⑥高血压危象（急性肾衰竭、急性心力衰竭、高血压脑病、3～4 级高血压视网膜病变）；⑦应用肾素-血管紧张素-醛固酮系统（RAAS）拮抗剂后迅速出现肾功能恶化；⑧不能解释的肾脏萎缩或双肾体积差异（双肾长径差＞1.5cm），不能解释的肾衰竭；⑨一过性肺水肿。

● CKD 患者使用肾素-血管紧张素系统抑制剂（renin-angiotensin system inhibitors，RASi）后，血肌酐升高后是否可以重新使用？

肾素-血管紧张素系统抑制剂（RASi）是一类能够抑制该系统活性的药物，主要由 ACEI、ARB 两大类组成。RASi 一直是 CKD 患者的主流治疗方法，但由于高钾血症和 AKI 等不良影响，它们经常被停药。近期有一项基于 6065 名 eGFR 为 $10\sim60mL/(min\cdot1.73m^2)$ 患者的目标实验模拟研究发现，停止后一年内重新启动 RASi 与肾脏结果和死亡率的风险降低有关，但与高钾血症的发病率无关。

《KDIGO 慢性肾脏病评估和管理临床实践指南（2024 版）》在 RASi 的使用推荐意见上强调了 CKD 合并白蛋白尿不同程度的患者，在大多数情况下均需起始进行 RASi（ACEI 或 ARB）治疗，且没有高血压的 CKD 患者也适用。在实践要点中，推荐在开始 RASi 治疗或增加剂量后的 2～4 周内监测血压、血肌酐和血钾的变化。与 RASi 治疗相关的高钾血症通常可以采取其他措施降低血钾水平，而不是减少 RASi 剂量或停用 RASi。除非在起始 RASi 治疗或增加剂量后的 4 周内血肌酐水平升高 30％以上，否则继续 ACEI 或 ARB 治疗。在有症状性低血压或药物治疗后仍有高钾血症或治疗肾功能衰竭 [eGFR＜15mL/(min・1.73m^2)] 以减少尿毒症症状的情况下，考虑减少 ACEI 或 ARB 剂量或停用。即使 eGFR＜30mL/(min・1.73m^2)，CKD 患者仍可继续接受 ACEI 或 ARB 治疗。

● 高血压血栓性微血管病（hypertensive thrombotic microangiopathy，HTM）

（1）定义　高血压急症是指一组以短时间内血压严重升高 [通常收缩压＞180mmHg 和（或）舒张压＞120mmHg]，并伴有高血压相关靶器官损害（hypertension mediated organ damage，HMOD）或器官原有功能受损进行性加重为特征的一组临床综合征。其中高血压血栓性微血管病（HTM）是一种特殊类型的高血压急症，以血压显著升高为主，伴有微血管病性溶血性贫血、血小板减少和微血管血栓形成，导致多脏器功能损害为特征的临床综合征。

（2）临床特征　常见的临床表现有头晕、头痛、胸闷、视物模糊、恶心、少尿及无尿等，还有一些极少见的合并症如脾破裂、胰腺梗死引起的腹胀、腹痛等。既往有高血压病史，出现平均动脉压升高、肾功能严重损害、中度血小板减少症，以及没有严重的 ADAMTS13 缺乏（活性＜10％）是诊断的重要依据。然而也有研究证实，大多数 HTM 患者没有全身性溶血（即血小板减少和血红蛋白降低），因此，在积极的血压控制后，肾活检有利于明确病因。

（3）鉴别诊断　①血栓性血小板减少性紫癜（thrombotic thrombocytopenic purpura，TTP）：主要表现为血小板减少性紫癜、微血管病性溶血性贫血、神经精神症状、肾脏损害及发热的经典"五联症"，而多数患者表现为血小板减少性紫癜、微血管病性溶血及神经精神症状"三联症"。TTP 通常有明显的 ADAMTS13 缺乏（活性＜10％），很少与高血压相关，而 HTM 患者中 ADAMTS13 活性可能降低，但活性也在 10％以上，并且对降压治疗反应良好。②溶血性尿毒症综合征（hemolytic uremic syndrome，HUS）：典型 HUS 与产志贺毒素大肠埃希菌相关，多见于儿童，预后较好。不典型 HUS（atypical HUS，aHUS）首次发病常见于儿童，但到成年后可再次发病。感染、妊娠可能是常见诱因，常表现为腹泻、出血、血小板减少、溶血性贫血、肾衰竭、高血压等，有半数的病例进入终末期肾病。aHUS 常合并高血压，这可能与继发严重肾脏疾病相关，而 HTM 在青壮年多见，既往多存在高血压病史，常出现头晕、头痛、视物模糊及肾衰竭等症状，对降压治疗反应良好。

（4）治疗策略　总体原则：尽快静脉应用合适的降压药控制血压，以阻止靶器官进一步损害；加强一般治疗，如戒烟、安静休息、持续监测血压及生命体征；维持水电解质平衡，去除或纠正引起血压升高的诱因及病因；酌情使用有效的镇静药以消除恐惧心理。

在一项恶性高血压相关肾脏血栓性微血管病（TMA）患者的前瞻性队列中发现：与传统的 ACEI/ARB 治疗相比，沙库巴曲缬沙坦（ARNI 类）治疗在改善肾功能方面更有优势。有研究报道，补体缺陷可能成为治疗 HTM 的新靶点。依库珠单抗（eculizumab）可以阻断 C5b-9 的形成，使患者的肾功能恢复或改善。值得注意的是，在 aHUS 患者中恶性高血压非常常见，与血浆置换相比，依库珠单抗治疗可提高肾存活率，且不依赖于基因的异常。

参考文献

[1] 高血压肾病诊治中国专家共识组成员. 高血压肾病诊断和治疗中国专家共识（2022）. 中华高血压杂志，2022，30（04）：307-317.

[2] Carriazo S，Vanessa Perez-Gomez M，Ortiz A. Hypertensive nephropathy：a major roadblock hindering the advance of precision nephrology. Clin Kidney J，2020，13（4）：504-509.

[3] 中国高血压防治指南修订委员会，高血压联盟，中国医疗保健国际交流促进会高血压病学分会，等. 中国高血压防治指南（2024 年修订版）. 中华高血压杂志，2024，32（07）：603-700.

[4] Yang X，Zhou B，Zhou L，et al. Development and Validation of Prediction Models for Hypertensive Nephropathy，the PANDORA Study. Front Cardiovasc Med，2022，9：794768.

[5] McDonagh T，Metra M，Adamo M，et al. 2021 ESC Guidelines for the diagnosis and treatment of acute and chronic heart failure. Eur Heart J，2021，42（36）：3599-3726.

[6] 中华医学会肾脏病学分会专家组. 中国慢性肾脏病患者高血压管理指南（2023 年版）. 中华肾脏病杂志，2023，39（1）：33.

[7] Schlaich M，Bellet M，Weber M，et al. Dual endothelin antagonist aprocitentan for resistant hypertension (PRECISION)：a multicentre，blinded，randomised，parallel-group，phase 3 trial. Lancet，2022，400（10367）：1927-1937.

[8] Hattori K，Sakaguchi Y，Oka T，et al. Estimated Effect of Restarting Renin-Angiotensin System Inhibitors after Discontinuation on Kidney Outcomes and Mortality. J Am Soc Nephrol，2024，35（10）：1391-1401.

[9] Kidney Disease：Improving Global Outcomes C K D W G. KDIGO 2024 Clinical Practice Guideline for the Evaluation and Management of Chronic Kidney Disease. Kidney Int，2024，105（4S）：S117-S314.

[10] 何新华，杨艳敏，郭树彬，等. 中国高血压急症诊治规范. 中国急救医学，2020，40（09）：795-803.

[11] 孙英贤，赵连友，田刚，等. 高血压急症的问题中国专家共识. 中华高血压杂志，2022，30（03）：207-218.

[12] Li J，Liu Q，Lian X，et al. Kidney Outcomes Following Angiotensin Receptor-Neprilysin Inhibitor vs Angiotensin-Converting Enzyme Inhibitor/Angiotensin Receptor Blocker Therapy for Thrombotic Microangiopathy. JAMA Netw Open，2024，7（9）：e2432862.

[13] Cavero T，Arjona E，Soto K，et al. Severe and malignant hypertension are common in primary atypical hemolytic uremic syndrome. Kidney Int，2019，96（4）：995-1004.

第四节 ▷ 免疫复合物介导的 Ⅱ 型新月体肾炎

教学查房目的

◈ 掌握 Ⅱ 型新月体肾炎的临床表现。
◈ 了解 Ⅱ 型新月体肾炎的治疗方案。

住院医师汇报病史

- **现病史**：患者女性，55 岁，主诉因"下肢皮疹伴肉眼血尿 1 周"入院。患者入院 1 周前服用"中草药偏方"（具体不详）后出现双下肢紫癜样皮疹（图 2-4-1A），伴肉眼血尿（图 2-4-1B）、少许血块，伴恶心、呕吐胃内容物，无呕血，无发热、畏寒、腰痛，无尿频、尿急、尿痛，无咯血、便血，无颜面红斑、关节疼痛，无胸闷、气喘等，就诊于当地医院，尿常规：蛋白（＋＋＋），潜血（＋＋＋），肾功能：血清肌酐 222μmol/L，建议转诊上级医院。遂就诊本院，血常规：WBC 5.35×10⁹/L，Hb 96g/L，PLT 118×10⁹/L，肾功能：血清肌酐 591μmol/L，尿素氮 23mmol/L，尿常规：蛋白（＋＋＋），潜血（＋＋＋），红细胞＞10000 个/μL，24h 尿蛋白 2.23g，血 IgE 113IU/mL。泌尿系超声示：双肾形态正常，左肾大小约 11.47cm×5.16cm，右肾大小约 11.63cm×4.42cm，包膜光滑，皮质回声稍增强。经皮肾穿刺活检病理示：15 个肾小球，1 个球性硬化，5 个系膜细胞及系膜基质局灶节段性中度增生，5 个大细胞性新月体（图 2-4-2），1 个小细胞性新月体，3 个大细胞纤维性新月体，10% 肾小管萎缩，10% 肾小管上皮细胞刷状缘脱落，伴局灶节段性裸基底膜形成，管腔内见红细胞及蛋白管型，肾间质 10% 纤维化，10% 淋巴、单核细胞浸润。免疫荧光检测显示团块状 IgG、IgM、IgA、C3、C1q 在系膜区沉积，颗粒状 IgG、IgM、IgA、C3、C1q 在血管袢沉积。电镜见部分肾小球系膜区、毛细血管袢基底膜内皮下可见电子致密物沉积。诊断为新月体性肾小球肾炎（Ⅱ 型，免疫复合物介导型）、肾小管间质损伤。予甲泼尼龙 250mg qd×3 天冲击治疗后减量为 40mg qd 静滴，2 次环磷酰胺 400mg，隔 2 周静滴，隔日血浆置换共 5 次。入院 1 周后复查血清肌酐 417μmol/L，3 周后复查血清肌酐 356μmol/L，肉眼血尿和下肢紫癜均有好转。随访半年后复查血清肌酐 119μmol/L，复查尿常规：蛋白和潜血均（＋），沉渣 RBC 67 个/μL。尿 ACR 256mg/g，未再发作血尿和紫癜。
- **既往史及个人史**：否认高血压、糖尿病等慢性病史，否认病毒性肝炎、结核等传染病史。
- **体格检查**：体温 36.6℃，脉搏 79 次/分，呼吸 18 次/分，血压 129/76mmHg。神

志清楚，心律齐，各瓣膜听诊区未闻及杂音；双肺呼吸音清，双肺未闻及干湿啰音；腹软，全腹无压痛、反跳痛，肝脾肋下未及，肝区肾区无叩击痛，双下肢无皮疹，无水肿。

- 初步诊断：免疫复合物介导的Ⅱ型新月体性肾小球肾炎、急性肾损伤。

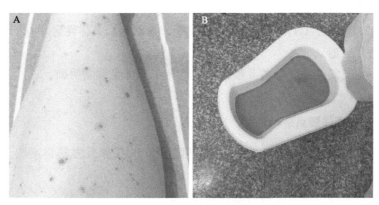

图 2-4-1　临床表现
（A）下肢紫癜；（B）肉眼血尿

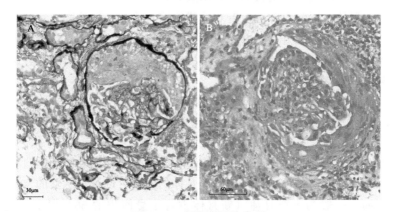

图 2-4-2　肾穿刺活检病理
（A）PASM 染色见大细胞性新月体形成；（B）PAS 染色见大细胞性新月体形成

住培教师提问及教学

提问住培第一年的同学

○ 该病例的特点是什么？

答：本病例的特点包括以下几项：

（1）中老年女性，急性起病，病史 1 周。

（2）主要临床表现　下肢紫癜和肉眼血尿。

（3）泌尿系统受累　肾功能：血清肌酐 591μmol/L，尿常规：蛋白（＋＋＋），潜血（＋＋＋），红细胞＞10000 个/μL，24h 尿蛋白 2.23g。

（4）肾脏病理　15 个肾小球，1 个球性硬化，5 个系膜细胞及系膜基质局灶节段性中度增生，5 个大细胞性新月体，1 个小细胞性新月体，3 个大细胞纤维性新月体。免疫荧光检测显示团块状 IgG、IgM、IgA、C3、C1q 在系膜区沉积，颗粒状 IgG、IgM、IgA、C3、C1q 在血管襻沉积，诊断为新月体性肾小球肾炎（Ⅱ型，免疫复合物介导型）。

因此，免疫复合物介导的Ⅱ型新月体性肾小球肾炎诊断明确。

○ **该患者的查体要点是什么？**

答：新月体肾炎通常表现为肾功能急剧恶化，可能累及多器官系统，可能继发于系统性疾病，查体要点如下：

（1）血压监测以观察是否有恶性高血压。

（2）水肿评估，特别是检查眼睑、面部及下肢是否有水肿。

（3）贫血评估，是否有贫血面容，结膜和口唇苍白。

（4）肺部评估：听诊双肺呼吸音和胸膜摩擦音情况，叩诊胸部浊音和实音。

（5）心功能评估，检查是否有心力衰竭的体征。

（6）还需关注可能的系统性症状，如皮肤皮疹、关节疼痛、颜面红斑等，并评估是否有其他器官受累。

○ **什么是新月体性肾小球肾炎？主要分为哪些类型？**

答：新月体性肾小球肾炎是一组以快速进展性肾功能衰竭为特点的疾病，其病理特征是肾小球内新月体的形成。这种新月体的形成可以是细胞性的、细胞纤维性的或纤维性的，一般为大新月体（新月体占肾小囊面积的 50％以上），且在超过 50％的肾小球中出现。根据免疫病理学特点，新月体性肾小球肾炎主要分为以下几种类型：

Ⅰ型：由抗肾小球基底膜（GBM）抗体引起的新月体肾炎，其特征是 IgG 沿肾小球毛细血管壁呈线性沉积。

Ⅱ型：免疫复合物介导的新月体性肾炎，如 IgA 肾病、狼疮性肾炎、过敏性紫癜等，其特征是 IgG 沿肾小球毛细血管壁呈粗颗粒状沉积。

Ⅲ型：ANCA 相关血管炎介导的新月体性肾炎，也称为寡免疫复合物新月体性肾炎，其特征是肾小球内弱阳性或阴性的免疫球蛋白或补体沉积。

Ⅳ型：抗基底膜和血管炎混合型，患者外周血 ANCA 和抗 GBM 抗体均阳性。

Ⅴ型：特发型，无免疫复合物沉积，且患者外周血 ANCA 阴性。

📱 提问住培第二年的同学

○ **导致Ⅱ型新月体性肾小球肾炎的主要原因有哪些?**

答:Ⅱ型新月体性肾小球肾炎,也称为免疫复合物介导的新月体性肾炎,是由免疫复合物沉积在肾小球引起的。这种类型的新月体性肾炎可能由多种原因引发,包括但不限于:IgA肾病、狼疮性肾炎、过敏性紫癜性肾炎、链球菌感染后肾炎及冷球蛋白血症肾炎。

○ **Ⅱ型新月体性肾小球肾炎相较于其他新月体性肾小球肾炎有哪些临床和病理特点?**

答:根据一项关于中国单中心新月体性肾小球肾炎的10年回顾性研究分析显示,Ⅱ型新月体性肾小球肾炎患者的实验室检查通常显示较高水平的血红蛋白和更严重的低补体血症。病理上,Ⅱ型患者的特征为较低的全球性硬化和纤维性新月体比例,以及较少的肾小管萎缩/坏死和间质纤维化/炎症。

📱 提问住培第三年的同学

○ **Ⅱ型新月体性肾小球肾炎的治疗原则有哪些?**

答:Ⅱ型新月体性肾小球肾炎的治疗原则包括强化免疫抑制治疗,如使用药物如环磷酰胺和吗替麦考酚酯,糖皮质激素治疗以减轻炎症,血浆置换用于清除循环免疫复合物,支持性治疗血压控制和电解质平衡,定期监测肾功能和尿常规以评估治疗效果。个体化治疗方案根据患者具体情况调整,并制定长期随访和预防复发的策略。

○ **Ⅱ型新月体性肾小球肾炎的预后如何?**

答:Ⅱ型新月体性肾小球肾炎的预后受多种因素影响,包括病理特征、临床特点、治疗反应等。根据文献,Ⅱ型新月体性肾小球肾炎的患者通常较年轻,且在女性中更为常见。这类患者可能表现为肾病综合征,但对强化免疫抑制治疗反应良好。在某些情况下,特别是当病理显示内皮细胞增生时,患者即使接受治疗也可能面临肾功能逐渐恶化的风险。Ⅱ型患者的5年累积肾脏生存率可达70.1%,显著高于Ⅰ型的17.6%和Ⅲ型的44.3%。然而,如果病理特征显示广泛的新月体形成,特别是当超过50%的肾小球受到影响时,即使在免疫抑制治疗后,患者仍可能面临较高的肾功能衰竭风险。此外,患者对治疗的反应、是否存在大量蛋白尿、肾功能恶化的速度,以及是否存在合并症等因素,也都会对其预后产生影响。

拓展学习

• 我们在该例Ⅱ型新月体性肾小球肾炎患者的治疗中采用了血浆置换治疗，并对该患者的肾功能恢复起到了促进作用。然而有研究发现，血浆置换在治疗Ⅱ型新月体性肾小球肾炎中的作用并不显著，通过前瞻性多中心随机试验，对39名经活检证实的RPGN患者（包括Ⅱ型和Ⅲ型）进行了免疫抑制治疗（泼尼松和环磷酰胺）或加上血浆置换的治疗。在平均127个月的观察期间，血浆置换并没有显著改善Ⅱ型或Ⅲ型RPGN患者的肾脏功能或患者生存率，无论年龄、性别或诊断时的血清肌酐水平如何。因此，血浆置换在治疗Ⅱ型新月体性肾小球肾炎中的作用仍需更多研究论证。

• 研究发现，$CD8^+$ T细胞在Ⅱ型新月体性肾小球肾炎中扮演了重要的角色。$CD8^+$ T细胞，一种细胞毒性T细胞，能够识别和响应受损或异常细胞。在Ⅱ型新月体肾炎中，$CD8^+$ T细胞可能被激活并迁移到肾小球，攻击和破坏足细胞，加剧肾脏损伤。这些细胞的浸润与疾病的严重程度和进展相关。特别是，$CD8^+$ T细胞可能会对免疫复合物沉积产生的新表位发生反应，导致局部炎症反应和组织损伤。此外，$CD8^+$ T细胞的活化和增殖可能受到炎症环境和细胞因子的影响，这些细胞因子在免疫复合物介导的炎症环境中释放。因此，$CD8^+$ T细胞不仅参与了Ⅱ型新月体肾炎的病理过程，而且其活动可能影响疾病的进展和患者的预后。针对$CD8^+$ T细胞的治疗策略可能有助于减轻肾脏损伤，改善患者结果。

• 巨噬细胞在Ⅱ型新月体性肾小球肾炎中同样扮演着关键角色，它们起源于循环中单核细胞的分化或组织内自我更新的驻留组织巨噬细胞。在肾脏损伤的初期，损伤组织释放的分子模式导致巨噬细胞分化为M1型，释放促炎细胞因子，加剧肾脏损伤。随后，巨噬细胞可能转化为M2型，释放抗炎介质和生长因子，促进愈合过程。在Ⅱ型新月体性肾小球肾炎中，M1型巨噬细胞通过产生促炎细胞因子可能促进肾脏损伤的进展和纤维化发展，而M2型巨噬细胞与肾脏修复和纤维化相关，此外，巨噬细胞还能分化为平滑肌肌动蛋白阳性的肌成纤维细胞，参与肾脏纤维化。单细胞RNA测序研究揭示了巨噬细胞亚群的独特分子标记，并发现巨噬细胞在疾病肾脏中有特定的聚集。研究指出，通过使用药物二硫化钼（DSF）抑制FROUNT-CCR2相互作用，可以减少巨噬细胞的迁移和激活，从而改善新月体性肾小球肾炎，这为治疗Ⅱ型新月体性肾小球肾炎提供了新的治疗策略。然而，靶向巨噬细胞的治疗也可能存在局限性，如可能影响其他组织的单核细胞招募和巨噬细胞的吞噬功能，需要在未来的研究中进一步探讨。

参考文献

［1］ Chen S，Tang Z，Xiang H，et al. Etiology and Outcome of Crescentic Glomerulonephritis From a Single Center in China：A 10-Year Review. Am J Kidney Dis，2016，67（3）：376-383.

［2］ Maritati F，Canzian A，Fenaroli P，et al. Adult-onset IgA vasculitis（Henoch-Schönlein）：Update on therapy. Presse Med，2020，49（3）：104035.

［3］ Su X，Song R，Li S，et al. Outcomes and risk factors in patients with crescentic glomerulonephritis：a multicenter cohort study. J Nephrol，2023，36（4）：1027-1035.

［4］ Chen A，Lee K，Guan T，et al. Role of CD8$^+$ T cells in crescentic glomerulonephritis. Nephrol Dial Transplant，2020，35（4）：564-572.

［5］ Chen A，Lee K，He J C. Treating crescentic glomerulonephritis by targeting macrophages. Kidney Int，2022，102（6）：1212-1214.

［6］ Zäuner I，Bach D，Braun N，et al. Predictive value of initial histology and effect of plasmapheresis on long-term prognosis of rapidly progressive glomerulonephritis. Am J Kidney Dis，2002，39（1）：28-35.

第五节 >> ANCA 相关性血管炎

教学查房目的

- 掌握 ANCA 相关性血管炎的临床表现。
- 掌握 ANCA 相关性血管炎的诊断标准。
- 了解 ANCA 相关性血管炎的治疗方案。

住院医师汇报病史

- **现病史**：患者男性，67 岁，主诉因"咯血伴尿量减少、水肿 10 天"入院。患者于 10 天前无明显诱因下出现咳带血丝痰，痰量中等，无血块，每日 3～5 次不等，伴尿量减少，每日 1000mL 左右，伴下肢水肿，感乏力，活动耐量下降，无肉眼血尿，无发热、畏寒，无头晕、黑矇，无胸痛、心悸，无关节疼痛、口腔溃疡，无呕血、黑粪。遂就诊本院门诊，查：血红蛋白 93g/L，血清肌酐 267μmol/L，尿潜血（＋＋＋），红细胞 71.7 个/μL，尿蛋白（＋），尿微量白蛋白/尿肌酐 922.94mg/g，血 p-ANCA 阳性，抗髓过氧化物酶抗体＞200RU/mL。考虑"ANCA 相关性血管炎"，为进一步诊疗收住入院。自发病以来精神食欲差，大便如常，尿量如上述，体重减轻 5kg。

- **体格检查**：体温 36.5℃，脉搏 86 次/分，呼吸 17 次/分，血压 142/86mmHg。神志清楚，心律齐，各瓣膜听诊区未闻及杂音；双肺呼吸音稍低，部分区域闻及 vel-cro 啰音；腹软，全腹无压痛、反跳痛，肝脾肋下未及，肝区肾区无叩击痛，双下肢中度凹陷性水肿。

- **既往史及个人史**：既往规律体检，确诊高血压病 1 年余，目前口服"氯沙坦钾氢氯噻嗪片＋多沙唑嗪＋贝尼地平"降压，规律监测血压，控制于 120～130/70～80mmHg。否认有糖尿病、痛风、病毒性肝炎、肺结核病史。

- **入院诊断**：ANCA 相关性血管炎、急性肾损伤、肾性贫血、高血压病。

- **入院后完善相关检查**：

  泌尿系超声示：双肾形态大小正常，左肾大小约 10.72cm×5.08cm，右肾大小约 10.52cm×6.06cm，皮质厚约 0.86cm（左）、0.87cm（右），包膜光滑，皮质回声稍强于肝脾，皮髓质分界尚清。

  胸部 CT（图 2-5-1）示：双肺见多发片状、条索状密度增高影，界限欠清，可见蜂窝影、网格影，考虑双肺间质性炎症。

  经皮肾穿刺活检病理（图 2-5-2）示：镜下见 19 个肾小球，其中 3 个肾小球球性硬化，5 个肾小球毛细血管袢皱缩，5 个大细胞纤维性新月体，3 个大细胞性新月体，2个小细胞纤维性新月体，1个囊周纤维化，肾小管上皮细胞颗粒、空泡变性，管腔内见蛋白管型及红细胞管型，70％肾小管萎缩，70％间质纤维化，间质70％淋巴细胞、单核细胞伴少量浆细胞及中性粒细胞浸润，免疫荧光镜下见6个肾小球，均无免疫复合物沉积，考虑ANCA相关性血管炎导致的肾损害。

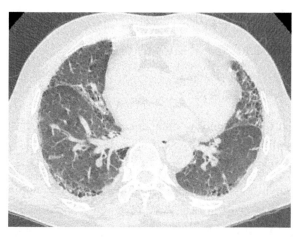

图 2-5-1　胸部 CT 影像
双肺见多发片状、条索状密度增高影，可见蜂窝影、网格影，符合双肺间质性炎症

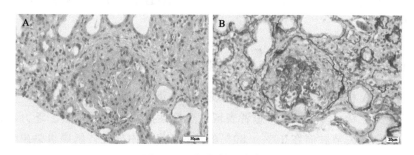

图 2-5-2　肾穿刺活检病理
（A）HE 染色见新月体形成；（B）PASM 染色见肾小球基底膜断裂，大细胞性新月体形成

住培教师提问及教学

📱 提问住培第一年的同学

○　该病例的特点是什么？

答：本病例的特点包括以下几项：

（1）老年男性，急性起病，病史10天。

（2）临床表现　咯血和尿量减少及双下肢水肿，伴有一般症状，乏力、消瘦。

（3）多系统受累　①泌尿系统：尿少伴水肿，且血清肌酐297μmol/L，尿潜血（＋＋＋），尿蛋白（＋），尿微量白蛋白/尿肌酐 922.94mg/g。②呼吸系统：咯血，且胸部 CT 示：双肺间质性炎症。

（4）特征性抗体阳性　血 p-ANCA 阳性，抗髓过氧化物酶抗体＞200RU/mL。

（5）肾脏病理　镜下见 19 个肾小球（3 个硬化），5 个大细胞纤维性新月体，2 个大细胞性新月体，2 个小细胞纤维性新月体，新月体比例估计 9/16（约 56％），免疫荧光检查无免疫复合物沉积，考虑 ANCA 相关性血管炎导致的肾损害。

因此，ANCA 相关性血管炎肾损害诊断明确。

○　什么是 ANCA 相关性血管炎?

答：ACNA（anti-neutrophil cytoplasmic antibody）相关性血管炎全称为抗中性粒细胞胞质抗体相关性血管炎（ANCA-associated vasculitis，AAV），是一组由自身免疫诱导的坏死性血管炎，主要累及小血管，分型包括显微镜下多血管炎（microscopic polyangiitis，MPA）、肉芽肿性多血管炎（granulomatosis with polyangiitis，GPA）和嗜酸性肉芽肿性多血管炎（eosinophilic granulomatosis with polyangiitis，EGPA），其特征是血清中存在抗中性粒细胞胞质抗体（ANCA），根据主要靶抗原髓过氧化物酶（MPO）和蛋白酶 3（PR3）分为核周型 ANCA（p-ANCA）和胞质型 ANCA（c-ANCA），p-ANCA 通常与 MPA 相关，c-ANCA 通常与 GPA 相关。

○　ANCA 相关性血管炎可累及的器官和相应的临床表现是什么?

答：ANCA 相关性血管炎的临床表现与其类型及累及的器官有关。

（1）全身症状　多数 AAV 患者表现出全身性症状，包括发热、乏力、食欲减退及体重下降。关节肿痛在 30％～80％的 AAV 患者中出现，肌痛也是患者中常见的症状。

（2）皮肤与黏膜　在 AAV 中，皮肤和黏膜是最常见的受累器官。GPA 患者中有 30％～60％，MPA 患者中有 40％～70％，EGPA 患者中有 51％～67％会出现皮肤或黏膜病变。这些病变主要表现为口腔溃疡、皮疹、紫癜、网状青斑、皮肤梗死、溃疡和坏疽，尤其是多发性指端溃疡。

（3）眼部表现　眼部病变在 30％～60％的 GPA 患者和 10％～30％的 MPA 患者中较为常见，而在 EGPA 患者中则少于 10％。病变包括结膜炎、眼睑炎、角膜炎、巩膜炎、虹膜炎等，部分患者可能出现突眼。眼底检查可能发现视网膜渗出、出血、血管炎和血栓形成，少数患者可能出现复视或视力下降。

（4）耳鼻咽喉部　是 AAV 常见的受累部位。80％～90％的 GPA 患者、20％～30％的 MPA 患者和 53％～70％的 EGPA 患者可能出现耳鼻咽喉部病变。耳部受累可能表现为中耳炎、神经性或传导性聋；鼻部受累可能表现为鼻塞、脓血涕、嗅觉减退或丧失，EGPA 患者可能出现鼻息肉；喉部受累可能导致声音嘶哑、喘鸣或呼吸困难。

（5）呼吸系统　作为 AAV 最常累及的器官系统之一，呼吸道受累表现为持续咳嗽、咳痰、喘鸣等，严重时可能出现咯血和呼吸困难。EGPA 患者可能早期出现支气管哮喘，胸部影像学检查可能显示肺浸润影、多发结节、空洞形成和间质病变。

（6）神经系统　AAV 患者中神经系统受累较为常见，尤其是周围神经。GPA 患者中有 10%～50%，MPA 患者中有 20%～57%，EGPA 患者中有 42%～84% 可能出现周围神经病变。多发性单神经炎是最常见的一种类型，它严重影响患者的活动能力和生活质量。少数患者可出现中枢神经系统受累，表现为意识模糊、抽搐、脑卒中等。

（7）肾脏　是 AAV 中最常见的受累器官之一。肾脏受累表现为血尿、蛋白尿、水肿、高血压，以血尿最为显著。肾功能严重受损时，可出现血肌酐升高和急进性肾衰竭。

（8）心脏　虽然 AAV 患者心脏受累不常见，但与患者预后密切相关。5%～15% 的 GPA 患者和 10%～20% 的 MPA 患者可能出现心脏受累。而 EGPA 患者中有 22%～49% 可能出现心脏病变，包括心包炎、心包积液、心肌病变和心脏瓣膜关闭不全，部分患者可出现冠脉受累。

（9）腹部　AAV 患者腹部受累较少见，但一旦出现，是预后不良的重要因素。腹部受累可能表现为腹痛、腹泻、便血、肠穿孔、肠梗阻、腹膜炎等症状，少数患者可能出现急性胰腺炎。

○ **这位患者的重点查体内容是什么？**

答：AAV 常累及呼吸系统和泌尿系统，查体重点包括以下几项：

（1）患者有咯血表现　注意肺部听诊特点，包括呼吸音的清晰度和对称性，有无异常的呼吸音，如干啰音、湿啰音或哮鸣音。

（2）泌尿系统疾病查体　双下肢有无水肿，肾区有无叩击痛。

（3）血尿及蛋白尿的鉴别诊断查体　有无脱发、皮疹、口腔溃疡、关节疼痛、骨痛等。

（4）其他系统　例如神经系统、心血管系统的评估。

▢ 提问住培第二年的同学

○ **血管炎的分类方法及依据是什么？**

答：血管炎是一组异质性疾病，其共同特征是血管壁的炎症，这种炎症可以影响从最小的毛细血管到最大的动脉，导致血管损伤、狭窄、闭塞或破裂，进而影响相关器官的血液供应。血管炎可以是原发性的，也可以是其他疾病（如感染、药物反应或系统性自身免疫性疾病）的继发性表现。2012 年 Chapel Hill 分类是目前应用较为广泛的血管炎分类方法，具体见表 2-5-1。

表 2-5-1　2012 年 Chapel Hill 共识制定的血管炎分类

大血管炎(LVV)
　大动脉炎(TAK)
　巨细胞动脉炎(GCA)
中血管炎(MVV)
　结节性多动脉炎(PAN)
　川崎病(KD)
小血管炎(SVV)
　ANCA 相关血管炎(AAV)
　　显微镜下多血管炎(MPA)
　　肉芽肿性多血管炎(GPA)
　　嗜酸性肉芽肿性多血管炎(EGPA)
免疫复合物性小血管炎(SVV)
　　抗肾小球基底膜(anti-GBM)病
　　冷球蛋白性血管炎(CV)
　　IgA 血管炎(IgAV)
　　低补体血症性荨麻疹性血管炎（HUV)
变异性血管炎(VVV)
　贝赫切特综合征(BD)
　科根综合征(CS)
单器官血管炎(SOV)
　皮肤白细胞破碎性血管炎
　皮肤动脉炎
　原发性中枢神经系统血管炎
　孤立性主动脉炎
　其他
与系统性疾病相关的血管炎
　红斑狼疮相关血管炎
　类风湿关节炎相关血管炎
　结节病相关血管炎
　其他
与可能的病因相关的血管炎
　丙肝病毒相关冷球蛋白血症性血管炎
　乙肝病毒相关血管炎
　梅毒相关主动脉炎
　药物相关免疫复合物性血管炎
　药物相关 ANCA 性血管炎
　肿瘤相关血管炎
　其他

○ **ANCA 相关性血管炎的分类标准有哪些?**

答：根据《ACR/EULAR 血管炎分类标准（2022 年版）》，ANCA 相关性血管炎可分为：

（1）显微镜下多血管炎（MPA） 当确诊为小或中血管炎时，采用这一分类标准用于确诊 MPA；在确诊前，应先排除类似血管炎的其他诊断（表 2-5-2）。

表 2-5-2 2022 年版 ACR/EULAR 显微镜下多血管炎分类标准

临床标准	
鼻腔出血、溃疡、结痂、充血或堵塞，或鼻中隔缺损/穿孔	−3
实验室、影像和活检标准	
核周抗中性粒细胞胞质抗体(p-ANCA)或抗髓过氧化物酶抗体(抗 MPO)阳性	+6
胸部影像学检查示纤维化或间质性肺病	+3
活检可见寡免疫复合物肾小球肾炎	+3
细胞质抗中性粒细胞胞质抗体(c-ANCA)或抗蛋白酶 3 抗体(抗 PR3)阳性	−1
血清嗜酸性粒细胞计数≥$1×10^9$/L	−4
确诊标准	
上述 6 项条目,得分≥5 分可确诊为 MPA	

（2）肉芽肿性多血管炎（GPA） 当确诊为小或中血管炎时，采用这一分类标准用于确诊 GPA；在确诊前，应先排除类似血管炎的其他诊断（表 2-5-3）。

表 2-5-3 2022 年版 ACR/EULAR 肉芽肿性多血管炎分类标准

临床标准	
鼻腔出血、溃疡、结痂、充血或堵塞，或鼻中隔缺损/穿孔	+3
软骨受累(耳或鼻软骨炎症、声音嘶哑或喘鸣、支气管受累或鞍鼻畸形)	+2
传导性或感音神经性听力受损	+1
实验室、影像和活检标准	
细胞质抗中性粒细胞胞质抗体(c-ANCA)或抗蛋白酶 3 抗体(抗 PR3)阳性	+5
胸部影像学检查示肺结节、包块或空洞	+2
活检可见肉芽肿、血管外肉芽肿性炎症或巨细胞	+2
影像学检查:鼻腔/鼻窦炎症、实变或积液,或乳突炎	+1
活检可见寡免疫复合物肾小球肾炎	+1
核周抗中性粒细胞胞质抗体(p-ANCA)或抗髓过氧化物酶抗体(抗 MPO)阳性	−1
血清嗜酸性粒细胞计数≥$1×10^9$/L	−4

续表

确诊标准

上述 10 项条目,得分≥5 分可确诊为 GPA

（3）嗜酸性肉芽肿性多血管炎（EGPA） 当确诊为小或中血管炎时,采用这一分类标准用于确诊 EGPA；在确诊前,应先排除类似血管炎的其他诊断（表 2-5-4）。

表 2-5-4　2022 年版 ACR/EULAR 嗜酸性肉芽肿性多血管炎分类标准

临床标准	
阻塞性气道疾病	+3
鼻息肉	+3
多发性单神经炎	+1
实验室、影像和活检标准	
血清嗜酸性粒细胞计数≥1×10^9/L	+5
活检可见血管外有嗜酸性粒细胞浸润	+2
细胞质抗中性粒细胞胞质抗体(c-ANCA)或抗蛋白酶 3 抗体(抗 PR3)阳性	−3
血尿	−1
确诊标准	
上述 7 项条目,得分≥6 分可确诊为 EGPA	

○ ANCA 相关性血管炎的病理特点是什么？

答：ANCA 相关性血管炎的核心病理特征是小血管壁的炎症和坏死,这一过程涉及中性粒细胞、淋巴细胞、巨噬细胞等各类炎症细胞的广泛浸润,以及血管壁的纤维素样坏死,后者是血管炎的一个标志性病理变化,也是确诊 ANCA 相关性血管炎的金标准。受炎症反应影响的血管壁可能会出现胶原沉积和纤维化,导致血管壁增厚、管腔狭窄,进而可能诱发血栓形成。除了 EGPA 之外,血管壁的嗜酸性粒细胞浸润也较为罕见。血管壁的炎症反应还可能损伤其弹力纤维和平滑肌,引起动脉瘤和血管扩张的形成。炎性细胞在血管壁的浸润还可能发展成巨细胞和由多种炎症细胞构成的肉芽肿,例如 GPA 患者中可能出现的淋巴细胞性肉芽肿,以及 EGPA 中的嗜酸性粒细胞性肉芽肿。在单个血管炎患者的体内,可能同时存在多种血管病理变化,甚至在同一受影响的血管内,病变也可能表现出节段性分布。这种多样化的病理特征提示了 AAV 的复杂性,并强调了综合评估在确诊过程中的重要性。

提问住培第三年的同学

○ **ANCA 相关性血管炎的诱导治疗方案是什么?**

答:(1)根据 KDIGO《ANCA 相关性血管炎管理临床实践指南(2024 年)》建议,如无致命性器官损害,可选择利妥昔单抗+糖皮质激素或 Avacopan(一种抑制 C5a 受体的小分子药物),也可以选择环磷酰胺+糖皮质激素或 Avacopan,如存在严重/致命性器官损害(血清肌酐$>300\mu mol/L$),可选择利妥昔单抗+环磷酰胺,或者环磷酰胺+糖皮质激素或 Avacopan,并考虑血浆置换。

(2)其中,血浆置换的指征如下:

① 血肌酐水平:对于血肌酐超过 3.4mg/dL($300\mu mol/L$)的患者,应考虑进行血浆置换。

② 透析需求或血肌酐快速升高:需要透析或血肌酐快速升高的患者也是血浆置换的指征之一。

③ 弥漫性肺泡出血伴低氧血症:对于伴有低氧血症的弥漫性肺泡出血患者,应考虑血浆置换。

④ ANCA 相关血管炎和抗肾小球基底膜(GBM)重叠综合征:应考虑血浆置换治疗。

(3)根据临床情况,选择利妥昔单抗和环磷酰胺,基本原则如下:

① 优先选择利妥昔单抗:儿童和青少年,绝经前女性和男性考虑保护生育能力,体弱老年人,对糖皮质激素减量要求高的人群,疾病复发,PR3-ANCA 相关性血管炎。

② 优先选择环磷酰胺:难以获取利妥昔单抗的人群,对于肾小球滤过率(GFR)显著降低或快速下降的患者[血清肌酐>4mg/dL($>354\mu mol/L$)],支持利妥昔单抗和糖皮质激素的数据有限。在这种情况下,可考虑使用环磷酰胺和糖皮质激素以及利妥昔单抗和环磷酰胺联合治疗。

○ **ANCA 相关性血管炎的维持治疗方案是什么?**

答:根据 KDIGO《ANCA 相关性血管炎管理临床实践指南(2024 年)》建议,在诱导缓解后使用利妥昔单抗或硫唑嘌呤和低剂量糖皮质激素进行维持治疗,缓解治疗的最佳持续时间为诱导缓解后的 18 个月至 4 年。

○ **如何对 ANCA 相关性血管炎的活动性和疾病损伤进行评估?**

答:伯明翰血管炎疾病活动度评分(Birmingham Vasculitis Activity Score,BVAS)是一种专门用于评估 ANCA 相关性血管炎疾病活动度的临床工具。BVAS

通过对患者的症状和体征进行量化评分，以反映疾病的严重程度和广泛性。该评分系统涵盖了九个器官系统，包括肾脏、呼吸系统、皮肤、心脏、神经系统、耳鼻咽喉、眼部、关节和肌肉，以及全身症状。每个系统的症状和体征根据其严重性被赋予不同的分数，分数范围从 0～63 分，分数越高表示疾病活动度越大。BVAS 评分为 0 分表示疾病处于完全缓解状态，而分数的增加则提示疾病活动度增加。BVAS评分不仅用于评估疾病活动度，也用于监测疾病进展和治疗反应，是 AAV 管理和临床研究中的重要工具。

血管炎损伤指数（vasculitis damage index，VDI）是一种评估 ANCA 相关性血管炎（AAV）患者长期损伤的标准化工具。VDI 通过对患者进行详细的临床评估，记录疾病对各个器官系统造成的损伤，如肾脏、肺、心脏、皮肤、神经系统等。每个受累器官系统根据损伤的严重程度被赋予不同的分数，分数累计后得出总分，从而量化整体损伤程度。VDI 评分有助于评估疾病对患者生活质量的影响、监测疾病进展、指导治疗决策，并预测患者的长期预后。通过定期使用 VDI评估，医生可以更好地了解疾病对患者长期健康的影响，并制定相应的治疗和管理策略，以减少进一步损伤和改善患者的生活预后。

○ 该例患者的下一步治疗思路是什么？

答：患者为老年男性，血清肌酐 $267\mu mol/L$，根据最新 KDIGO 指南推荐，可考虑利妥昔单抗（RTX）联合糖皮质激素［甲泼尼龙 250～500mg/d，连续 3 天后改为 1mg/（kg·d）序贯诱导］为诱导治疗方案，患者出现咯血症状，胸部 CT 提示双肺间质性炎症，如药物治疗难以控制，出现弥漫性肺泡出血，可考虑血浆置换治疗。待疾病缓解后，可考虑使用小剂量糖皮质激素联合利妥昔单抗维持治疗。

○ 该例患者在随访过程中应该进行哪些方面的疾病监测？

答：随访过程中应注意以下方面：

（1）肾脏病情评估　肾功能、尿常规＋沉渣、尿蛋白定量。

（2）血管炎活动评估　血 ANCA、血常规、红细胞沉降率、补体、BVAS评分。

（3）免疫功能监测　患者在接受 RTX 期间和治疗后，应定期监测免疫球蛋白水平和外周血的 T/B 淋巴细胞水平。

（4）感染并发症监测　血常规、CRP、PCT、尿常规＋沉渣、1,3-β-D 葡聚糖试验、半乳甘露聚糖试验、结核感染 T 细胞斑点试验、胸部 CT 平扫。

（5）糖皮质激素并发症监测　患者在接受糖皮质激素治疗期间和治疗后应监测骨密度和维生素 D 水平。

（6）有条件时，可以检测血浆利妥昔单抗的血药浓度。

拓展学习

• ANCA 相关性血管炎的发病机制是多因素的，涉及遗传倾向、环境触发因素和免疫反应的异常。ANCA 是自身抗体，它们与中性粒细胞内的特定抗原（如 MPO 和 PR3）结合，导致中性粒细胞过度激活。这种激活释放炎症介质，如细胞因子、活性氧物质和溶解酶，损伤血管内皮细胞。同时，中性粒细胞形成中性粒细胞胞外陷阱（NETs），在某些情况下，NETs 的异常调节和清除障碍可能导致自身免疫反应，形成 ANCA。此外，遗传学研究还揭示了与 AAV 易感性相关的基因，如 MHC Ⅱ 类基因和非 MHC 基因。环境因素，包括感染、某些药物和空气中的颗粒物，也可能触发或加剧 AAV。这些因素共同作用，导致小血管的炎症和坏死，表现为系统性血管炎。

• Avacopan 是一种 C5a 受体拮抗剂，用于治疗 ANCA 相关性血管炎的新型药物。其作用机制是通过阻断 C5a 受体，抑制补体系统激活，减少中性粒细胞的激活和血管内皮的浸润，从而减轻炎症反应和血管损伤。ADVOCATE 研究表明，在以利妥昔单抗作为背景诱导治疗的 ANCA 相关性血管炎患者中，与泼尼松减量治疗相比，Avacopan 组在第 26 周的疗效相似，在第 52 周的疗效更好，并且具有更佳的安全性特征。Avacopan 与改善的肾脏预后结果和较低的糖皮质激素毒性相关。

• 在 ANCA 相关性血管炎的治疗和管理中，复发是一个重要的关注点。基线时 PR3-ANCA 阳性的患者比 MPO-ANCA 阳性的患者更容易复发。无论患者基线的亚型如何，诱导缓解后的 ANCA 阴性状态与持续缓解时间较长相关，而持续 ANCA 阳性的患者复发风险更高。基线时较低的估算 eGFR 与较低的复发风险相关。然而，对于 eGFR 较低的患者而言，一旦出现肾脏复发，由于随后发展为终末期肾病的风险较高，其后果可能更为严重。研究发现，在疾病复发的情况下，AAV 肾损害活动性与尿液中可溶性 CD163 水平的增加有关，该生物标志物的检测能够可靠地区分血管炎活动和其他原因引起的急性肾损伤。C 反应蛋白浓度和红细胞沉降率在复发期间通常都会升高。来自 RAVE 试验的数据显示，基线时可溶性免疫检查点（sTim-3、sBTLA 和 sCD27）的低表达水平可以预测接受利妥昔单抗治疗的 PR3-ANCA 相关性血管炎患者的疾病复发。

• ANCA 相关性血管炎患者也可同时合并其他自身免疫性疾病，例如系统性红斑狼疮、类风湿关节炎、干燥综合征、炎症性肠病或视神经炎等。本科曾经报道一例 32 岁女性患者，她以突发视力下降和肾功能恶化为主要症状，实验室检查显示患者血清中 p-ANCA 和抗 MPO 抗体水平升高，AQP4-IgG 阳性，肾穿刺活检显示 ANCA 相关性肾小球肾炎特征，磁共振显示视神经炎，最终被诊断为 ANCA 相关性血管炎合并 AQP4-IgG 阳性的视神经脊髓炎。

参考文献

[1] Robson J C, Grayson P C, Ponte C, et al. 2022 American College of Rheumatology/European Alliance of Associations for Rheumatology Classification Criteria for Granulomatosis With Polyangiitis. Arthritis Rheumatol, 2022, 74 (3): 393-399.

[2] Suppiah R, Robson J C, Grayson P C, et al. 2022 American College of Rheumatology/European Alliance of Associations for Rheumatology classification criteria for microscopic polyangiitis. Ann Rheum Dis, 2022, 81 (3): 321-326.

[3] Shiratori-Aso S, Nakazawa D. The involvement of NETs in ANCA-associated vasculitis. Front Immunol, 2023, 14: 1261151.

[4] Grayson P C, Ponte C, Suppiah R, et al. 2022 American College of Rheumatology/European Alliance of Associations for Rheumatology Classification Criteria for Eosinophilic Granulomatosis with Polyangiitis. Ann Rheum Dis, 2022, 81 (3): 309-314.

[5] Geetha D, Dua A, Yue H, et al. Efficacy and safety of avacopan in patients with ANCA-associated vasculitis receiving rituximab in a randomised trial. Ann Rheum Dis, 2024, 83 (2): 223-232.

[6] KDIGO 2024 Clinical Practice Guideline for the Management of Antineutrophil Cytoplasmic Antibody (ANCA) -Associated Vasculitis. Kidney Int, 2024, 105 (3s): S71-S116.

[7] Kronbichler A, Bajema I M, Bruchfeld A, et al. Diagnosis and management of ANCA-associated vasculitis. Lancet, 2024, 403 (10427): 683-698.

[8] Nakazawa D, Masuda S, Tomaru U, et al. Pathogenesis and therapeutic interventions for ANCA-associated vasculitis. Nat Rev Rheumatol, 2019, 15 (2): 91-101.

[9] Wang Y, Xu Y. A case of microscopic polyangiitis with acute-onset visual acuity loss. Int Urol Nephrol, 2024, 56 (3): 1197-1198.

第六节 》 抗肾小球基底膜肾炎

教学查房目的

◎ 掌握抗肾小球基底膜肾炎的临床表现。

◎ 掌握抗肾小球基底膜肾炎的诊断标准。

◎ 了解抗肾小球基底膜肾炎的治疗方案。

住院医师汇报病史

● 现病史：患者男性，17 岁，主诉因"肉眼血尿伴发现血清肌酐升高 2 天"入院。患者入院 2 天前无明显诱因出现全程肉眼血尿，无血块，无发热、畏寒、腰痛，无尿频、尿急、尿痛，无咯血、呕血、便血，无颜面红斑、关节疼痛，无胸闷、气喘等，就诊于当地医院，尿常规：蛋白（＋＋＋），潜血（＋＋＋），RBC 900.10 个/μL，肾功能：血清肌酐 1086μmol/L，建议转至上级医院进一步诊疗。遂就诊本院门诊，血常规：WBC 9.45×10^9/L，Hb 70g/L，PLT 272×10^9/L，肾功能：血清肌酐 1045μmol/L，抗 GBM 抗体阳性。泌尿系超声示：双肾形态正常，左肾大小约 11.14cm×5.69cm，右肾大小约 11.22cm×5.51cm，包膜光滑，皮质厚度约 0.99cm（左肾）、1.10cm（右肾），皮质回声稍强于肝脾，皮髓质分界尚清。胸部 CT 示：右肺及左肺下叶多发小结节。经皮肾穿刺活检病理示：10 个肾小球，2 个球性硬化，8 个细胞性新月体，免疫荧光检测显示 IgG 沿 GBM 呈线性沉积（图 2-6-1），电镜无免疫复合物沉积，可观察到 GBM 断裂和新月体形成，诊断为新月体

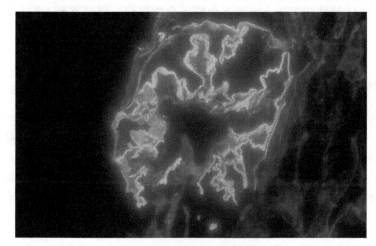

图 2-6-1　肾穿刺活检病理

免疫荧光染色提示 IgG 沿 GBM 呈线性沉积

性肾小球肾炎、抗肾小球基底膜肾炎。予甲泼尼龙 250mg qd×3 天冲击治疗，之后减量为 40mg qd 静滴，一次环磷酰胺 600mg，静滴，隔日血浆置换共 9 次，后复查血清肌酐 286μmol/L，血清抗 GBM 抗体转阴。

- 既往史及个人史：否认高血压、糖尿病等慢性病史，否认病毒性肝炎、结核等传染病史。无吸烟、饮酒史。
- 体格检查：体温 36.8℃，脉搏 96 次/分，呼吸 20 次/分，血压 128/72mmHg。神志清楚，心律齐，各瓣膜听诊区未闻及杂音；双肺呼吸音尚清，双肺未闻及干湿啰音；腹软，全腹无压痛、反跳痛，肝脾肋下未及，肝区肾区无叩击痛，双下肢轻度凹陷性水肿。
- 初步诊断：抗肾小球基底膜（GBM）肾炎、新月体肾炎、急性肾损伤。

住培教师提问及教学

提问住培第一年的同学

○ **该病例的特点是什么？**

答：本病例的特点如下：

(1) 青年男性，急性起病，病史 2 天。

(2) 主要临床表现为突发全程无痛性肉眼血尿，无血块。

(3) 泌尿系统受累为主。尿常规：蛋白（＋＋＋），潜血（＋＋＋），RBC 900.10 个/μL。肾功能：血清肌酐 1086μmol/L，伴有贫血 Hb 70g/L。

(4) 血抗 GBM 抗体阳性。

(5) 病理：10 个肾小球，2 个球性硬化，8 个细胞性新月体，免疫荧光检测显示 IgG 沿 GBM 呈线性沉积，电镜无免疫复合物沉积，可观察到 GBM 断裂和新月体形成。

因此，诊断为新月体性肾小球肾炎、抗 GBM 肾炎、急性肾损伤。

○ **抗肾小球基底膜病的临床特征是什么？**

答：抗肾小球基底膜病（anti-glomerular basement membrane disease，anti-GBM-disease），是一种罕见的自身免疫性疾病，血清中可检测到针对肾小球基底膜的特异性抗体，即抗 GBM 抗体。主要表现为迅速进展性肾小球肾炎，肺出血或两者均有。其中，仅累及肾脏，又称为抗 GBM 肾炎。临床特征包括血尿、蛋白尿、急性肾损伤等泌尿系统症状，以及呼吸困难、咳嗽或咯血等肺部症状。患者可能会出现全身症状，例如发热和乏力。

○ **新月体肾炎的鉴别诊断有哪些？**

答：根据免疫病理特征，新月体肾炎主要可以分成五类。

（1）线状免疫复合物沉积的Ⅰ型新月体肾炎　主要是指抗 GBM 病。

（2）颗粒状免疫复合物沉积的Ⅱ型新月体肾炎　主要见于系统性疾病累及肾脏，如系统性红斑狼疮（SLE）、过敏性紫癜和冷球蛋白血症等。

（3）不伴或仅有少量免疫复合物沉积的Ⅲ型新月体肾炎　主要是指 ANCA 相关性小血管炎。

（4）抗基底膜和血管炎混合型，患者外周血 ANCA 和抗 GBM 抗体同时阳性。

（5）特发型，无免疫复合物沉积，患者外周血 ANCA 阴性。

提问住培第二年的同学

○ **如何诊断抗 GBM 病?**

答：抗肾小球基底膜（抗 GBM）病的诊断是一个综合性过程，涉及临床症状的评估、血清学检测、组织病理学检查，以及在必要时结合影像学和肺功能测试。首先，临床评估是诊断的第一步，患者通常表现为快速进展性肾炎（RPGN）和（或）肺出血，这些症状提示可能存在抗 GBM 病。血清学检测是确诊的关键，通过 ELISA 或免疫荧光法来检测循环中的抗 GBM 抗体。这些抗体通常以 IgG 类为主，特别是 IgG1 和 IgG3 亚类。值得注意的是，约 10％的患者可能无法通过常规检测方法检出循环抗体，可能是针对不同的抗原表位。组织病理学检查是诊断的金标准，通过直接免疫荧光技术在冷冻的肾脏组织上检测沉积的抗体，通常显示出沿肾小球基底膜的强线性带状图案。此外，肾脏活检还揭示了新月体形成，这是抗 GBM 病的组织病理学标志。电镜检查虽然在诊断中的价值有限，但有助于排除其他可能的肾小球疾病。对于肺出血的诊断，可以通过临床或放射学检查发现，并通过支气管肺泡灌洗识别含铁血黄素的巨噬细胞，这是肺出血的特征性表现。

○ **抗 GBM 病的病理特征主要包括哪些?**

答：抗 GBM 病的肾穿刺活检病理特征主要包括新月体形成，这是其组织病理学的标志。其中 95％的患者肾活检中会有新月体的证据，且通常受影响的新月体的病变程度比较一致（而 ANCA 相关血管炎中新月体的病变程度新旧不一）；有新月体的肾小球可能会有肾小球毛细血管襻的纤维素样坏死，非新月体性肾小球也可能有节段性纤维素样病变，严重病例中可能观察到 Bowman 囊的破裂和肾小球周围炎症；间质纤维化和肾小管萎缩不常见，但可能会观察到间质炎症；电子显微镜下显示非特异性的新月体性肾炎特征，如 GBM 的断裂和腔外定位的纤维及增殖细胞，但不常见电子致密物沉积；免疫荧光检测具有特征性表现，IgG 和（或）补体 C3 沿肾小球毛细血管襻线状沉积。

○ **抗 GBM 病的治疗原则有哪些?**

答：抗 GBM 病的治疗原则包括支持性治疗、免疫抑制治疗、血浆置换和肾脏替代治疗。免疫抑制治疗通常包括大剂量糖皮质激素和环磷酰胺，以及血浆置换，可以迅速降低血清抗 GBM 抗体水平和减轻抑制炎症反应。支持性治疗包括血压控制、贫血管理和肾功能保护。在某些情况下，可能需要肾脏替代治疗，如透析或肾移植。

○ **在抗 GBM 病的治疗中，如何评估治疗效果和监测疾病活动性？**

答：治疗效果的评估通常基于临床症状的改善、血清学标志物（如抗 GBM 抗体水平的下降）以及肾功能的稳定或改善。疾病活动性的监测可以通过定期的尿液分析、血清肌酐水平测定、抗 GBM 抗体滴度检测以及肾脏影像学检查来进行。在某些情况下，可能需要重复肾脏活检来评估病理变化。

提问住培第三年的同学

○ **抗 GBM 病的发病机制是什么？**

答：抗 GBM 病的发病机制涉及免疫系统对肾小球基底膜的攻击，导致肾小球炎症和损伤。几乎所有患者体内都存在自身抗体，这些抗体针对的是Ⅳ型胶原蛋白 α3 链上的两个特定表位。健康人体内也存在低亲和力的自然抗体，但通常不会发展成疾病，因为人类白细胞抗原（HLA）依赖的调节性 T 细胞（Tregs）能够保护大多数人免受高亲和力自身抗体的侵害。然而，HLA-DR15 抗原呈现的 α3 链衍生肽段缺乏促进这种 Tregs 发展的能力。在抗 GBM 病中，自身抗体与肾小球基底膜上的抗原结合，激活白细胞，特别是中性粒细胞，导致它们释放颗粒内容物，包括多种蛋白酶，进而降解周围组织。这种免疫介导的组织损伤是快速进展性肾小球肾炎和肺出血的基础。

○ **抗 GBM 病与 ANCA 相关性血管炎在临床表现和病理特征上有哪些区别？**

答：抗 GBM 病与 ANCA 相关性血管炎区别表现在以下几个方面：

（1）临床表现差异　抗 GBM 病通常表现为快速进展性肾小球肾炎（RPGN），伴有血尿、蛋白尿和肾功能迅速下降。大约 40%～60% 的患者会伴有肺出血，这可能导致呼吸困难和咯血。ANCA 相关性血管炎是一种系统性疾病，其临床表现更为多样，可能包括发热、乏力、关节痛、肌痛等全身症状。肾脏受累时，也表现为快速进展性肾小球肾炎（RPGN），但肺出血不如抗 GBM 病常见。此外，AAV 还可能影响皮肤、耳鼻喉、心脏、神经系统等多个器官。

（2）病理特征差异　抗 GBM 病的病理特征以肾小球内新月体形成为标志，这些新月体通常为病变程度比较一致，且在免疫荧光检测中，肾小球基底膜上呈现线性 IgG 沉积。ANCA 相关性血管炎（AAV）的肾脏病理特征主要表现为小血管的炎症和坏死，可能伴有新月体的形成，但这些新月体在不同阶段的混合出现，不同于抗 GBM 病的均一性新月体。在免疫荧光检测中，AAV 一般没有免疫复合物沉积，少数患者也可能显示免疫复合物沉积，但通常不是线性沉积。

（3）抗 GBM 病可与 ANCA 相关性血管炎重叠。既往研究表明，多达 47％的抗 GBM 病患者也呈 ANCA 阳性，而 5％～14％的 AAV 患者同时存在抗 GBM 抗体呈阳性。两个抗体都阳性的患者，往往疾病进展更迅猛，就诊时往往血清肌酐水平较高，需要肾脏替代治疗，且需要血浆置换，但整体预后欠佳。

○ 抗 GBM 病的预后如何？

答： 抗 GBM 病的预后取决于多种因素，包括治疗的及时性和有效性、肾功能的初始状态以及患者是否需要透析。研究报告显示，1 年患者生存率达到 80％～90％。然而，许多研究排除了未接受标准化治疗方案的患者、ANCA/抗 GBM 抗体双阳性患者或没有进行肾脏活检的患者，这可能导致生存率的高估。肾脏存活率约为 15％～58％，这在很大程度上取决于诊断时的肾功能。血浆置换、环磷酰胺和皮质类固醇的组合治疗对大多数患者有效，尤其是那些肾功能损害不严重的患者。然而，对于初始就需要透析的患者，肾功能恢复的可能性较低。预后不良的因素包括严重肾功能损害、大量肾小球受新月体影响以及少尿或无尿。抗 GBM 病的复发率较低，通常与持续暴露于肺部刺激物有关。长期管理中，避免已知诱发因素是关键。对于抗 GBM 病和 ANCA 双阳性的患者，可能需要更谨慎的长期随访和维持性免疫抑制治疗。

拓展学习

● 除了典型抗 GBM 病，非典型抗 GBM 病的表现形式多样：

（1）ANCA 和抗 GBM 抗体的共存，这种情况比随机发生的概率要高。一些研究显示，在有抗 GBM 病的患者中，几乎一半可以检测到 ANCA，特别是针对抗髓过氧化物酶（MPO）的抗体，而 ANCA 相关血管炎患者中也有约 10％存在抗 GBM 抗体。这种共存的机制尚不明确，但有证据表明 ANCA 可能在抗 GBM 病发作前就已存在，暗示 ANCA 诱导的肾小球炎症可能是触发抗 GBM 抗体反应的因素，通过改变或暴露 GBM 中通常隐藏的抗原表位。

（2）与膜性肾病相关的抗 GBM 病，可以先于、同时或继发于膜性肾病的诊断出现。目前推测，一种疾病对肾小球结构的破坏可能暴露了隐藏的抗原表位，允许第二种疾病的发生。对于已知膜性肾病的患者，如果肾功能迅速下降，应怀疑是否发展为叠加的急进性肾炎或抗 GBM 病，并建议进行重复活检。

（3）有报道显示抗 GBM 病的"非典型"表现，这些非典型病例的临床表现比经典抗 GBM 病要轻微，但目前尚不清楚这些病例是否代表不同的临床亚型或是疾病严重程度的连续谱。在部分病例系列报道中，患者有轻度和缓慢进展的肾功能损害，肾活检显示线性 IgG 沉积，但没有以急进性肾炎为主的临床表现，也没有明显的肺出血。这些患者使用常规检测方法未能检测到循环中的抗 GBM 抗体，患者和肾脏的预后都相对较好。

（4）还有关于 IgG4 亚类抗 GBM 抗体的报道，这类抗体在常规抗 GBM 抗体检测中可能无法被检测到，临床特征和组织病理却符合抗 GBM 病特点，仍需考虑抗 GBM 病的诊断。

● 近期研究观察到，在 COVID-19 大流行期间，英国西北伦敦地区抗 GBM 病的发病率异常上升。2019 年 12 月至 2020 年 4 月，该地区报告了 8 例新病例，较历史背景率显著增加。这些患者中有部分在发病前出现了与 COVID-19 相似的非特异性症状，如呼吸道感染或腹泻。尽管病毒 RNA 检测结果为阴性，但在部分患者的血清中检测到了针对 SARS-CoV-2 刺突蛋白的 IgM 和 IgG 抗体，暗示了 SARS-CoV-2 感染可能触发了针对肾小球基底膜的免疫反应，导致抗 GBM 病的发生。这一发现揭示了新型冠状病毒感染与自身免疫性疾病之间可能存在的联系，为进一步研究提供了新的方向。

参考文献

[1] McAdoo S P, Pusey C D. Anti-Glomerular Basement Membrane Disease. Clin J Am Soc Nephrol，2017，12（7）：1162-1172.

[2] Segelmark M, Hellmark T. Anti-glomerular basement membrane disease：an update on subgroups, pathogenesis and therapies. Nephrol Dial Transplant，2019，34（11）：1826-1832.

[3] Prendecki M, Clarke C, Cairns T, et al. Anti-glomerular basement membrane disease during the COVID-19 pandemic. Kidney Int，2020，98（3）：780-781.

[4] Cornell L D. Anti-Glomerular Basement Membrane Disease：Broadening the Spectrum. Am J Kidney Dis，2024，83（6）：701-703.

[5] Nasr S H, Collins A B, Alexander M P, et al. The clinicopathologic characteristics and outcome of atypical anti-glomerular basement membrane nephritis. Kidney Int，2016，89（4）：897-908.

[6] Bharati J, Yang Y, Sharma P, et al. Atypical Anti-Glomerular Basement Membrane Disease. Kidney Int Rep，2023，8（6）：1151-1161.

第七节 乙型肝炎病毒相关性肾炎

教学查房目的

- 掌握乙型肝炎病毒相关性肾炎的临床表现。
- 掌握乙型肝炎病毒相关性肾炎的诊断标准。
- 熟悉乙型肝炎病毒相关性肾炎的治疗原则。

住院医师汇报病史

- 现病史：患者男性，42岁，主诉因"反复双下肢水肿3个月余，尿少2周"入院。患者3个月前无明显诱因出现双下肢水肿，伴乏力，无发热、腹痛、黄疸等，未诊治。2周前出现尿量减少一半，并感全身乏力、食欲下降。外院查肝功能异常（自诉白蛋白、胆红素、肾功能正常，ALT、AST升高，未见检查单），乙肝病毒表面抗原阳性，HBV DNA $7.5×10^7$ IU/mL，尿常规提示蛋白尿（＋＋＋），潜血（＋）。泌尿系彩超提示双肾大小形态正常，皮质回声增粗，无明显占位性病变。肾穿刺活检显示肾小球毛细血管基底膜弥漫性增厚，伴系膜细胞和基质局灶节段性中度增生，上皮下、系膜区见嗜复红蛋白沉积，免疫荧光检查显示IgG、IgM和C3，以及HBsAg和HBcAg在毛细血管袢呈颗粒状沉积，病理诊断（图2-7-1）：非典型膜性肾病，符合乙肝病毒相关性肾炎的诊断标准。

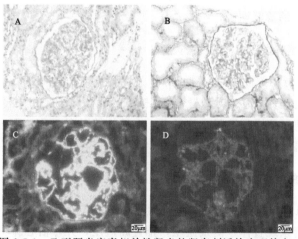

图 2-7-1 乙型肝炎病毒相关性肾炎的肾穿刺活检病理特点

（A）光镜显示肾小球毛细血管基底膜弥漫球性增厚和中度系膜增生（苏木精-伊红染色，400倍）；（B）PASM染色显示毛细血管基底膜不规则增厚、管腔僵硬（过碘酸-六胺银染色，400倍）；（C）免疫荧光显示IgG沿毛细血管壁和系膜区呈高强度颗粒状沉积，主要集中在毛细血管壁；（D）免疫荧光显示多克隆HBcAg抗体（400倍）在肾小球毛细血管壁呈颗粒状沉积

- 既往史及个人史：既往发现有乙型肝炎病毒携带病史 30 余年，未诊治。无高血压、糖尿病等慢性病史。
- 体格检查：体温 36.5℃，脉搏 78 次/分，呼吸 18 次/分，血压 130/80mmHg。神志清楚，皮肤黏膜无黄染，无肝掌及蜘蛛痣；双肺呼吸音清，未闻及干湿啰音；心律齐，各瓣膜听诊区未闻及杂音；腹平软，无压痛及反跳痛，肝脾肋下未触及，移动性浊音阴性，肝区、肾区无叩击痛。双下肢中度凹陷性水肿。
- 入院诊断：乙型肝炎病毒相关性肾炎（非典型膜性肾病）。

住培教师提问及教学

提问住培第一年的同学

○ 该病例的初始病史特点是什么？

答：本病例特点如下：

（1）中年男性，乙型肝炎病毒携带病史 30 年。

（2）肾病病史 3 个月余，临床表现为双下肢水肿、尿量减少及全身乏力。

（3）实验室检查提示肝功能异常伴乙肝病毒活动，尿常规提示蛋白尿（＋＋＋）伴潜血阳性，肾功能正常。

（4）肾活检显示非典型膜性肾病伴免疫荧光提示乙肝表面抗原在肾脏沉积。

因此，乙型肝炎病毒相关性肾炎（hpatitis B virus associated glomerulonephritis，HBV-GN）的诊断明确。

○ 什么是乙型肝炎病毒相关性肾炎？

答：乙肝病毒相关性肾炎简称乙肝相关性肾炎，是指 HBV 感染人体后，通过免疫反应形成免疫复合物，导致肾小球损伤的疾病。HBV 相关肾炎最主要的病理表现为膜性肾病和膜增生性肾小球肾炎，少见的情况有 HBV 感染引起冷球蛋白血症相关性肾损害等。

○ 这位患者的重点查体内容是什么？

答：这位患者的重点查体内容应包括：

（1）心血管系统查体　测量血压，排查高血压，并评估心肺功能以排查心力衰竭或肺水肿。

（2）泌尿系统查体　评估水肿程度、尿量减少情况和膀胱充盈度，检查肾区是否有叩击痛。

（3）消化系统查体　触诊肝脏和脾脏，评估是否有增大或压痛，并结合病史评估肝功能。

（4）皮肤与黏膜检查　检查皮肤是否有黄疸或出血点，并评估凝血功能。

（5）全身状况评估　结合全身乏力表现，评估肝肾损害对整体健康的影响。

○ 乙型肝炎病毒相关性肾炎的常见临床表现有哪些？

答：乙型肝炎病毒相关性肾炎的常见临床表现如下：

（1）蛋白尿　这是最常见的症状，可能从轻微蛋白尿到严重的肾病综合征不等，后者包括大量蛋白尿、低蛋白血症、高脂血症和明显的水肿。

（2）血尿　通常为微量血尿，即尿液中的红细胞增多，但肉眼不易观察到。

（3）肾功能损害　随着病情进展，患者可能出现肾功能不全，表现为尿量减少、肌酐升高和尿素氮增高等。

（4）高血压　由于肾功能损害，部分患者可能会出现高血压。

（5）水肿　尤其是下肢和脸部水肿，与蛋白尿导致的低蛋白血症有关。

（6）其他全身症状　如乏力、食欲缺乏、黄疸、肝区不适等，可能与肝功能受损及慢性病毒感染的全身症状相关。

提问住培第二年的同学

○ 乙型肝炎病毒相关性肾炎的诊断标准是什么？

答：目前国际上对 HBV 相关肾炎并无统一的诊断标准。

（1）临床上遇到以下几种情况时，需要考虑 HBV 相关性肾炎的可能性。①乙肝患者或者有乙肝感染史（例如抗 HBc 抗体阳性者）合并蛋白尿或肾病综合征。②肝功能异常合并蛋白尿者。③儿童及青少年膜性肾病患者，北京的研究发现，30 岁以下的膜性肾病患者中 73.1％肾组织中可检出 HBV 抗原，而 50 岁以上者则只有 33.3％。④肾脏病理表现为非典型膜性肾病者。

（2）参照 1989 年北京座谈会的标准，患者满足如下三条标准可以诊断为 HBV 相关肾炎：①血清 HBV 抗原阳性。②患膜性肾病、膜增生性肾炎、IgA 肾病或 FSGS，并排除狼疮性肾炎等继发性肾小球疾病。③肾组织切片上找到 HBV 抗原。其中，第③点为最基本条件，缺此不能诊断。

○ 乙型肝炎病毒相关性肾炎的鉴别诊断有哪些？

答：在临床上乙型肝炎病毒相关性肾炎的诊断需要考虑多种其他可能导致相似临床表现的肾病进行鉴别诊断。

（1）原发性肾脏疾病　①膜性肾病：这是一种免疫介导的疾病，通常表现为重度蛋白尿和肾病综合征。乙型肝炎病毒相关性肾炎和原发性膜性肾病在肾活检上可能表现相似，区分依赖于肾脏组织中免疫复合物的特性及病毒标志物的检测。②膜增生性肾小球肾炎：这种形式的肾炎涉及肾小球基底膜和间质的增厚和细胞增生，可能是由自身免疫性疾病引起，也可能是病毒感染的结果。③IgA肾病：以IgA为主的免疫复合物沉积在肾小球，常见于年轻成年人，肾活检是诊断的关键。

（2）其他病毒感染相关性肾病　①HIV相关性肾病：HIV可直接侵犯肾脏，引起HIV相关性肾病，临床上表现为蛋白尿和肾功能损害。HIV感染的诊断依靠血清学检查HIV抗体和病毒载量，及肾脏病理特异性改变。②丙型肝炎病毒相关性肾病：与乙型肝炎相似，丙型肝炎病毒也可引起肾脏疾病，特别是继发混合型冷球蛋白血症。丙型肝炎的诊断需要血清学检查和病毒RNA的测定。

（3）自身免疫性肾病　①系统性红斑狼疮（SLE）：SLE是一种系统性自身免疫性疾病，可引起多种类型的肾病，包括膜性肾病和膜增生性肾炎。通过ANA和抗ds-DNA抗体的检测等可以帮助诊断。②ANCA相关性血管炎（AAV）：是一组以小血管炎为主要特征的自身免疫性疾病，临床表现多种多样，取决于受累器官，可通过检测ANCA等相关抗体及肾穿刺活检来明确。

（4）药物性间质性肾炎　某些药物（如抗生素、NSAIDs）可以引起肾小管间质的炎症，造成肾功能损害。病史收集和药物停用后临床表现减轻通常可以帮助诊断。

（5）其他继发性肾小球疾病　如多发性骨髓瘤相关性肾病：在某些系统性疾病如多发性骨髓瘤中，异常免疫球蛋白沉积也可能导致肾病，血清和尿液的免疫固定电泳可检测出异常蛋白，可进一步进行骨髓及肾活检确诊。

○ 乙型肝炎病毒相关性肾炎的主要病理类型是什么？

答：乙型肝炎病毒相关性肾炎的主要病理类型包括以下三种：

（1）膜性肾病（HBV-MN）　是乙型肝炎病毒相关性肾炎中最常见的病理类型。它的特征是肾小球基底膜的弥漫性增厚，常伴有钉突样结构。免疫荧光检查常显示HBsAg或HBeAg、IgG、C3等免疫复合物在肾小球上皮下沉积。电镜下可以看到上皮下大量的电子致密物。患者常表现为蛋白尿、血尿，部分患者可能出现肾病综合征。

（2）膜增生性肾小球肾炎（HBV-MPGN）　表现为肾小球毛细血管壁的增厚和系膜细胞的增生，伴有系膜基质的增加。免疫荧光检查常显示HBsAg、IgG、C3等沉积在肾小球毛细血管壁和系膜区。电镜下可见肾小球内皮下的电子致密物。患者通常表现为蛋白尿、血尿，可能伴有低补体血症。膜增生性肾小球肾炎多见于成年人，且预后较差，容易进展为慢性肾功能不全。

（3）系膜增生性肾小球肾炎（HBV-MsPGN）　以系膜细胞和系膜基质的增生为主要特征，伴有轻度的肾小球基底膜增厚。免疫荧光检查可见HBsAg、IgA、IgM等沉积在系膜区。电镜检查可见系膜区的电子致密物。患者表现为轻度至中度的蛋白尿和血尿。系膜增生性肾小球肾炎多见于儿童和青少年，病情相对较轻，但也有部分病例可能进展为慢性肾脏病。

提问住培第三年的同学

○ 乙型肝炎病毒相关性肾炎的治疗原则是什么？

答：乙型肝炎病毒相关性肾炎的治疗原则主要包括控制乙型肝炎病毒的复制和减轻肾脏损伤。具体的治疗方案通常根据患者的病情严重程度和病理类型制定，基本原则如下：

（1）抗病毒治疗　是乙型肝炎病毒相关性肾炎的核心治疗，旨在抑制 HBV 的复制，减少免疫复合物的形成，从而减轻肾脏炎症和损伤。选择药物时应考虑患者的肾功能、病毒负荷及耐药性风险。并应定期监测 HBV DNA 水平、肝功能和肾功能，评估抗病毒治疗的效果。如果 HBV DNA 水平显著下降，说明治疗有效。

（2）肾脏保护治疗　对于部分病情严重的乙型肝炎病毒相关性肾炎患者（如膜性肾病伴严重肾病综合征），可以短期使用糖皮质激素以减轻炎症反应，但需谨慎，避免引起病毒复制增加。在对抗病毒治疗无效或存在显著免疫反应的患者中，可以考虑联合使用免疫抑制剂如吗替麦考酚酯或环磷酰胺，但使用时需严格监控病毒负荷，避免激发病毒复制。

（3）支持治疗　高血压是乙型肝炎病毒相关性肾炎患者中常见的并发症。可通过使用 ACEI 或 ARB 类药物来控制血压，以减轻肾脏负担。对于有明显水肿的患者，可以使用利尿药以减少水肿。

（4）长期随访和管理　定期随访，监测肾功能、尿常规、HBV DNA 水平和肝功能，必要时调整抗病毒治疗和免疫抑制治疗。密切监测和预防肾脏病的并发症，如慢性肾功能不全的发展。对于长期使用免疫抑制剂的患者，还需预防感染等并发症。目前的主流观点认为，口服核苷（酸）类似物（如恩替卡韦、替诺福韦等）成为 HBV 阳性肾小球肾炎、肾移植患者和透析患者管理中的新范式。此类药物可有效抑制病毒复制，减少肝脏并发症，且不影响肾移植预后。但仍需要注意的是，当前关于乙肝相关性肾炎的治疗，主要分歧集中在如何平衡抗病毒治疗和免疫抑制治疗的使用上，尤其是在不同病理类型（如膜性肾病和膜增生性肾炎）患者中的具体应用，还没有形成统一的共识。

○ 乙型肝炎病毒常用的抗病毒药有哪些？

答：治疗乙型肝炎的抗病毒药物主要包括以下几类：

（1）核苷（酸）类反转录酶抑制剂　这类药物是目前乙肝治疗中使用最广

泛的药物，主要作用是抑制乙肝病毒的 DNA 复制，从而减少病毒负荷。常用的药物包括以下几种。①拉米夫定（lamivudine）：可以有效抑制乙肝病毒的 DNA 复制，可以有效抑制乙肝病毒的 DNA 复制。②恩替卡韦（entecavir）：对乙肝病毒具有高效的抑制作用，与拉米夫定相比，恩替卡韦的耐药性较低，疗效更稳定，是当前治疗乙肝的首选药物之一。③替比夫定（telbivudine）：是一种选择性的乙肝病毒 DNA 聚合酶抑制剂。该药物对 HBV 的 DNA 聚合酶有较强的抑制作用，但与其他药物相比，可能更容易产生耐药性。④阿德福韦酯（adefovir dipivoxil）：是一种核苷酸类似物，可通过竞争性抑制病毒 DNA 聚合酶来阻断病毒复制。阿德福韦酯在治疗拉米夫定耐药的患者中表现较好，但长期使用可能导致肾功能损害等副作用。⑤替诺福韦（tenofovir）和替诺福韦酯（tenofovir alafenamide）：能有效抑制乙肝病毒的反转录酶和 DNA 聚合酶。替诺福韦和替诺福韦酯的耐药性低，疗效高；尤其是替诺福韦酯对肾脏和骨骼的副作用较小，更适合长期治疗。

（2）干扰素　主要通过增强宿主的免疫应答来抑制乙肝病毒的复制和传播。它可以帮助部分患者实现病毒学清除。常用的类型包括以下几种。①标准干扰素（interferon-alpha）：通过激活宿主免疫系统，帮助清除体内的病毒。更适合用于病毒负荷较低、肝脏损伤较少的患者。②聚乙二醇化干扰素（pegylated interferon）：与标准干扰素相同，通过激活免疫系统抑制病毒复制，但通过聚乙二醇化改良，改善了药物在体内的稳定性和半衰期。适用于需要长期干预的患者，尤其是那些对核苷（酸）类药物治疗无效或存在耐药性的患者。

这两种治疗方式有不同的适应证、疗效和副作用。核苷（酸）类药物因为服用方便、副作用相对较低而被广泛使用；而干扰素的治疗可能带来更持久的病毒学应答，但副作用较大，需要评估患者承受程度。

○ 在 HBV 相关性肾炎治疗中，使用糖皮质激素时应注意哪些问题？

答：（1）促进病毒复制的风险　糖皮质激素具有免疫抑制作用，可能通过抑制宿主的免疫反应而导致乙肝病毒（HBV）的复制增加。使用糖皮质激素可能导致 HBV DNA 水平升高，增强病毒的复制和传播，从而加重对肝脏和肾脏的损害。因此，在使用糖皮质激素治疗时，需要密切监测患者的 HBV DNA 水平。

（2）延迟免疫应答　糖皮质激素可能延迟宿主对 HBV 抗原的免疫应答，特别是延迟宿主对 HBeAg 的抗体产生。这种延迟可能导致免疫复合物在肾小球中持续沉积，从而加重或延长肾脏病变。因此，糖皮质激素的使用需要权衡其对肾脏病变的短期疗效和对病毒复制的长期影响。

（3）疗效有限　在 HBV 相关性肾炎中，尤其是膜性肾病（HBV-MN）和膜增生性肾小球肾炎（HBV-MPGN），糖皮质激素的疗效可能有限。尽管糖皮质激素在减少蛋白尿方面可能有短期效果，但由于其可能促进病毒复制，许多患者的病情可能在停药后复发，甚至恶化。

（4）结合抗病毒治疗　如果决定使用糖皮质激素治疗，通常建议与抗病毒药物（如拉米呋啶、替诺福韦等）联合使用。以抑制 HBV 的复制，减少糖皮质激素可能引发的病毒复制增加的风险。联合治疗有助于平衡糖皮质激素的抗炎作用与抗病毒治疗的效果，最大限度地减少并发症的风险。

（5）适应证的选择　糖皮质激素通常仅用于严重低蛋白血症、大量蛋白尿或存在明显临床症状的患者，并且这些患者的病毒复制指标应为阴性或合理范围。在病毒复制活跃的情况下，应避免单独使用糖皮质激素。

（6）副作用的管理　长期使用糖皮质激素可能引发多种副作用，如高血糖、高血压、骨质疏松、感染风险增加等。因此，在使用糖皮质激素时，还需要考虑并管理这些潜在的副作用。

拓展学习

● 当儿童患有乙型肝炎病毒感染并出现蛋白尿、血尿、水肿或肾功能下降等症状时，应高度怀疑乙肝相关性肾炎。尤其是 1 岁以上的儿童，若在常规检查中发现这些异常情况，且有乙肝感染史，需进一步评估是否存在肾损伤。该病预后不一，有些儿童在抗病毒治疗后症状缓解，而如果蛋白尿持续存在或肾小管损伤严重，可能会进展至终末期肾衰竭。因此，早期发现和及时治疗对于预防疾病进展至关重要。有研究发现，中国儿童的乙型肝炎病毒相关的肾小球肾炎的基因型与临床表现、病理学及 cccDNA 存在关联。基因型 C 是最常见的类型，且与更严重的肾损伤（如血尿、蛋白尿、肾功能不全等）以及较高的 cccDNA 阳性率相关，而基因型 B 的患者则病情相对较轻。两者在肝脏病理学特征上没有显著差异。

● 乙型肝炎病毒诱发动脉炎造成肾损害是乙型肝炎病毒感染相关的少见并发症之一。乙肝病毒可通过诱发免疫复合物的生成和沉积，引起全身性血管炎症，包括动脉炎。动脉炎会导致血管壁的炎症和坏死，进而影响供血器官的功能，肾脏作为高血流量器官，容易受到影响。动脉炎引起的肾损害主要表现为肾小球缺血、肾组织纤维化，临床表现为蛋白尿和血尿，严重者可能发展为肾功能衰竭。动脉炎导致的肾损伤通常伴有全身性症状，如发热、乏力、关节痛等。治疗上，除了控制乙肝病毒感染外，还需要使用免疫抑制剂和糖皮质激素来控制血管炎症，以防止肾损伤的进一步恶化。

● 乙型肝炎病毒相关的膜性肾病（HBV-MN）和乙型肝炎病毒相关的膜增生性肾小球肾炎（HBV-MPGN）的发病机制有所不同。

（1）乙型肝炎病毒相关的膜性肾病（HBV-MN）的发病机制　①免疫复合物沉积：在 HBV-MN 中，乙型肝炎病毒 e 抗原（HBeAg）是主要的致病因素。HBeAg 通过血液循环到达肾小球，并沉积在肾小球上皮细胞下的基底膜区域。由于其分子大小，HBeAg 可以穿过肾小球内皮细胞，但无法穿过上皮细胞的裂隙，因此在上皮下沉积。②免疫反应：当 HBeAg 沉积在肾小球基底膜上后，宿主的免疫系统产生的 IgG 抗体与这些沉积的抗原结合，形成免疫复合物。免疫复合物的沉积可以激活补体系统，引发局部炎症，导致基底膜的损伤和增厚，这种原位免疫复合物沉积是 HBV-MN 的主要发病机制。③宿主免疫力的作用：HBV-MN 的发病与宿主的免疫系统功能密切相关，特别是在儿童和免疫系统尚未完全发育的个体中更为常见，因为他们的免疫系统无法有效清除 HBeAg，导致大量抗原沉积在肾小球中。

（2）乙型肝炎病毒相关的膜增生性肾小球肾炎（HBV-MPGN）的发病机制

①循环免疫复合物沉积：在 HBV-MPGN 中，乙型肝炎病毒表面抗原（HBsAg）是主要的致病因素。HBsAg 与宿主产生的抗体结合形成免疫复合物，这些免疫复合物在血液循环中形成，并最终通过肾小球的过滤系统沉积在肾小球毛细血管壁的内皮下。②免疫清除缺陷：通常情况下，循环免疫复合物会被单核-吞噬细胞系统清除，但在 HBV-MPGN 患者中，由于宿主单核吞噬细胞系统的清除功能不足，大量的免疫复合物未能被有效清除，从而沉积在肾小球内皮下区域，导致膜增生性肾炎的发生。③炎症反应：沉积的免疫复合物激活补体系统，导致系膜细胞增生和毛细血管壁的增厚。与 HBV-MN 不同，HBV-MPGN 主要表现为毛细血管内皮下的免疫复合物沉积和随之而来的增生性炎症反应。

● HBV 相关性肾炎中，男性患者比例较高。在一些乙肝高发地区，男性的 HBV 感染率通常高于女性。这可能与某些社会、行为和文化因素有关，例如男性在某些地区可能更容易接触到感染源（如不安全注射、职业暴露、共用剃须刀等），以及性行为模式的不同。由于感染率较高，男性患上 HBV 相关性肾炎的概率也相应增加。其次，性别可能影响宿主对病毒感染的免疫反应。研究表明，男性和女性在免疫系统的反应强度和方式上存在差异。男性可能表现出较低的抗病毒免疫应答，导致病毒在体内更高的复制水平和更广泛的组织侵袭，从而增加了肾脏的受累风险。雄激素（如睾酮）在免疫系统调节中起一定作用。研究表明，雄激素可能抑制免疫系统的某些功能，这可能导致男性在感染 HBV 后更容易发展为慢性感染，并增加病毒相关并发症的风险，包括肾脏病变。与此相对，女性的雌激素可能对免疫系统具有保护作用，减少病毒相关疾病的发生。

参考文献

[1] 王海燕. 肾脏病学. 4 版. 北京：人民卫生出版社，2021.

[2] Kupin W L. Viral-Associated GN: Hepatitis B and Other Viral Infections. Clin J Am Soc Nephrol，2017，12（9）：1529-1533.

[3] Cacoub P，Asselah T. Hepatitis B Virus Infection and Extra-Hepatic Manifestations: A Systemic Dis-

ease. Am J Gastroenterol，2022，117（2）：253-263.

［4］ 谌贻璞，陈香梅（整理）．乙型肝炎病毒相关性肾炎座谈会纪要［J］．中华内科杂志，1990，29（9）：519-521.

［5］ Yang Y F，Xiong Q F，Zhao W，et al. Complete remission of hepatitis B virus-related membranous nephropathy after entecavir monotherapy. Clin Res Hepatol Gastroenterol，2012，36（5）：e89-92.

［6］ 卢萍，余英豪，庄永泽，等．乙型肝炎病毒相关性肾炎临床病理分析．中国中西医结合肾病杂志，2011（06）：75-77.

［7］ Moon J Y，Lee S H. Treatment of hepatitis B virus-associated membranous nephropathy：lamivudine era versus post-lamivudine era. Korean J Intern Med，2012，27（4）：394-396.

［8］ 周益，袁伟杰．乙型肝炎病毒相关性肾炎发病机制及治疗．中国实用内科杂志，2011，31（2）：2.

［9］ Shah A S，Amarapurkar D N. Spectrum of hepatitis B and renal involvement. Liver Int，2018，38（1）：23-32.

［10］ Fabrizi F，Dixit V，Martin P. Meta-analysis：anti-viral therapy of hepatitis B virus-associated glomerulonephritis. Aliment Pharmacol Ther，2006，24（5）：781-788.

［11］ Sun Y H，Lei X Y，Sai Y P，et al. Relationship between genotypes and clinical manifestation，pathology，and cccDNA in Chinese children with hepatitis B virus-associated glomerulonephritis. World J Pediatr，2016，12（3）：347-352.

［12］ Lu H，Li Y，Lai M，et al. Clinicopathologic features and long-term prognosis of hepatitis B virus-associated glomerulonephritis：a retrospective cohort study. J Nephrol，2023，36（8）：2335-2344.

［13］ Lin C Y. Hepatitis B virus deoxyribonucleic acid in kidney cells probably leading to viral pathogenesis among hepatitis B virus associated membranous nephropathy patients. Nephron，1993，63（1）：58-64.

［14］ Bhimma R，Coovadia H M. Hepatitis B virus-associated nephropathy. Am J Nephrol，2004，24（2）：198-211.

［15］ Wrzołkowa T，Zurowska A，Uszycka-Karcz M，Picken M M. Hepatitis B virus-associated glomerulonephritis：electron microscopic studies in 98 children. Am J Kidney Dis，1991，18（3）：306-312.

［16］ Knecht G L，Chisari F V. Reversibility of hepatitis B virus-induced glomerulonephritis and chronic active hepatitis after spontaneous clearance of serum hepatitis B surface antigen. Gastroenterology，1978，75（6）：1152-1156.

第八节 ▶ 肾淀粉样变性

教学查房目的

- 掌握肾淀粉样变性的临床表现。
- 掌握肾淀粉样变性的诊断标准。
- 熟悉肾淀粉样变性的治疗原则。

住院医师汇报病史

- 现病史：患者女，56岁，主因"舌大1年余，泡沫尿2个月余"入院。患者于入院前1年余前无明显诱因出现舌大（图2-8-1），伴吞咽困难、吐字不清，无咽痛、咳嗽、鼻塞，无牙痛，无头晕、头痛、乏力等，就诊于当地医院，测血压为132/76mmHg，心率为72次/分。喉镜提示"慢性咽炎"，未予特殊治疗。2个月余前，无明显诱因出现排泡沫尿，久置难消，无尿色、尿量改变，无尿路刺激征，无水肿，就诊于当地医院，查血常规：血红蛋白132g/L，尿常规示：尿蛋白（＋＋），尿潜血（－）。24h尿蛋白1.7g/24h。抗核抗体、抗核抗体谱、抗ds-DNA抗体、抗中性粒细胞胞质抗体（ANCA）均阴性。今为进一步诊治，收入本院。自起病以来，精神、食欲、睡眠一般，小便如上述，偶排糊状便，体重无明显变化。

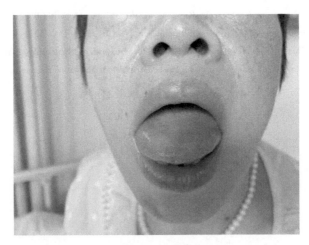

图2-8-1 舌大

- 既往史及个人史：既往规律体检，无高血压、糖尿病等慢性病史。
- 体格检查：体温36.2℃，脉搏63次/分，呼吸16次/分，血压113/72mmHg。神志清楚，舌大，四周可见齿痕，心律齐，各瓣膜听诊区未闻及杂音；双肺呼吸音清，双肺未闻及干湿啰音；腹软，全腹无压痛、反跳痛，肝脾肋下未及，肝区、肾区无叩击痛，双下肢无水肿。

- 入院诊断：蛋白尿原因待查、慢性咽炎。
- 入院后完善相关检查：

血清蛋白电泳：在 γ 区可见 M 峰。

血清免疫固定电泳（图 2-8-2）：IgG、λ 在 γ 区可见异常浓集区带。

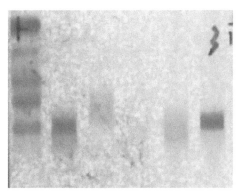

IgG　　IgA　　IgM　　κ　　λ

图 2-8-2　血清免疫固定电泳

IgG、λ 在 γ 区可见异常浓集区带

心脏超声（图 2-8-3）：室间隔增厚；左心室舒张功能减退，左心室射血分数在正常范围；左心室整体纵向应变下降，心尖部保留（考虑淀粉样变）。

心脏 MRI 平扫＋增强（图 2-8-4）：左心室壁非对称性增厚，扫及房室壁弥漫性强化，符合心肌淀粉样变表现。

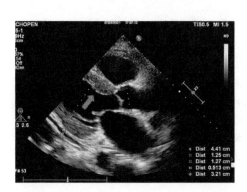

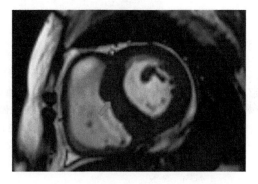

图 2-8-3　心脏超声　　　　　　图 2-8-4　心脏 MRI 平扫＋增强

肌电图：双侧正中神经损害（右侧严重损害，左侧部分损害，腕管综合征可能）。

骨髓细胞学：可见形态异常浆细胞占 12%，考虑多发性骨髓瘤。

肾活检（图 2-8-5）：镜下见 14 个肾小球，其中 3 个肾小球球性硬化，其余肾小球系膜区和沿毛细血管袢基底膜有均质粉染无胞质的物质沉积，刚果红染色阳性。PASM 染色可见肾小球基底膜增厚，上皮侧可见"睫毛样"结构，肾小管上皮细胞颗粒、空泡变性，管腔内见蛋白管型，5％肾小管萎缩，5％间质纤维化，间质 10％淋巴、单核细胞浸润。刚果红染色后，在偏振光显微镜下见砖红色区域有苹果绿色的折光。电镜下可见大量互不平行、交错排列的淀粉样纤维丝，直径为8～12nm。结合临床病史，考虑肾淀粉样变性。

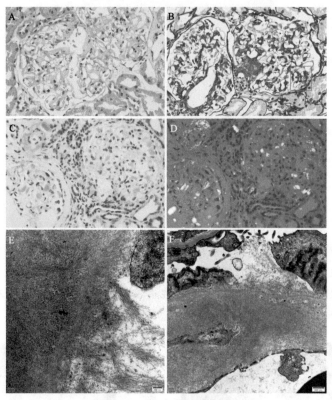

图 2-8-5 肾穿刺活检病理

（A）光镜下可见肾小球系膜区和沿毛细血管袢基底膜有均质粉染无胞质的物质沉积；
（B）PASM 染色可见肾小球基底膜增厚，上皮侧可见"睫毛样"结构；（C）、（D）刚果红染色，
见肾小球系膜和毛细血管袢、入球微动脉呈砖红色，偏振光显微镜下见砖红色区域有苹果绿色的折光；
（E）、（F）电镜下可见大量互不平行、交错排列的淀粉样纤维丝，直径为8～12nm

住培教师提问及教学

提问住培第一年的同学

○ **该病例的初始病史特点及初步诊断是什么？**

答：本病例特点如下：

（1）中年女性，慢性起病，病史1年。

（2）多系统受累的表现 ①消化系统：舌大，伴吞咽困难、吐字不清。②泌尿系统：尿蛋白（＋＋），24h尿蛋白1.7g/24h。③心血管系统：室间隔增厚；左心室舒张功能减退，左室射血分数正常范围；左心室整体纵向应变下降，心尖部保留。④神经系统：双侧正中神经损害（右侧严重损害，左侧部分损害，腕管综合征可能）。⑤血液系统：血清免疫固定电泳示IgG、λ在γ区可见异常浓集区带。骨髓细胞学可见形态异常浆细胞占12％，考虑多发性骨髓瘤。

（3）病理 肾穿刺活检病理示肾淀粉样变性。

因此，AL型多发性骨髓瘤和继发性肾淀粉样变性的诊断明确。

○ **这位患者的重点查体内容是什么？**

答：患者以舌大、排泡沫尿为主要表现，完善相关检查，诊断为多发性骨髓瘤、淀粉样变性，主要累及消化系统、泌尿系统、心血管系统及神经系统。查体应重点关注以下几项：

（1）口腔 观察舌部有无结节状突起、丘疹、紫癜、出血、沟纹等。舌运动是否存在影响，例如吐字、咀嚼等。应询问有无味觉改变、口干等。其次，除舌部外，还应观察有无其他部位的损害，例如牙龈增生和出血等。

（2）泌尿系统 患者存在蛋白尿，且肾淀粉样变性可以表现为肾病综合征，需注意双下肢有无水肿。

（3）循环系统 患者的心脏超声提示心脏淀粉样变性，应重点检查有无心力衰竭相关症状，例如心音听诊和颈静脉怒张。其次，应注意因淀粉样蛋白沉积引起的心悸、心律失常或心脏传导阻滞、晕厥及心绞痛等症状。部分患者可出现血压下降。

（4）神经系统 患者腕管内的正中神经受压，应仔细询问及检查是否存在麻木、感觉异常、疼痛以及功能异常。同时应注意是否存在其他神经受累的症状和体征，例如体位性低血压和大小便功能障碍等自主神经系统损伤。

○ **什么是淀粉样变性？**

答：淀粉样变性是指原纤维在细胞外组织高度有序地沉积造成的一类疾病，这些纤维可以由多种蛋白质的低分子量亚基组成，其中许多蛋白质在其天然状态下是血浆中的正常成分。在淀粉样蛋白沉积的形成过程中，可溶性的前体肽发生构象变化，形成主要以反平行β折叠为主的结构，使它们能够以扭曲的纤维状配置堆积成原纤维。淀粉样蛋白沉积可能导致各种临床表现，具体取决于其原纤维类型、沉积部位和数量。

○ **除了此患者已有的表现，淀粉样变性还可能出现哪些症状？**

答：淀粉样变性可累及多个系统及器官，除了上述表现外，还可有以下症状：

（1）消化系统　淀粉样蛋白沉积于肝脾，可出现肝脾大，也可出现消化系统症状，例如胃轻瘫、便秘、假性肠梗阻及消化道出血等。

（2）中枢神经系统　淀粉样蛋白沉积可导致阿尔茨海默病，而淀粉样蛋白沉积于脑血管则可导致颅内出血，主要见于老年人。

（3）骨骼肌肉系统　淀粉样蛋白沉积于肌肉，可引起肌肉假性肥大。关节及关节周围结构也可出现淀粉样蛋白沉积，引起肩周炎等。

（4）皮肤　淀粉样蛋白沉积于皮肤可引起蜡样增厚、瘀斑、皮下结节或斑块。

（5）其他系统　甲状腺、肾上腺等组织受累表现。

提问住培第二年的同学

○ **淀粉样变性的类型有哪些？**

答：系统性淀粉样变性有 18 种、局限性淀粉样变性有 28 种。常见的类型有以下 3 种：

（1）免疫球蛋白相关淀粉样变性　是最常见的系统性淀粉样变性，其中以免疫球蛋白轻链（AL）型淀粉样变性最常见，由浆细胞病引起，是来源于免疫球蛋白轻链片段的蛋白质沉积所致。单克隆淀粉样蛋白也可来源于免疫球蛋白重链片段，称为免疫球蛋白重链（AH）型淀粉样变性。少数在轻链外合并有单克隆重链，临床表现为免疫球蛋白重轻链（AHL）型淀粉样变性。

（2）甲状腺素转运蛋白（ATTR）型淀粉样变性　是由编码转甲状腺素蛋白的 *TTR* 基因致病基因变异导致错误折叠的转甲状腺素蛋白（TTR）不断积累所致，分为遗传型和野生型。

（3）血清淀粉样 A 蛋白（AA）型淀粉样变性　是慢性病伴持续或反复炎症的一种并发症，由急性期反应蛋白——血清淀粉样蛋白 A 组成的淀粉样纤维在细胞外沉积所致。

○ **淀粉样变性的诊断标准是什么？**

答：淀粉样变性的诊断依赖活体组织检查（简称活检），一旦病史及临床表现提示淀粉样变性，应尽早进行活检。活检取材可以取临床上明确受累的器官，也可以取临床上未明确受累，但易于取材的部位，例如腹部脂肪垫活检或抽吸。淀粉样蛋白有特殊的病理特征，其在光镜下为无定形透明物质，刚果红染色后在偏振光下产生"苹果绿"双折射改变。电镜检查可见笔直、无分支、排列不规则的原纤维，宽度在 8~10nm。然而，刚果红染色阳性并不等于确诊淀粉样变性，需要进一步进行免疫组化、免疫荧光或蛋白质谱分析鉴定淀粉样蛋白的类型，明确其分型。如果是免疫球蛋白相关淀粉样变性，血液或尿液中还可发现单克隆免疫球蛋白，骨髓检查可发现单克隆浆细胞或 B 细胞增多。

○ **肾淀粉样变性的临床表现有哪些?**

答：肾淀粉样变性通常见于 AA 型及 AL 型淀粉样变性，目前也有透析相关淀粉样变性的报道。肾淀粉样变性的临床表现根据淀粉样蛋白质沉积的部位及类型有关，但与其他肾病相比，并无特异性。通常有以下表现：

（1）蛋白尿　是肾淀粉样变性最常见的临床表现，约四分之三的 AL 型淀粉样变性患者表现为蛋白尿，通常是淀粉样蛋白质沉积于肾小球导致。蛋白尿的程度不一，部分患者可以表现为肾病综合征。因无肾小球炎症，尿沉渣通常无明显异常。

（2）缓慢进展的慢性肾脏病　部分患者可以表现为缓慢进展的慢性肾脏病，多见于 AA 型淀粉样变性。因其淀粉样蛋白质多沉积于肾小管及血管区域，可无蛋白尿或仅有微量蛋白尿。此类患者预后通常较好。

（3）肾小管功能障碍　淀粉样蛋白质可大量沉积于肾小管，引起肾小管功能障碍，可表现为肾小管酸中毒及 Fanconi 综合征。

（4）急性肾损伤　部分 AL 型淀粉样变性患者可表现为急性肾损伤。通常由于淀粉样蛋白质在肾小管腔内形成"淀粉样管型"，并造成堵塞引起急性肾损伤。这些管型蛋白的刚果红染色阳性，在偏振光下产生"苹果绿"双折射，且在电子显微镜下呈现无序的纤维状结构。淀粉样管型通常提示骨髓瘤可能。

（5）新月体肾炎　少部分肾淀粉样变性患者存在新月体肾炎，临床可表现为急进性肾炎综合征。肾淀粉样变性中新月体形成的机制尚不清楚。淀粉样蛋白沉积可能导致肾小球基底膜破裂，导致蛋白质和细胞内容物泄漏到鲍曼囊，引起新月体形成。

○ **什么时候应该怀疑患者可能有淀粉样变性?**

答：临床上在遇到明显的组织浸润（巨舌等）、不明原因的水肿、肝脾大、面部或颈部紫癜、排除糖尿病引起的蛋白尿、无法解释的充血性心力衰竭或氨基末端脑钠肽前体升高、腕管综合征、周围或自主神经病变时，应该怀疑有淀粉样变性。

🔲? 提问住培第三年的同学

○ **如何判断 AL 型淀粉样变性是否有器官受累?**

答：一旦确诊 AL 型淀粉样变性，就要对器官受累进行评估：

（1）肾脏　直接活检证实且有临床或实验室证实的肾功能障碍；或者在其他部

位证实有淀粉样蛋白沉积，且 24h 尿蛋白定量＞0.5g，且以白蛋白为主。

（2）心脏　直接活检证实且有临床或实验室证实的心功能障碍；或者在其他部位证实淀粉样蛋白沉积，排除其他心脏疾病后，心脏超声观察到平均心室壁厚度＞1.2cm；或在没有肾衰竭及心房颤动时，氨基末端脑钠肽前体＞332ng/L。

（3）肝脏　直接活检证实且有实验室证据的肝功能障碍；或者在其他部位证实有淀粉样蛋白沉积，碱性磷酸酶大于正常值上限的 1.5 倍或无心力衰竭时肝总界＞15cm。

（4）神经系统　①自主神经受累：包括假性肠梗阻、胃排空障碍、非器官浸润导致的排便功能紊乱。②外周神经受累：临床表现为对称性的双下肢感觉运动性神经病变。

（5）软组织　舌增大、皮肤病变、活检证实的肌病、肌肉假性肥大、腕管综合征等。

（6）肺及胃肠道　直接活检证实并有相关症状，其中胸部影像学检查可提示肺间质病变。

○ AL 型淀粉样变性的分期依据是什么？

答：目前常用梅奥 2012 分期系统，包括：氨基末端脑钠肽前体＞1800ng/L；血清肌钙蛋白 T＞0.025μg/L；血清游离轻链差值＞180mg/L。其中，Ⅰ期的所有指标均低于阈值，中位生存期 94 个月；Ⅱ期仅有 1 个指标高于阈值，中位生存期 40 个月；Ⅲ期有 2 个指标高于阈值，中位生存期 14 个月；Ⅳ期的所有指标均高于阈值，中位生存期 4 个月。

对于肾脏受累的患者，常使用肾脏预后分期系统，包括：估算肾小球滤过率＜50mL/(min·1.73m^2)；24h 尿蛋白定量＞5g。其中，Ⅰ期：估算肾小球滤过率高于阈值，且尿蛋白低于阈值，2 年内进展至透析的风险为 0％～3％。Ⅱ期：估算肾小球滤过率低于阈值，或尿蛋白高于阈值，2 年内进展至透析的风险为 11％～25％。Ⅲ期：估算肾小球滤过率低于阈值，且尿蛋白高于阈值，2 年内进展至透析的风险为 60％～75％。

○ AL 型淀粉样变性的治疗原则有哪些？

答：对于确诊的 AL 型淀粉样变性患者，治疗目标是降低单克隆免疫球蛋白轻链水平，防止淀粉样蛋白继续沉积，改善或逆转因其沉积导致的器官功能损害。主要原则有：

（1）对符合自体造血干细胞移植条件的患者，特别是浆细胞比例超过 10％的，应优先选择自体造血干细胞移植。对于未达到微小残留病灶（MRD）阴性的患者，可考虑维持治疗。拒绝移植的患者可选择糖皮质激素、烷化剂、蛋白酶抑制剂及抗CD38 单抗等药物联合治疗方案。

（2）对于不符合移植条件的患者，推荐使用含硼替佐米的联合治疗方案，并在每两个疗程后评估移植适应性。

（3）三药联合治疗的疗效优于两药方案，但应综合考虑患者的耐受性及药物不良反应。

（4）对未达到非常好的部分缓解（VGPR）及以上疗效的患者，可考虑巩固治疗；已达到 VGPR 及以上疗效的患者可停药观察。

（5）对于复发难治的 AL 型淀粉样变性患者，若符合条件，应优先推荐参与临床试验。

微小残留病灶（MRD）是指：患者经治疗获得形态学完全缓解后，其体内仍然存在通过常规血液或骨髓常规形态学检查不能检测到的微量肿瘤细胞。这些细胞往往可以被更精密的检测手段发现，例如二代测序。

非常好的部分缓解（VGPR）是指：血清蛋白电泳检测不到 M 蛋白或 M 蛋白降低 $\geqslant 90\%$ 且尿 M 蛋白 $<100mg/24h$，但血清和尿免疫固定电泳仍阳性。在仅靠血清 FLC 作为可测量病变的患者，除满足以上 VGPR 的标准外，还要求连续两次受累和未受累血清 FLC 之间的差值缩小 $>90\%$。

拓展学习

- 除了上述几种常见的淀粉样变性以外，随着医药的进展，医源性淀粉样变性也有被报道。医源性淀粉样变性通常和治疗性肽有关，例如胰高血糖素样肽类似物（利拉鲁肽）、胰岛素、生长抑素和重组 IL-1 受体拮抗剂。

- 透析相关淀粉样变性可见于维持透析的尿毒症患者。其淀粉样蛋白源于 β2-微球蛋白，常沉积在骨关节系统和内脏。透析相关淀粉样变性的危险因素包括高透析龄、高龄、残余肾功能过低、使用非生物相容透析膜及低通量透析膜。

- 遗传性淀粉样变性均由编码基因突变造成，其外显率各不相同，多数患者中年起病。根据不同的前体蛋白，遗传性淀粉样变性被分为不同的类型。因此，临床上在遇到淀粉样变性的患者，应仔细询问家族史，确诊需行 DNA 基因测序。由于纤维蛋白只在肝脏中合成，通过肝移植可以不再合成分泌异常的淀粉样蛋白，从而一定程度上阻止疾病进展。若合并肾功能受损，亦可进行肝肾联合移植，但移植手术有巨大的风险。

- 以心脏受累为主的 AL 型淀粉样变性通常使用梅奥 2004 分期系统，包括：（1）氨基末端脑钠肽前体 $>332ng/L$。（2）血清肌钙蛋白 T $>0.035\mu g/L$ 或血清肌钙蛋白 I $>0.01g/L$。其中，Ⅰ期的所有指标均低于阈值，中位生存期为 26.4 个月；Ⅱ期仅有 1 个指标高于阈值，中位生存期为 10.5 个月；Ⅲ期有 2 个指标高于阈值，中位生存期为 3.5 个月。2015 年，欧洲提出根据氨基末端脑钠肽前体是否超过 8500ng/L，将Ⅲ期患者进一步分为ⅢA 期和ⅢB 期。

- AL 型淀粉样变性患者自体造血干细胞移植的适应证：（1）年龄 $\leqslant 70$ 岁；

（2）肌钙蛋白 T＜0.06ng/mL，氨基末端脑钠肽前体＜5000ng/L，心脏超声左室射血分数＞45％；（3）收缩压≥90mmHg；（4）除长期稳定透析外，估算肾小球滤过率＞30mL/（min·1.73m^2）；（5）东部肿瘤协作组（ECOG）体能状态评分≤2分；（6）纽约心脏协会（NYHA）心脏功能状态分级为Ⅰ或Ⅱ级；（7）总胆红素＜34μmol/L；（8）无大量胸腔积液、无活动性感染，不依赖氧疗。

●达雷妥尤单抗（DARA）是针对浆细胞表面 CD38 抗原的人源化 IgG1-κ 单抗。目前，临床上倾向于在有条件时使用达雷妥尤单抗＋环磷酰胺＋硼替佐米＋地塞米松（dara-CyBorD）方案。研究显示，dara-CyBorD 方案较 CyBorD 方案，任何时候的血液学完全缓解（CR）率都更高，6 个月时的心脏缓解率和肾脏缓解率更高。在无法耐受 DARA 联合 CyBorD 方案的患者中，也可使用 DARA 单药或联合地塞米松的治疗方案。

参考文献

[1] Palladini G, Merlini G. Current treatment of AL amyloidosis. Haematologica, 2009, 94 (8): 1044-1048.

[2] 撒琪, 任贵生, 徐孝东, 等. 102 例系统性轻链型淀粉样变性患者骨髓浆细胞遗传学特征. 肾脏病与透析肾移植杂志, 2020, 29 (5): 413-419.

[3] Said S M, Sethi S, Valeri A M, et al. Renal amyloidosis: origin and clinicopathologic correlations of 474 recent cases. Clin J Am Soc Nephrol, 2013, 8 (9): 1515-1523.

[4] Falck H M, Törnroth T, Wegelius O. Predominantly vascular amyloid deposition in the kidney in patients with minimal or no proteinuria. Clin Nephrol, 1983, 19 (3): 137-142.

[5] Leung N, Nasr S H. 2024 Update on Classification, Etiology, and Typing of Renal Amyloidosis: A Review. Am J Kidney Dis, 2024, 84 (3): 361-373.

[6] Uda H, Yokota A, Kobayashi K, et al. Two distinct clinical courses of renal involvement in rheumatoid patients with AA amyloidosis. J Rheumatol, 2006, 33 (8): 1482-1487.

[7] Orfila C, Lepert J C, Modesto A, et al. Fanconi's syndrome, kappa light-chain myeloma, non-amyloid fibrils and cytoplasmic crystals in renal tubular epithelium. Am J Nephrol, 1991, 11 (4): 345-349.

[8] 王林, 岳书玲, 黄玲, 等. 淀粉样管型肾病的临床病理特征分析. 临床肾脏病杂志, 2023, 23 (4): 292-299.

[9] Khalighi M A, Gallan A J, Chang A, et al. Collapsing Glomerulopathy in Lambda Light Chain Amyloidosis: A Report of 2 Cases. Am J Kidney Dis, 2018, 72 (4): 612-616.

[10] Wang A A, Kanwar Y S, Aggarwal V, et al. AL Amyloidosis Presenting with Crescentic Glomerulonephritis. Kidney Med, 2021, 3 (4): 644-648.

[11] Kumar S, Dispenzieri A, Lacy M Q, et al. Revised prognostic staging system for light chain amyloidosis incorporating cardiac biomarkers and serum free light chain measurements. J Clin Oncol, 2012, 30 (9): 989-995.

[12] 中国系统性轻链型淀粉样变性协作组, 国家肾脏疾病临床医学研究中心, 国家血液系统疾病临床医学研究中心. 系统性轻链型淀粉样变性诊断和治疗指南（2021 年修订）. 中华医学杂志, 2021, 101 (22): 1646-1656.

［13］ Martins C O，Lezcano C，Yi S S，et al. Novel iatrogenic amyloidosis caused by peptide drug liraglutide：a clinical mimic of AL amyloidosis. Haematologica，2018，103 (12)：e610-e612.

［14］ Dispenzieri A，Gertz M A，Kyle R A，et al. Serum cardiac troponins and N-terminal pro-brain natriuretic peptide：a staging system for primary systemic amyloidosis. J Clin Oncol，2004，22 (18)：3751-3757.

［15］ Kastritis E，Palladini G，Minnema M C，et al. Daratumumab-Based Treatment for Immunoglobulin Light-Chain Amyloidosis. N Engl J Med，2021，385 (1)：46-58.

第九节 > 轻链管型肾病（骨髓瘤肾病）

教学查房目的

- 掌握轻链管型肾病的临床表现。
- 掌握轻链管型肾病的诊断标准。
- 熟悉骨髓瘤的分期。

住院医师汇报病史

- 现病史：患者女性，48岁，主诉因"乏力6个月余，尿量减少、双下肢水肿1个月余"入院。患者于入院前6个月余前无明显诱因出现乏力，无头晕、头痛，当地测量血压正常，查血常规示：血红蛋白92g/L，予补铁治疗，未监测。1个月余前自觉尿少，诉每日尿量约在500mL，伴双下肢水肿，乏力感同前，否认排泡沫尿、血尿。就诊于本科门诊，血红蛋白76g/L，生化：总蛋白101.6g/L，白蛋白30.6g/L，球蛋白71.0g/L，肌酐352μmol/L，尿素氮18mmol/L，血钙3.8mmol/L；尿常规：尿蛋白（＋＋＋），潜血（＋）；24h尿蛋白为2.3g/d。今为进一步诊治，收入本院。自起病以来，精神、食欲较差，睡眠一般，小便如上述，大便正常，体重无明显变化。

- 既往史及个人史：既往规律体检，无高血压、糖尿病等慢性病史。

- 体格检查：体温36.6℃，脉搏67次/分，呼吸18次/分，血压128/76mmHg。神志清楚，贫血貌，心律齐，各瓣膜听诊区未闻及杂音；双肺呼吸音清，双肺未闻及干湿啰音；腹软，全腹无压痛、反跳痛，肝脾肋下未及，肝区、肾区无叩击痛，双下肢中度水肿。

- 入院诊断：肾功能不全，原因待查。

- 入院后完善相关检查：

  尿本周蛋白：阳性。

  血免疫固定电泳：IgG、λ在γ区可见一单克隆条带。

  血清β2-微球蛋白：3.12mg/L。

  骨髓细胞学（图2-9-1）：骨髓增生活跃，可见原始及幼稚浆细胞共占45%，考虑多发性骨髓瘤。

  肾活检（图2-9-2）：镜下见18个肾小球，其中2个肾小球球性硬化，其余肾小球系膜区基质轻度增生，肾小管上皮细胞空泡变性，弥漫刷毛缘脱落，多灶状萎缩，管腔内可见多数PAS染色阴性蛋白管型，管型内可见裂缝，管型周围可见多核巨细胞反应。肾间质多灶状淋巴细胞及单核细胞浸润伴纤维化。免疫荧光可见肾小管腔内管型λ染色呈强阳性（＋＋＋），κ染色呈弱阳性至阴性。结合临床病史，

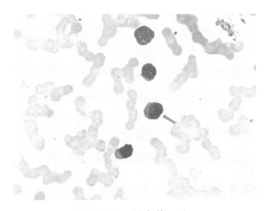

图 2-9-1　异常浆细胞

考虑轻链管型肾病。

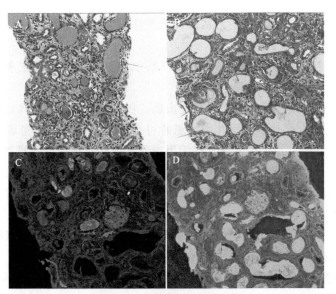

图 2-9-2　肾穿刺活检病理

(A) 光镜下可见肾小管内存在大量蛋白管型，管型中有裂隙，管型周围存在多核巨细胞反应；

(B) PAS 染色下管型呈现淡染；(C、D) 免疫荧光可见肾小管腔内管型，

κ 染色呈弱阳性或阴性 (C)，λ 染色管型呈强阳性 (＋＋＋)(D)

住培教师提问及教学

🔲 提问住培第一年的同学

○ **该病例的初始病史特点及初步诊断是什么？**

答：本病例特点有以下几点：

（1）中年女性，慢性起病，病史 6 个月余。

（2）多系统受累的表现　①血液系统：乏力、贫血，外周血清蛋白电泳可见单克隆带，骨髓细胞学可见原始及幼稚浆细胞共占 45％。②泌尿系统：尿量减少、双下肢水肿，实验室检查提示肾功能不全，尿常规提示蛋白尿、血尿，尿本周蛋白阳性，24h 尿蛋白 2.3g。肾活检提示：肾小球病变轻微，肾小管内大量 PAS 淡染的蛋白管型沉积，免疫荧光呈 λ 限制性表达，因此考虑轻链管型肾病。③高钙血症。④血清球蛋白升高，白球蛋白比例倒置。

因此，多发性骨髓瘤并轻链管型肾病的诊断明确。

○ 这位患者的重点查体内容是什么？

答：（1）患者以乏力、尿量减少、水肿为主要表现，完善相关检查，诊断为多发性骨髓瘤轻链管型肾病，主要累及血液系统及泌尿系统。查体应重点关注以下几项：

① 血液系统：患者已诊断为贫血，需关注有无皮肤黏膜苍白、心动过速、呼吸频率增快等体征。

② 泌尿系统：患者存在蛋白尿、双下肢水肿等症状，需关注水肿程度，以及双下肢水肿是否对称，有无腹水。

（2）其次，多发性骨髓瘤为多系统疾病，还应关注其他症状体征。

① 骨骼系统：部分多发性骨髓瘤患者可出现溶骨性骨病，患者血钙升高，应仔细询问有无骨痛，其次注意患者有无因椎骨压缩性骨折而导致身高减少。

② 感染：多发性骨髓瘤患者正常浆细胞功能被抑制，淋巴细胞功能受损，同时合并低丙种球蛋白血症，可引起免疫功能障碍，易导致感染，应仔细询问患者有无与感染相关的症状及体征。

③ 髓外浸润：常见于皮肤、肌肉、胸膜、淋巴结、肝脏和中枢神经系统，故患者可能有黄疸、肝大、恶心、呕吐、意识障碍等表现。

④ 部分患者可出现高黏滞综合征，多有视物模糊、出血及神经系统症状。

○ 多发性骨髓瘤的诊断标准是什么？

答：根据国际骨髓瘤工作组（IMWG）指南推荐，多发性骨髓瘤分为活动性多发性骨髓瘤及冒烟型骨髓瘤，其诊断标准如下：

（1）活动性多发性骨髓瘤　骨髓中单克隆浆细胞比例≥10％和（或）活检证明有浆细胞瘤且有骨髓瘤引起的相关临床表现（SLiM 或 CRAB 诊断标准之一）。其中 S 指单克隆浆细胞比例≥60％；Li 指受累/非受累血清游离轻链比≥100；M 指 MRI 检查出现＞1 处 5mm 以上局灶性骨质破坏；C 指血钙较正常上限升高 0.25mmol/L 或者＞2.75mmol/L；R 指血肌酐清除率＜40mL/min 或者血肌酐＞177μmol/L；A 指血红蛋白＜100g/L 或较正常值低限下降 20g/L；B 指使用 X 线、

CT 或 PET-CT 发现一个部位以上的溶骨性损害。

（2）冒烟型骨髓瘤　血清 M 蛋白≥30 g/L 或 24h 尿轻链≥0.5g/d 或骨髓单克隆浆细胞比例≥10％和（或）组织活检证明为浆细胞瘤，且无 SLiM CRAB 表现。

○ **多发性骨髓瘤的鉴别诊断有哪些？**

答：多发性骨髓瘤的鉴别诊断主要有以下几种：

（1）其他浆细胞疾病　包括意义未明的单克隆免疫球蛋白增多症、孤立性浆细胞瘤、POEMS 综合征、原发性淀粉样变性及 Waldenström 巨球蛋白血症。以上鉴别诊断通过临床表现及骨髓检查可进行鉴别。

（2）转移癌　有些转移癌可以合并有溶骨性骨病，但骨髓中克隆浆细胞＜10％，且存在转移癌相关的临床表现。

（3）反应性浆细胞增多症　自身免疫性疾病、慢性感染、慢性肝病等均可引起反应性浆细胞增多，但其 κ/λ 比值在正常范围内。

提问住培第二年的同学

○ **轻链管型肾病的临床表现有哪些？**

答：轻链管型肾病患者典型的肾脏表现是急性肾损伤或慢性肾脏病急性加重，血清和（或）尿液免疫固定电泳可见单克隆免疫球蛋白。部分患者可在短期内出现尿量急剧减少，甚至起病时就得进行血液透析。同时，轻链管型肾病患者肿瘤负荷较重，常合并多发性骨髓瘤相关的其他临床表现，如高钙血症、贫血及溶骨性骨病等。其次，患者有较高水平的致病性浆细胞，常伴有非克隆增生的免疫球蛋白降低、白细胞减少等，因此易继发感染。

○ **骨髓瘤肾损伤常见的临床表现有哪些？**

答：根据肾脏病理类型的不同（见本节拓展学习），骨髓瘤肾损伤的临床表现也有所不同。其中，以急性肾损伤最为常见，患者肾脏病理多为轻链管型肾病（骨髓瘤肾病），其次，急性肾损伤也可以由急性肾小管坏死、浆细胞浸润、容量不足、急性间质性肾炎及药物相关肾损伤等导致。部分患者可表现为慢性肾脏病，部分患者可以出现肾病综合征或范科尼综合征。部分患者可表现为蛋白尿、肾病综合征、慢性肾小管功能不全、尿路感染等。

○ **异常 M 蛋白的相关症状有哪些？**

答：异常 M 蛋白的相关症状包括以下几项：

（1）感染　大量 M 蛋白生成使得正常免疫球蛋白减少，患者发生感染的概率较正常人普遍增高。

（2）出血倾向　M蛋白可从多种途径影响患者凝血功能，患者常见皮肤紫癜及内脏出血。

（3）高黏滞综合征　以 IgG 型及 IgA 型骨髓瘤为常见，可表现为视物模糊、心绞痛、心力衰竭等，部分患者可出现雷诺现象。

（4）轻链型淀粉样变性　部分骨髓瘤患者可伴发轻链型淀粉样变性，可表现为舌大、肾病综合征等（详见"肾淀粉样变性"）。

○ **活动性多发性骨髓瘤的国际分期系统标准是什么？**

答：活动性多发性骨髓瘤的国际分期系统标准见表 2-9-1。

表 2-9-1　活动性多发性骨髓瘤的国际分期系统标准

分期	国际分期系统标准
Ⅰ期	β2-微球蛋白＜3.5mg/L 和白蛋白≥35g/L
Ⅱ期	不符合Ⅰ期和Ⅲ期的所有患者
Ⅲ期	β2-微球蛋白≥5.5mg/L

提问住培第三年的同学

○ **轻链管型肾病典型的病理表现是什么？**

答：轻链管型肾病通常表现为远端肾小管或集合管内有过碘酸希夫染色阴性的、不规则浓稠致密蛋白管型，可有裂隙，可伴有不同程度的炎症反应。免疫荧光和（或）免疫组化可见管型蛋白仅对一种轻链抗体染色阳性。肾小球及肾血管通常无明显病变。

○ **多发性骨髓瘤患者肾活检的指征有哪些？**

答：具有典型轻链管型肾病的患者（确诊多发性骨髓瘤、存在急性肾损伤、尿蛋白电泳显示低分子蛋白尿等）通常无需进行肾活检。但是，如果出现以下情况之一，需要考虑进行肾活检：

（1）尿液检查出现明显的白蛋白尿和（或）明显的畸形红细胞尿，提示发生肾小球损伤。

（2）血液学平稳或已缓解的多发性骨髓瘤患者出现急性肾损伤，并且不能排除其他病因。

（3）怀疑存在其他肾脏疾病，例如 IgA 肾病等。

○ **多发性骨髓瘤引起肾脏受累的原因有哪些？**

答：多发性骨髓瘤引起肾脏受累的主要原因如下：

（1）单克隆免疫球蛋白的直接沉积，这是多发性骨髓瘤引起肾脏受累的最常见的原因，包括轻链管型肾病、单克隆免疫球蛋白沉积病、肾淀粉样变性等。致病性单克隆免疫球蛋白可沉积于肾小球、肾小管间质和肾脏血管。

（2）单克隆免疫球蛋白的间接作用，部分单克隆免疫球蛋白可以激活补体旁路系统，进而导致肾损害。

（3）与单克隆免疫球蛋白本身无关的原因，例如高钙血症引起的肾小管功能障碍。

○ 轻链管型肾病的治疗原则是什么？

答：轻链管型肾病的治疗分为原发病的治疗及肾病的治疗。

（1）原发病的治疗　一旦确诊为多发性骨髓瘤，须立即启动抗骨髓瘤治疗以减少致病性单克隆免疫球蛋白的分泌，挽救患者生命。在合并轻链管型肾病的患者中，硼替佐米联合地塞米松（BD）是最常用的诱导治疗方案。硼替佐米可用于肾功能受损的患者，包括有正在接受肾脏替代治疗的患者，并且不需要根据肾功能调整剂量。部分患者可使用硼替佐米＋环磷酰胺＋地塞米松（CyBorD）三联方案。

（2）肾病的治疗　①液体管理：国际骨髓瘤工作组（IMWG）推荐，除非存在禁忌证，应对所有轻链管型肾病患者进行补液，目标为使每日尿量达到3L左右。其目的在于稀释原尿中的致病性单克隆免疫球蛋白，冲刷尿路，阻止单克隆免疫球蛋白进一步沉积。②肾脏替代治疗：根据常规适应证开始肾脏替代治疗。对于需要透析的急性肾损伤患者，优选血液透析。一旦患者进入终末期肾病，也可以选择腹膜透析。③体外清除血清游离单克隆轻链：血浆置换和高截留量透析均可增强肾毒性游离轻链的清除，但目前尚未确定其疗效。

拓展学习

● 多发性骨髓瘤可以通过单克隆免疫球蛋白（M蛋白）对肾脏进行直接和间接的损害，同样，其他分泌单克隆免疫球蛋白的疾病也可以引起相同的肾脏损害（但较少引起轻链管型肾病）。近年来，有学者提出有肾脏意义的单克隆丙种球蛋白血症（MGRS）这一临床概念，指非恶性B细胞或浆细胞分泌的M蛋白直接沉积于肾脏或间接导致肾损伤，且不符合任何特定恶性肿瘤的血液学标准。

● M蛋白引起的肾损害的病理类型多种多样，除了轻链管型肾病外，还可以出现肾淀粉样变性、肾脏单克隆免疫球蛋白沉积病、增生性肾小球肾炎伴单克隆免疫球蛋白沉积、C3肾小球肾炎、纤维样肾小球肾炎、免疫触须样肾小球病、轻链近端肾小管病、晶体储备性组织细胞增多症等，诊断依赖肾穿刺活检，其中电镜检查十分重要。

● 近期还报道了两种特殊病理表现的轻链管型肾病。一种为刚果红染色阳性的

"淀粉样蛋白"组成的轻链管型，其管型蛋白呈刚果红染色阳性，在偏振光下呈"苹果绿"双折光，此种肾脏病理类型的患者常同时合并系统性轻链型淀粉样变性。另一种特殊病理类型轻链管型呈晶体样表现，又称为"晶体管型肾病"，目前仅有少数病例报道，部分患者尿液中可发现结晶状物质，此种病理类型往往提示患者预后不良。

● 一位患者可以同时发生两种及以上单克隆免疫球蛋白相关肾脏损害，常见的有轻链管型肾病合并肾脏轻链型淀粉样变性或肾脏轻链蛋白沉积病。这可能与单克隆免疫球蛋白的理化特性有关，据报道，单纯肾脏轻链蛋白沉积病的致病蛋白多为单克隆轻链 κ，而轻链管型肾病合并肾脏轻链蛋白沉积病的致病蛋白多为单克隆轻链 λ，且光镜下呈现出非典型的肾脏轻链蛋白沉积病特征。目前这种合并病变的临床意义尚不明确，有研究报道轻链管型肾病合并肾脏轻链蛋白沉积病患者与纯轻链管型肾病患者具有相似的肾脏预后，但总体生存率较好。

● 对于轻链管型肾病的患者，临床上应避免使用非甾体抗炎药、血管紧张素转换酶抑制剂、血管紧张素受体阻滞剂、袢利尿药等可以加重轻链管型肾病形成的药物，同时应避免静脉用放射性造影剂等其他有潜在肾毒性的药物。

参考文献

[1] 王海燕，赵明辉.肾脏病学.4版.北京：人民卫生出版社，2021：1336.

[2] 中国医师协会血液科医师分会，中国老年医学学会血液学分会，中国研究型医院学会肾脏病学专委会.多发性骨髓瘤肾损伤诊治指南（2024版）.中华内科杂志，2024，63（4）：343-354.

[3] Heher E C, Rennke H G, Laubach J P, et al. Kidney disease and multiple myeloma. Clin J Am Soc Nephrol, 2013, 8 (11)：2007-2017.

[4] Dimopoulos M A, Sonneveld P, Leung N, et al. International Myeloma Working Group Recommenda-tions for the Diagnosis and Management of Myeloma-Related Renal Impairment. J Clin Oncol, 2016, 34 (13)：1544-1557.

[5] 中国医师协会血液科医师分会，中华医学会血液学分会.中国多发性骨髓瘤诊治指南（2022年修订）.中华内科杂志，2022，61（5）：480-487.

[6] 王素霞，郑茜子，杨莉.多发性骨髓瘤肾损伤的肾活检指征及其病理变化的新认识.中华内科杂志，2024，63（4）：337-342.

[7] Nasr S H, Valeri A M, Sethi S, et al. Clinicopathologic correlations in multiple myeloma：a case series of 190 patients with kidney biopsies. Am J Kidney Dis, 2012, 59 (6)：786-794.

[8] 李丹阳，喻小娟，刘刚，等.肾脏轻链沉积病合并管型肾病的临床病理特点.中华肾脏病杂志，2019，35（5）：329-335.

[9] Lin Z S, Yu X J, Zhang X, et al. Monoclonal Immunoglobulin-Associated Renal Lesions in Patients with Newly Diagnosed Multiple Myeloma：A Report from a Single Center. Cancer Manag Res, 2021, 13：3879-3888.

[10] Nasr S H, Valeri A M, Sethi S, et al. Clinicopathologic correlations in multiple myeloma：a case series of 190 patients with kidney biopsies. Am J Kidney Dis, 2012, 59 (6)：786-794.

[11] Leung N，Bridoux F，Batuman V，et al. The evaluation of monoclonal gammopathy of renal significance：a consensus report of the International Kidney and Monoclonal Gammopathy Research Group. Nat Rev Nephrol, 2019, 15 (1)：45-59.

[12] Bridoux F，Arnulf B，Karlin L，et al. Randomized Trial Comparing Double Versus Triple Bortezomib-Based Regimen in Patients with Multiple Myeloma and Acute Kidney Injury Due to Cast Nephropathy. J Clin Oncol，2020，38 (23)：2647-2657.

[13] Bridoux F，Leung N，Belmouaz M，et al. Management of acute kidney injury in symptomatic multiple myeloma. Kidney Int，2021，99 (3)：570-580.

[14] Tarragon B，Ye N，Gallagher M，et al. Effect of high cut-off dialysis for acute kidney injury secondary to cast nephropathy in patients with multiple myeloma：a systematic review and meta-analysis. Clin Kidney J，2021，14 (8)：1894-1900.

[15] Lin Z S，Zhang X，Li D Y，et al. Clinicopathological features and outcomes of coexistent light chain cast nephropathy and light chain deposition disease in patients with newly diagnosed multiple myeloma. J Clin Pathol，2022，75 (10)：668-674.

[16] Lin Z S，Zhang X，Yu X J，et al. Crystalline appearance in light chain cast nephropathy is associated with higher early mortality in patients with newly diagnosed multiple myeloma. Int Immunopharmacol. 2021，98：107875.

第十节 》 IgG4 相关疾病

教学查房目的

- 掌握 IgG4 相关疾病 (IgG4-related disease) 的临床表现。
- 掌握 IgG4 相关疾病的诊断标准。
- 熟悉 IgG4 相关疾病的治疗原则。

住院医师汇报病史

- **现病史**: 患者男性, 54 岁, 主诉因 "反复中上腹闷痛 5 个月余, 尿频 2 周" 入院。患者于 5 个月余前无明显诱因反复出现中上腹闷痛, 每次持续约数小时不等, 可自行缓解, 无放射痛, 无恶心、呕吐、腹泻, 无发热、胸闷、胸痛、咳嗽, 无头痛、头晕、视物模糊, 就诊我院, 查血 IgG4: 10.4g/L (正常值为 0.03~2.01g/L), 尿常规: 尿蛋白 (+), 潜血 (++)。生化检查提示肝肾功能正常。腹部 CT (平扫+增强) 示: "胰腺头颈体占位, 考虑淋巴瘤可能, 部分包绕脾静脉, 左肾受累?" (图 2-10-1A 及图 2-10-1B, 分别为双侧肾皮质类圆形低密度影和 "香肠样" 胰腺)。行超声引导下经皮肾穿刺活检术, 肾脏病理示 (图 2-10-2): 镜下见 15 个肾小球, 其中 2 个肾小球球性硬化, 其余肾小球未见明显病变, 肾小管上皮细胞颗粒、空泡变性, 管腔内见蛋白管型, 肾小管弥漫性萎缩, 间质见多量淋巴、单核细胞、浆细胞及少量嗜酸性粒细胞弥漫性浸润, 其中浆细胞计数约 114 个/HPF, 表达 IgG4 的浆细胞计数约 74 个/HPF (IgG4/IgG 比值 >40%), 间质弥漫性纤维化, 小动脉未见明显病变, 结合免疫荧光、免疫组化结果及临床病史, 考虑 IgG4 相关性肾小管间质性肾炎。结合病史综合考虑 IgG4 相关疾病。予醋酸泼尼松 40mg qd 治疗, 腹痛症状好转。患者按门诊规则随访, 遵医嘱逐渐将醋酸泼尼松减量, 血清 IgG4 水平下降至 3.3g/L, 尿常规: 潜血 (+), 尿蛋白阴性。腹部 CT 可见病灶消失 (图 2-10-1C 及图 2-10-1D)。2 周前, 醋酸泼尼松减量至 15mg qd 时, 患者出现尿频, 无腹痛, 无尿急、尿痛, 无肉眼血尿, 无水肿、发热等不适。查尿常规: 潜血 (+), 尿蛋白 (+)。遂来本院就诊。
- **既往史及个人史**: 既往规律体检, 无高血压、糖尿病等慢性病史。
- **体格检查**: 体温 36.2℃, 脉搏 73 次/分, 呼吸 16 次/分, 血压 132/78mmHg。神志清楚, 心律齐, 各瓣膜听诊区未闻及杂音; 双肺呼吸音清, 双肺未闻及干湿啰音; 腹软, 全腹无压痛、反跳痛, 肝脾肋下未及, 肝区、肾区无叩击痛, 双下肢中度水肿。
- **初步诊断**: IgG4 相关疾病 (胰腺、肾脏受累)。

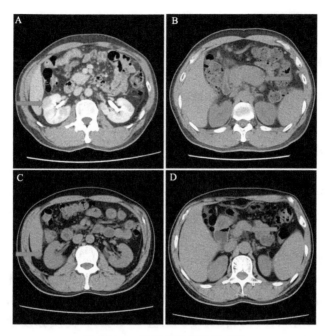

图 2-10-1　治疗前后影像学表现

（A）双侧肾皮质类圆形低密度影；（B）"香肠样"胰腺；（C、D）治疗后肾脏和胰腺恢复正常影像学表现

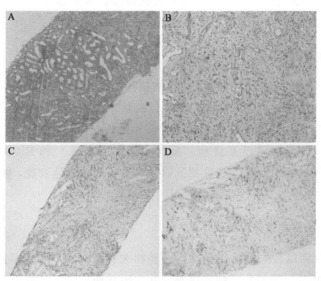

图 2-10-2　肾穿刺活检病理

（A）光镜下可见肾小球无明显病变，小管萎缩、间质纤维化伴大量慢性炎症细胞浸润；

（B）小管萎缩、间质纤维化伴大量慢性炎症细胞浸润；（C）免疫组化提示间质浸润炎细胞主

要为 IgG 阳性的浆细胞弥漫浸润；（D）免疫组化提示 IgG4 阳性浆细胞浸润肾间质

住培教师提问及教学

提问住培第一年的同学

○ 该病例的初始病史特点及初步诊断是什么?

答:本病例特点有以下几项:

(1) 中年男性,起病亚急性,病史 5 个月。

(2) 多系统的表现 ①消化系统:反复中上腹闷痛,每次持续时间约数小时不等,可自行缓解,无放射痛,腹部 CT(平扫+增强)示胰腺头颈体占位,部分包绕脾静脉。②泌尿系统:尿常规示尿蛋白(+),潜血(++),CT 提示双肾皮质类圆形低密度影。

(3) 外周血 IgG4 升高,为 10.4g/L(正常值为 0.03~2.01g/L)。

(4) 肾脏病理示肾小管弥漫性萎缩,间质见多量淋巴细胞、单核细胞、浆细胞及少量嗜酸性粒细胞弥漫性浸润,其中浆细胞计数约 114 个/HPF,表达 IgG4 的浆细胞计数约 74 个/HPF(IgG4/IgG 比值 >40%),间质弥漫性纤维化,考虑 IgG4 相关性肾小管间质性肾炎。

(5) 糖皮质激素治疗有效,腹痛好转,血清 IgG4 水平下降为 3.3g/L,尿常规:潜血(+),尿蛋白(−)。CT 可见胰腺和肾脏病灶消失。

因此,IgG4 相关性疾病(胰腺和肾脏受累)的诊断明确。

○ 什么是 IgG4 相关性疾病?

答:IgG4 相关性疾病于 2003 年首次被描述为一个独立的临床疾病。它是一个以纤维炎性浸润为特征的系统性全身免疫性疾病,几乎可以影响全身每个器官。自从提出这个疾病后,许多早在几十年前被认为是独立疾病,如自身免疫性胰腺炎、Mikulicz 病(眼眶良性淋巴上皮病,累及泪腺和唾液腺)和 Riedel 甲状腺炎等,后来基于有相同的组织病理学表现都证明是这个疾病的个体表现,而且它们经常同时存在。

○ 这位患者的重点查体内容是什么?

答:(1) 患者以腹痛为主要表现,完善相关检查,诊断为 IgG4 相关疾病,主要累及胰腺、肾脏,经治疗后症状缓解。此次因减药后出现泌尿系统症状,查体应重点关注以下 3 项。①腹部症状查体:腹部触诊有无包块,有无压痛、反跳痛。②泌尿系统疾病查体:双下肢有无水肿,双侧肋脊点有无压痛,肾区有无叩击痛。③其他系统鉴别诊断查体:有无皮疹、雷诺现象,有无口腔溃疡等。

(2) 患者已服用糖皮质激素 5 个月余,查体时应关注有无糖皮质激素不良反应的表现，例如满月脸、水牛背、皮肤紫纹等。

○ IgG4 相关疾病的易受累器官及临床表现有哪些？

答：IgG4 相关疾病可累及全身多个系统及器官，常见的受累器官有唾液腺、耳鼻喉、胰腺、胆道、腹膜后组织及肾脏。因其受累器官不同，临床表现多种多样，不具有特异性，组织的肿块样病变引起的相应症状（如压迫、梗阻等）及血清 IgG4 水平的升高是最常见的临床表现。

提问住培第二年的同学

○ IgG4 相关疾病的诊断标准是什么？

答：IgG4 相关疾病应以受累器官活检诊断为主要依据，结合临床、血清学和影像学表现。

（1）受累器官活检通常可见的特征如下：①组织以 IgG4$^+$ 浆细胞和淋巴细胞为主的细胞浸润，IgG4$^+$ 浆细胞＞10 个/高倍镜视野，IgG4$^+$/IgG$^+$ 浆细胞个数比值＞0.4；②席纹状纤维化；③闭塞性静脉炎；同时应排除肉芽肿性多血管炎及恶性肿瘤等。

（2）血清 IgG4 水平升高是本病筛查的重要指标，同时也是评估疗效的指标之一。IgG4 相关疾病的诊断标准有多种版本，其中以 2020 年日本更新版的 IgG4 相关疾病诊断标准最为常用，细则见表 2-10-1。

表 2-10-1　2020 年日本更新版的 IgG4 相关疾病诊断标准

1. 临床及影像学特征
一个或多个器官呈弥漫性或局限性肿大、肿块形成或有结节样改变
单一器官受累时，不包括单纯淋巴结肿大
2. 血清学诊断
外周血 IgG4 水平升高（＞135mg/dL）
3. 病理学诊断（下列条件中符合 2 个及以上）
(1)大量淋巴细胞和浆细胞浸润，伴纤维化
(2)组织中 IgG4$^+$/IgG$^+$ 浆细胞个数比值＞0.4，且 IgG4$^+$ 浆细胞＞10 个/高倍镜视野
(3)典型的组织纤维化，特别是闭塞性静脉炎或席纹状纤维化

注 1. 确定诊断：1＋2＋3；2. 可能诊断：1＋3；3. 可疑诊断：1＋2。

○ IgG4 相关疾病的鉴别诊断有哪些？

答：根据受累器官的不同，鉴别诊断方法也有所不同。例如 IgG4 相关自身免疫性胰腺炎，需要和胰腺癌进行鉴别诊断，两者的胰腺病变组织中均有 IgG4$^+$ 浆细胞，但胰腺癌患者的水平更低。部分胰腺癌患者也会出现血清 IgG4 水平升高，但通常低于正常上限的 2 倍。同理，IgG4 相关性肾损害，通常需要和其他间质性肾炎进行鉴别，例如药物性间质性肾炎、多中心型淋巴结增生症，以及其他自身免疫性疾病相关间质性肾炎，其中最常见的为干燥综合征和肉芽肿性多血管炎，此时肾脏组织病理的 IgG4$^+$/IgG$^+$ 浆细胞比值等可用于鉴别。

○ IgG4 相关肾病的特点是什么？

答： IgG4 相关肾病的临床表现可以是 AKI 或者是 CKD，其中以前者更多见。主要有以下三种临床类型。

（1）梗阻性肾病　继发于腹膜后纤维化，通常没有蛋白尿，补体 C3 和 C4 正常，可见双侧肾盂输尿管扩张、输尿管扭曲等改变。

（2）肾小管间质性肾炎　表现为小管型蛋白尿，补体 C3 和（或）C4 经常下降。

（3）肾小球疾病　特别是膜性肾病，表现为肾病范围蛋白尿，补体 C3 和（或）C4 通常是正常的。

IgG4 相关肾病可与 ANCA 相关性血管炎性肾损害重叠，多数与肉芽肿性多血管炎亚型有关。当然，还可以见到其他病变，比如肾脏结节样病灶、肾脏肥大、肾皮质低密度区域（本病）和假性瘤样病灶。可能会出现肾功能不全、蛋白尿或者尿沉渣等改变，往往是在因误诊"肾脏肿瘤"行外科手术，术后病理提示阳性后可确诊。

○ IgG4 相关肾病的主要鉴别诊断有哪些？

答： IgG4 相关疾病是一种排他性诊断。当病例具有肾外的病灶、血清 IgG4 升高，尤其是能获得其他组织的病理支持时，鉴别诊断不困难。当仅仅累及肾脏或者以肾脏为首发表现时，我们需要鉴别的疾病包括了抗中性粒细胞胞质抗体（ANCA）相关性肾损害、抗 GBM 抗体相关性肾损害、狼疮性肾炎、药物相关性肾小管间质性肾炎等，甚至是淋巴瘤浸润肾脏、急性毛细血管内增生性肾小球肾炎或者原发性肾小球疾病如微小病变、PLA2R 介导的免疫复合物性膜性肾病，此时肾脏病理和血清学免疫指标可以提供大量的信息进行鉴别。

⁇ 提问住培第三年的同学

○ IgG4 相关疾病肾脏累及最常见类型及病理特点是什么？

答： 肾小管间质性肾炎是最常见的 IgG4 相关肾病。病理表现是弥漫或多灶性淋巴细胞浸润，IgG4$^+$ 浆细胞占优势，IgG4/IgG 阳性的浆细胞比率＞40％和＞每高倍视野存在 10 个以上 IgG4 阳性血浆细胞。通常存在小管炎，伴有单核细胞、浆细胞和嗜酸性粒细胞浸润。免疫荧光可在肾小管基底膜上见到 IgG 和 C3 颗粒状沉积。

○ **本病例的下一步诊治思路是什么？**

答：该患者有病理支持，而且糖皮质激素治疗后占位性病灶基本消退。糖皮质激素减量后，出现泌尿系症状如尿频和蛋白尿增多，首先我们排查有没有感染的证据，根据尿常规、尿沉渣和尿培养，目前证据不支持；其次，我们考虑是否有存在疾病复发的可能。通过影像学表现和外周血 IgG4 水平，我们没有发现原有部位的复发或其他部位的浸润性表现，如腮腺、腹膜后病灶等，因此，疾病复发的可能性小；第三，我们考虑是否对糖皮质激素抵抗或者依赖，在排除前两种病因下，我们倾向于该患者出现对糖皮质激素依赖；接着，我们需要考虑下一步的治疗方案，是糖皮质激素加量或者是否加用免疫抑制剂治疗，还是有更好的治疗方式，比如生物制剂使用。

○ **确诊 IgG4 相关疾病后，如何定期评估患者病情？**

答：确诊 IgG4 相关疾病后，需要对患者可能受累的器官进行评估，包括患者的临床表现、实验室检查及影像学检查。基线检测通常包括：血常规、肝肾功能、脂肪酶、淀粉酶、IgG 及 IgG 亚类、血清补体、糖化血红蛋白、IgE、尿液检查（尿常规和尿蛋白定量、UACR 等）、粪常规（包括粪便弹性蛋白酶）及胸、腹、盆部 CT。怀疑眼部受累的患者需要完善头颅 CT，部分患者可以行 PET-CT 检查以更全面而准确地评估受累范围。其次，需要评估是否存在严重的压迫症状等需要紧急治疗的情况。目前常用的评估标准是 IgG4 相关疾病治疗反应指数。

○ **IgG4 相关疾病的治疗指征及目标是什么？**

答：所有有活动性症状的 IgG4 相关疾病患者都需要治疗，部分患者（如肾积水、梗阻性黄疸等）需要进行手术治疗。其治疗目的是控制病情，恢复器官功能，维持缓解。

○ **IgG4 相关疾病的常见药物治疗是什么？**

答：药物治疗主要分为初始治疗和维持治疗。初始治疗多单用糖皮质激素，起始剂量为 0.6mg/kg（通常为 30～40mg）。使用糖皮质激素 2～4 周时，通常会出现症状缓解、器官功能逐渐恢复、血清 IgG4 水平降低，影像学检查可见肿块体积缩小。对糖皮质激素治疗有效的患者，可以使用糖皮质激素进行维持治疗，最长可持续 3 年。

○ **该患者的下一步治疗方案是什么？**

答：根据最新的研究进展，利妥昔单抗对初治或复发难治性 IgG4 相关疾病均有显著疗效，治疗后临床症状缓解，血清 IgG4 浓度亦显著下降。我们选择使用利妥昔单抗，1g，每 2 周一次，共 2 剂的疗程。之后随访 1 年，无消化系统和泌尿系统症状，尿常规蛋白和潜血均阴性，血 IgG4 在正常范围，影像学提示胰腺、肾脏、腹膜后等部位无病灶。

○ IgG4 相关肾脏疾病的预后如何？

答：该病使用糖皮质激素治疗的效果和预后均较好，故早诊断、尽早使用糖皮质激素治疗非常重要。若不及时治疗，则会导致肾脏进行性纤维化，需要长期密切随访。

拓展学习

- 临床上在碰到无法解释的肾功能不全、小管性蛋白尿（以及肾病范围蛋白尿）、补体 C3 和（或）C4 下降、高丙种球蛋白血症、血清 IgG4 升高时应该怀疑有 IgG4 相关肾病。而且 IgG4 相关肾病很少累及单个器官，一般同时（本例）或者先后发现肾外的表现，这个时候[18]FDG-PET-CT 可能具有重要的诊断价值。

- 血清 IgG4 水平对诊断 IgG4 相关疾病的价值：血清 IgG4 水平升高对该病诊断的敏感度为 97%、特异度为 79.6%。90% 左右的患者血清 IgG4 升高，是 IgG4-RD 的重要特征，亦是该病的诊断标准之一，随着血清 IgG4 升高，其诊断特异度亦升高，且与受累器官数和 IgG4-RD 病情活动评分呈正相关；但血清 IgG4 升高不是 IgG4-RD 特异的生物学指标，亦并非所有 IgG4-RD 患者血清 IgG4 均会升高，诊断 IgG4-RD 时 IgG4 水平需与临床表现、影像学检查及病理学检查结果相结合。

- 大部分 IgG4 相关疾病患者对糖皮质激素反应敏感，单用糖皮质激素可控制病情。但有部分患者单用糖皮质激素治疗无效或减量时复发，正如本例患者。传统免疫抑制剂（如环磷酰胺、吗替麦考酚酯、硫唑嘌呤等）在 IgG4 相关疾病的诱导和维持治疗作用还有待进一步确定。生物制剂的使用在近几年成为一个重要的发展领域。利妥昔单抗，是抗 CD20 的单克隆抗体，目前的研究显示，其对 IgG4 相关疾病的诱导和维持治疗均有令人满意的效果。其他的生物制剂，如贝利尤单抗、Bruton 酪氨酸激酶抑制剂、CD19 的单克隆抗体、SLAM 家族成员 7 的单克隆抗体 Elotuzumab 等都还在临床试验中。

- IgG4 相关肾病的影像学特点：

单侧或者双侧均可受累，可累及肾实质、肾盂、肾周，其中肾实质受累最常见，其次为肾盂受累，肾周受累比较少见。当累及肾实质时，按表现形式不同可分为以下几类：①外周皮质的小结节状改变；②圆形或楔形损害；③孤立的较大肿块；④肾实质弥漫斑片状受损。

CT 可见弥漫性肾脏体积增大或正常体积肾脏，多发结节影或孤立结节，病灶呈圆形或楔形低密度影，主要累及肾皮质，部分可无明显异常表现，平扫常不可见，增强扫描早期与肾实质相比呈低密度，延迟扫描可见轻度强化。肾盂受累则通常表现为肾盂壁弥漫性增厚或包绕肾盂软组织密度肿块样病变，病变均位于肾盂内，与肾实质界限清晰，病变可向输尿管延伸，肾盂内壁光整，极少出现肾盂积水。增强后呈持续性渐进性强化及延迟强化，峰值出现在实质期，强化均匀，延迟期造影剂排泄顺畅，肾脏灌注良好，肾盏及周围肾实质受压推移。MRI 可见 T1WI 呈等或低信号，T2WI 呈低信号，增强扫描呈轻度强化。晚期肾脏体积减小。

参考文献

[1] Stone J H，Zen Y，Deshpande V. IgG4-related disease. N Engl J Med，2012，366（6）：539-551.

[2] Zhang W，Stone J H. Management of IgG4-related disease. Lancet Rheumatol，2019，1（1）：e55-e65.

[3] Khosroshahi A，Wallace Z S，Crowe J L，et al. International Consensus Guidance Statement on the Management and Treatment of IgG4-Related Disease. Arthritis Rheumatol，2015，67（7）：1688-99.

[4] Carruthers M N，Khosroshahi A，Augustin T，et al. The diagnostic utility of serum IgG4 concentrations in IgG4-related disease. Ann Rheum Dis，2015，74（1）：14-18.

[5] Wallace Z S，Naden R P，Chari S，et al. The 2019 American College of Rheumatology/European League Against Rheumatism classification criteria for IgG4-related disease. Ann Rheum Dis，2020，79（1）：77-87.

[6] Saeki T，Nagasawa T，Ubara Y，et al. Validation of the 2019 ACR/EULAR criteria for IgG4-related disease in a Japanese kidney disease cohort：a multicentre retrospective study by the IgG4-related kidney disease working group of the Japanese Society of Nephrology. Ann Rheum Dis，2021，80（7）：956-957.

[7] Bledsoe J R，Della-Torre E，Rovati L，et al. IgG4-related disease：review of the histopathologic features，differential diagnosis，and therapeutic approach. Apmis，2018，126（6）：459-476.

[8] Zhang P，Cornell L D. IgG4-Related Tubulointerstitial Nephritis. Adv Chronic Kidney Dis，2017，24（2）：94-100.

[9] Saeki T，Kawano M，Nagasawa T，et al. Validation of the diagnostic criteria for IgG4-related kidney disease（IgG4-RKD）2011，and proposal of a new 2020 version. Clin Exp Nephrol，2021，25（2）：99-109.

[10] 费允云，刘燕鹰，董凌莉，等 .IgG4 相关性疾病诊疗规范 . 中华内科杂志，2023，62（10）：1161-1171.

[11] Saeki T，Nishi S，Imai N，et al. Clinicopathological characteristics of patients with IgG4-related tubulointerstitial nephritis. Kidney Int，2010，78（10）：1016-1023.

[12] Fukui S，Fujita Y，Origuchi T，et al. Serum complement factor C5a in IgG（4）-related disease. Ann Rheum Dis，2019，78（7）：e65.

[13] Yunyun F，Yu P，Panpan Z，et al. Efficacy and safety of low dose Mycophenolate mofetil treatment for immunoglobulin G4-related disease：a randomized clinical trial. Rheumatology（Oxford），2019，58（1）：52-60.

[14] Carruthers M N，Topazian M D，Khosroshahi A，et al. Rituximab for IgG4-related disease：a prospective，open-label trial. Ann Rheum Dis，2015，74（6）：1171-1177.

[15] 张文，董凌莉，朱剑，等 .IgG4RD 相关性疾病诊治中国专家共识 . 中华内科杂志，2021，60

(3)：192206.

[16] Campochiaro C，Della-Torre E，Lanzillotta M，et al. Long-term efficacy of maintenance therapy with Rituximab for IgG4-related disease. Eur J Intern Med，2020，74：92-98.

[17] Peng L，Nie Y，Zhou J，et al. Withdrawal of immunosuppressants and low-dose steroids in patients with stable IgG4-RD（WInS IgG4-RD）：an investigator-initiated，multicentre，open-label，randomised controlled trial. Ann Rheum Dis，2024，83（5）：651-660.

[18] 中国医学影像技术研究会放射学分会，北京市医学影像质量控制和改进中心，海峡两岸医药卫生交流协会风湿免疫病学专委会 IgG4 相关疾病学组．IgG4 相关性疾病影像学检查临床适用性评价专家共识（2022 版）．中华医学杂志，2022，102（31）：2411-2420.

[19] Ling J，Wang H，Pan W，et al. Clinical and imaging features of IgG4-related kidney disease. Abdom Radiol（NY），2020，45（6）：1915-1921.

第十一节 梗阻性肾病

教学查房目的

- 掌握梗阻性肾病的临床表现。
- 掌握梗阻性肾病的诊断标准。
- 熟悉梗阻性肾病的治疗原则。

住院医师汇报病史

- 现病史：患者女性，81 岁，主诉因"双下肢水肿、少尿 2 周余"入院。患者于入院 2 周余前无明显诱因出现双下肢对称性凹陷性水肿，平卧后可消退，伴尿频，约每日 7～9 次，自觉尿量减少（具体未记），无血尿、泡沫尿，无尿急、尿痛，无气促，无咳嗽、咳痰、畏寒、发热，无消瘦、低热、盗汗，无心悸、胸痛、咯血等不适。就诊于本院门诊，查血红蛋白量 117g/L，白蛋白 34.9g/L，肌酐 292.0μmol/L，尿酸 587.0μmol/L，肾小球滤过率（EPI 公式）12.49mL/(min·1.73m^2)，未引起重视，未诊治。1 周来双下肢水肿渐加重，无法自行消退，尿量进一步减少，无血尿，无排便困难、阴道异常出血，无明显消瘦，无发热、腹痛、腹胀，遂再次于本院门诊复诊，复查：肌酐 716.0μmol/L，估算肾小球滤过率（EPI 公式）4.22mL/(min·1.73m^2)。今为进一步诊治，急诊拟以"急性肾损伤"收入住院。
- 既往史及个人史：平素一般，1 年余前曾行"全髋关节置换术"，手术顺利，术后恢复可；膝关节疼痛 10 余年，平素间断服用"双氯芬酸钠双释放肠溶胶囊（戴芬）"镇痛，近期无大量频繁服用。无高血压、糖尿病、心脑血管疾病等慢性病史。
- 体格检查：体温 36.7℃，脉搏 82 次/分，呼吸 18 次/分，血压 145/85mmHg。神志清楚，心律齐，各瓣膜听诊区未闻及杂音；双肺呼吸音清，未闻及干湿啰音；腹软，全腹无压痛、反跳痛，肝脾肋下未及，双肾区轻度叩击痛，双下肢中度凹陷性水肿。
- 入院诊断：急性肾损伤（病因待查）。
- 诊疗经过：入院后复查血肌酐示 797μmol/L，完善血 IgG4、ANCA、ANA、抗 GBM 抗体、血清免疫固定电泳等检查均未见异常。尿常规＋沉渣均阴性。肿瘤指标提示 CA199 为 153U/mL、CEA、CA125、AFP 均正常。泌尿系彩超提示双肾积水，双输尿管上段扩张，考虑输尿管梗阻（图 2-11-1）。之后急诊行"输尿管镜探查＋双侧输尿管 J 管置入术"，术后当天尿量 7400mL，术后第二天复查肌酐 276μmol/L。术后 1 周复查肌酐为 64μmol/L。后完善 PET-CT、全腹部 CT、胃肠镜等检查后考虑十二指肠腺癌。考虑由于十二指肠腺癌局部种植腹膜后，累及输尿管造成梗阻引起急性肾损伤。

● 出院诊断：梗阻性肾病（腹膜后肿瘤转移）、急性肾损伤、十二指肠晚期肿瘤（腺癌）。

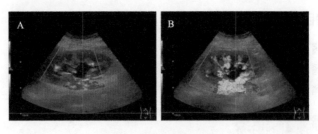

图 2-11-1　泌尿系彩超

双肾形态饱满，左肾（A）大小约 11.86cm×5.94cm，包膜光滑，皮质厚度约为 1.28cm，

右肾（B）大小约 11.43cm×6.06cm，包膜光滑，皮质厚度约为 1.27cm。

双肾皮质回声增强，锥体分布正常，双侧肾盂分离伴输尿管上段扩张

住培教师提问及教学

提问住培第一年的同学

○ 该病例的病史特点是什么？

答：本病例特点有以下几点：

（1）老年女性，急性起病，病史 2 周余。

（2）急性肾损伤的表现：出现肾功能快速下降，肌酐在 2 周内进行性升高，从 $292\mu mol/L$ 上升至 $797\mu mol/L$，伴水肿及尿量减少。

（3）IgG4、ANCA、ANA、抗 GBM 抗体、血清免疫固定电泳等检查均未见异常。

（4）尿常规阴性。

（5）泌尿系彩超提示双肾积水，双输尿管上段扩张，考虑输尿管梗阻。

（6）进行"输尿管支架置入术"解除梗阻后，患者排出大量尿液，肌酐快速恢复至正常水平。

结合患者病史及诊疗经过，急性肾损伤的病因考虑为梗阻性肾病。

○ 这位患者的重点查体内容是什么？

答：该患者的重点查体内容包括：

（1）评估双下肢水肿的程度和范围，特别是观察水肿是否为凹陷性及是否波及其他部位（如腹部、眼睑等），判断水肿的严重程度。

（2）腹部查体应重点检查，触诊有无包块或压痛，叩诊有无腹胀，评估肿瘤对

周围组织的压迫情况。同时，应注意肾区叩击痛，判断肾脏是否有结石或炎症性病变等。

（3）密切监测尿量变化并在耻骨联合上叩诊膀胱浊音界，以评估膀胱充盈度，排查是否有尿潴留等泌尿系统异常表现。

（4）全身状态评估应包括患者的营养状况及体重变化，检查皮肤和黏膜是否有贫血或黄疸等迹象，反映全身代谢及肝脏功能变化。

（5）针对肿瘤相关体征，查体时需特别留意淋巴结的大小，尤其是锁骨上及腹股沟区域。检查有无肿大，提示肿瘤转移。还需评估有无与肿瘤相关的全身症状，如消瘦、乏力、盗汗等。

○ **什么是梗阻性肾病？它的基本定义是什么？**

答：梗阻性肾病（obstructive nephropathy）是一种因尿路梗阻导致肾脏结构和功能受损的疾病。其基本定义是由于尿路机械性阻塞引起尿液流出受阻，导致肾盂压力升高，压力上传，顺着集合管系统至肾小球滤过屏障，导致肾小球滤过率下降，长期慢性梗阻，最终引发肾小管萎缩、肾实质纤维化，甚至肾功能不可逆损伤。梗阻可发生在泌尿系统的任何部位，病变的部位和严重程度以及梗阻的时间长短决定肾脏损伤的程度。根据梗阻的持续时间和严重程度，梗阻性肾病可表现为急性肾损伤或慢性肾衰竭。

○ **引起梗阻性肾病的常见病因有哪些，如何分类？**

答：（1）按梗阻的性质分类 ①机械性梗阻：由物理性障碍引起，如结石、肿瘤、狭窄、异物等，导致尿路通道狭窄或堵塞。②动力性梗阻：由尿路肌肉或神经功能障碍引起，如膀胱神经功能障碍、尿道括约肌功能失调等，导致尿路通畅功能受损。

（2）按梗阻发生的部位分类 ①上尿路梗阻：发生在肾盂或输尿管部位的梗阻，通常影响累及侧肾脏的功能。②下尿路梗阻：发生在膀胱或下尿道部位的梗阻，可能影响双侧肾脏功能，尤其是当膀胱功能受损时。

（3）按病因来源分类 ①先天性梗阻：由出生时即存在的结构异常引起，如先天性狭窄或输尿管发育异常。②后天性梗阻：由后天因素引起的梗阻，如尿路结石、肿瘤或外伤等。

（4）按梗阻和泌尿系统解剖部位的关系分类 ①腔内梗阻：发生在泌尿系统解剖结构腔内病变者，如结石、腔内肿瘤、血块、瘢痕挛缩或者先天发育异常狭窄等。②腔外梗阻：其他系统的肿瘤、炎症、纤维化等局部浸润或者压迫泌尿系统管腔结构引起，如腹膜后病变（IgG4相关性腹膜后纤维化、腹膜后肿瘤、前列腺增生或肿瘤）等。

○ **在病史采集中，哪些症状提示可能存在梗阻性肾病？**

答：（1）腰痛　突发剧烈的单侧腰痛，可能伴随恶心、呕吐，常提示急性输尿管梗阻，如结石。

（2）血尿　无痛性血尿可能提示泌尿系统肿瘤或结石，特别是与体位或活动有关时。

（3）排尿困难或尿流变细　常见于前列腺增生或尿道狭窄，可能伴有尿等待、尿不尽感。

（4）尿频、尿急、夜尿增多　常见于下尿路梗阻，如前列腺增生或膀胱肿瘤。

（5）突发尿量减少或无尿　急性双侧输尿管梗阻或膀胱出口完全梗阻或者孤立肾急性梗阻时，提示急性肾功能不全。

（6）尿量减少和尿量正常交替出现　在缓慢进展的不全性梗阻中，可以出现尿量减少和尿量正常或增多交替出现的一过性早期表现。

（7）反复尿路感染　由于尿液潴留导致感染，表现为尿频、尿急、尿痛、发热等症状。

（8）全身症状　如乏力、食欲缺乏、恶心等，提示肾功能显著受损。

⃞ 提问住培第二年的同学

○ **如何诊断梗阻性肾病？**

答：诊断梗阻性肾病需要结合患者的临床表现、体格检查、实验室检查和影像学检查，综合评估来确定病因、梗阻部位以及对肾功能的损害程度。

（1）临床表现评估　①疼痛：患者可能会有腰痛或腹痛，疼痛的性质可能是间歇性或持续性，常伴随恶心、呕吐等症状。②尿量改变：可能出现尿量减少、无尿或尿量波动，急性完全梗阻可能导致急性无尿。下尿路梗阻可能表现为排尿迟缓、尿线变细、尿流无力等。③感染症状：如发热、寒战等，提示可能合并感染。④其他系统的表现：如妇科、消化道等病史的询问。

（2）专科体格检查　①腹部触诊：检查是否有肿物（如肾积水引起的腹部肿物），触诊肾区有无压痛或叩击痛。②膀胱检查：观察膀胱区是否有肿胀，耻骨上是否有球形肿物（提示膀胱膨胀）。

（3）实验室检查　①血常规、尿常规和血生化检查：检测是否存在氮质血症、酸中毒或电解质失衡、尿沉渣改变等。②尿细菌培养：用于检测有无泌尿系统感染及其病原菌。③尿脱落法细胞学检查：可帮助鉴别是否存在尿路肿瘤。

（4）影像学检查　①静脉尿路造影（IVU）：评估肾脏显影时间、肾脏及输尿管扩张情况，是诊断肾积水和尿路梗阻的常用方法。②超声检查：B超可以检测肾积水、结石、肿瘤等，是最常用的无创检查手段。③CT 扫描：能够精确定位梗阻部位，并识别梗阻原因，如肿瘤、结石、纤维化等。④逆行上尿路造影：用于静脉尿路造影不能明确诊断时，通过膀胱镜向输尿管注入造影剂，评估上尿路的情况。⑤放射性核素检查：包括肾图和肾动态扫描，可以评估分侧肾功能和判断是否存在梗阻。

（5）特殊检查　①Whitaker 试验：在局部麻醉下通过导管向肾盂注入生理盐水，同时用导管测量肾盂和膀胱的压力。若肾盂内的压力明显高于膀胱压力，说明可能存在肾盂输尿管连接部梗阻或输尿管狭窄。这种试验用于判断肾盂输尿管连接部梗阻的严重程度，通常在其他影像学检查不能明确诊断时使用。②肾穿刺尿路造影：用于特殊情况下的诊断，如急性无尿时通过肾穿刺造影引流尿液，可同时达到诊断和治疗目的，不作为常规诊疗手段。

○ **梗阻性肾病的鉴别诊断有哪些？**

答：梗阻性肾病应与以下疾病进行鉴别：

（1）急性肾小管坏死（acute tubular necrosis，ATN）　这是急性肾功能衰竭的常见原因，通常由严重的缺血或毒性损伤引起。与梗阻性肾病不同，ATN 通常无尿路梗阻的病史，影像学检查无肾积水表现。ATN 患者通常伴有其他全身性缺血或中毒的临床表现。

（2）慢性肾小管间质性肾炎　可能由药物、感染或免疫性疾病引起，表现为逐渐进展的肾功能不全和尿液浓缩功能下降。与梗阻性肾病不同，此类患者通常没有尿路梗阻的影像学证据，且肾脏通常不会显著肿大。

（3）肾血管性高血压　由肾动脉狭窄引起，患者可能表现为难治性高血压和肾功能减退。与梗阻性肾病不同，肾血管性高血压的影像学检查显示肾动脉狭窄，而非尿路梗阻或肾积水。

（4）肾肿瘤（如肾细胞癌）　可能引起局部压迫，导致尿路梗阻和肾积水。影像学检查可以区分肿瘤与其他梗阻性病因，如结石或狭窄。此外，肿瘤患者可能有血尿、肿块触及或全身症状如体重减轻等。

（5）急性间质性肾炎　通常由药物（如抗生素、NSAIDs）或感染引起，表现为急性肾功能衰竭、皮疹、发热、嗜酸性粒细胞增多等全身症状。与梗阻性肾病不同，此病影像学上无肾积水或梗阻表现。

提问住培第三年的同学

○ **梗阻性肾病的治疗指征及目标是什么？**

答：梗阻性肾病的治疗指征主要包括急性完全性梗阻、早期肾积水、反复尿路感染、肾功能恶化、顽固性高血压以及剧烈疼痛等情况。治疗的核心目标是迅速解除尿路梗阻，恢复尿液流动，保护和恢复肾功能，预防和控制感染，减轻患者症状，并防止并发症的发生。通过早期干预和持续监测，力求改善患者的预后和生活质量。

○ 针对不同类型的梗阻性肾病，治疗方案有哪些差异？

答： 根据起病的急缓及梗阻的部位，梗阻性肾病的治疗方案有一定差异：

（1）急性梗阻性肾病 ①紧急解除梗阻：对于急性完全性梗阻，首要目标是迅速解除梗阻，以恢复肾功能。常用方法包括放置输尿管支架、经皮肾造瘘术或手术取石。紧急解除梗阻后，肾功能可能迅速恢复。②控制感染：如伴发感染，应立即启动广谱抗生素治疗，待尿培养结果出来后再调整抗生素。

（2）慢性梗阻性肾病 ①病因治疗：治疗的关键是去除或缓解慢性梗阻的病因，如前列腺增生患者可以选择药物治疗（如 5-α 还原酶抑制剂、α 受体阻滞剂）或手术治疗（如经尿道前列腺切除术、膀胱造瘘术），膀胱肿瘤患者需根据肿瘤性质进行手术或化疗。②支持治疗：控制血压、管理电解质平衡、预防进一步的肾功能恶化，必要时应用 ACEI/ARB 药物减少肾内高灌注压。③监测随访：定期监测肾功能，观察有无进一步恶化的迹象。

（3）单侧与双侧梗阻 ①单侧梗阻：通常情况下，单侧梗阻仅影响单侧肾脏功能。早期干预和解除梗阻可以预防肾功能的不可逆损伤。单侧肾功能丧失但对侧肾功能正常的患者可能无明显症状，但仍需及时解除梗阻。②双侧梗阻：双侧梗阻或仅有一个功能肾的单侧梗阻属于急症，需要紧急干预以防止急性肾损伤发生发展。这类患者常需要双侧输尿管支架置入或双侧肾造瘘以快速解除梗阻。

○ 梗阻性肾病的病理生理机制是什么？

答： 梗阻性肾病的病理生理机制复杂，涉及尿路梗阻后的一系列病理变化，主要包括机械性压力增加、缺血损伤、炎症反应以及纤维化过程。

（1）尿路梗阻的直接后果 当尿路发生机械性阻塞时，尿液排出受阻，导致尿液在肾盂和肾盏内积聚。这种积聚会引起肾盂内压升高，迫使尿液向上逆流，进一步加重肾脏内的压力。压力升高会导致肾小管内的液体回流进入肾间质，引发间质水肿和炎症反应，肾单位逐渐遭到破坏。随着时间的推移，持续的高压会导致肾实质缺血、肾小管萎缩，肾单位逐渐丧失功能。

（2）缺血损伤 尿路梗阻会导致肾血流减少，尤其是肾皮质的血流显著降低。这种缺血状态会进一步加剧肾单位的损伤，导致肾小管细胞的坏死和凋亡。缺血还会引起肾小管的氧化应激反应，产生大量的自由基，加剧细胞损伤，最终引发肾脏不可逆的纤维化。

（3）炎症反应和纤维化 随着尿路梗阻的持续，肾脏内的炎症反应逐渐增强。巨噬细胞和其他免疫细胞会渗入肾间质，分泌炎症因子，如肿瘤坏死因子（TNF-α）、白细胞介素-6（IL-6）等，这些因子会促进成纤维细胞增生和胶原纤维沉积。最终，肾间质发生纤维化，肾实质逐渐被纤维组织取代，肾脏功能不可逆地丧失。这种纤维化过程通常从肾小管周围开始，逐渐扩展至整个肾实质。最近的研究发现，GSDME 介导的焦亡在输尿管梗阻性肾病中通过 Caspase-3 通路促使肾小管细胞死亡，并释放 HMGB1 蛋白，引发炎症和纤维化。研究表明，缺失 Caspase-3 或 GSDME 可以显著减轻肾损伤和纤维化的发展，表明细胞焦亡在梗阻性肾病中发挥了关键作用。

（4）功能性改变　梗阻性肾病的功能性改变包括肾小球滤过率（GFR）下降、尿液浓缩功能丧失、电解质失衡，以及代谢性酸中毒等。这些变化会导致全身性症状，如高血压、水肿、乏力等，最终可能发展为终末期肾病。

○ **梗阻性肾病解除后的注意事项有哪些?预后如何?**

答：（1）双侧或孤立肾完全梗阻解除后需注意短期内突然出现的大量利尿反应，这是由于肾小管功能暂时无法重吸收水和电解质，大量液体和钠排出。利尿期持续 2～4 天，需监测并补充液体和电解质，以防止脱水和电解质失衡。

（2）梗阻性肾病的预后受多种因素的影响，包括梗阻的病因、部位、持续时间以及治疗的及时性和有效性。通常情况下，若能在早期及时解除梗阻，肾功能大多可以部分甚至完全恢复，尤其是在梗阻持续时间较短的情况下。相反，长时间未得到解除的梗阻可能导致不可逆的肾损伤，最终导致肾功能的严重减退或完全丧失。梗阻的部位也起着重要作用，例如，双侧肾梗阻或孤立肾的单侧梗阻更容易引发急性肾衰竭，预后较差。此外，患者的整体健康状况也会影响预后，老年患者或有其他慢性疾病（如糖尿病、高血压等）的患者，由于肾功能恢复能力较差，预后往往不如年轻患者乐观。因此，早期识别、准确诊断并采取积极的治疗措施，对于防止肾功能不可逆损伤、改善患者的长期预后至关重要。治疗后，定期随访和监测肾功能也至关重要，以防止复发和进一步恶化。

○ **在处理梗阻性肾脏病合并慢性肾脏病的患者时，如何权衡治疗方案?**

答：在处理梗阻性肾病合并慢性肾脏病（CKD）的患者时，治疗方案需要兼顾解除梗阻、维持肾功能、控制慢性肾脏病进展以及减少并发症。

（1）梗阻解除与肾功能恢复　首要任务是评估并解除尿路梗阻。对于急性梗阻合并 CKD 的患者，解除梗阻后可能部分恢复肾功能。然而，由于 CKD 患者的肾功能储备较差，即使梗阻解除，肾功能恢复程度也可能有限。因此，手术或介入治疗应在不增加肾损伤风险的前提下进行。对于慢性梗阻性肾病合并 CKD，解除梗阻可以减缓或阻止 CKD 的进展，但术前应详细评估手术的风险与收益。如果梗阻解除的潜在收益（如延缓 CKD 进展、改善症状）大于手术风险，应积极干预。

（2）CKD 的全面管理　解除梗阻后，仍需继续 CKD 的管理，包括控制血压、调整药物治疗、监测和纠正电解质紊乱、管理贫血和骨代谢异常。应密切监测肾功能，以评估梗阻解除后的恢复情况，并及时调整治疗方案以应对可能出现的肾功能进一步恶化。

○ **当患者的梗阻性肾病伴有复发性尿路感染时，如何制定长期管理计划？**

答： 复发性尿路感染在梗阻性肾病患者中是常见且复杂的问题。制定长期管理计划应注意以下几项：

（1）梗阻的彻底解除　反复感染的最主要原因是尿路梗阻的存在。彻底解除梗阻是防止感染复发的关键。必要时进行手术或介入治疗，如输尿管支架置入术、碎石术、尿道扩张术或前列腺手术等。当无法彻底解除梗阻（如肿瘤或不可逆的解剖异常），需要考虑其他方法，如肾造瘘术来减少感染风险。

（2）抗生素预防　在梗阻未完全解除或患者因其他原因手术风险较高时，可考虑长期低剂量抗生素预防，以减少感染的频率。常用药物包括磺胺甲噁唑/甲氧苄啶、氟喹诺酮类等。需要定期评估抗生素疗效和耐药性风险，避免长期应用引起的耐药菌株发展。

（3）定期随访与监测　定期尿液分析和培养是随访的重要部分，尤其是在有症状时。早期发现和治疗感染可以防止发生进一步肾损伤。对于长期抗生素治疗的患者，应定期评估肝肾功能，以检测药物的潜在毒性。

（4）生活方式干预　教育患者保持良好的个人卫生，增加液体摄入量，促进尿液排出，减少感染风险。建议患者避免长期使用尿导管，减少侵入性操作，降低感染机会。

拓展学习

● 晶体性肾病（crystal nephropathy）与梗阻性肾病密切相关。晶体的沉积不仅会对肾脏造成损伤，还可能导致尿路梗阻，进一步加重肾功能衰竭。晶体通常是由某些代谢产物或药物在肾小管或肾间质内形成，常见的晶体类型包括尿酸盐、草酸钙、磷酸钙、硫酸镁等。这种疾病可因代谢紊乱（如高尿酸血症、痛风）或药物的使用（如某些抗病毒药、磺胺类药物等）引起。晶体沉积在肾小管或集合管中，会形成物理性堵塞，阻碍尿液的正常排出，从而导致尿路梗阻。最近的研究发现，GSDME在晶体性肾病中通过介导肾小管细胞的细胞焦亡起到关键作用，而GSDMD则在炎症反应中发挥主导作用。GSDMD和GSDME的双重缺失显著减轻了由草酸钙等晶体引起的肾脏炎症反应和纤维化。

● 当婴儿或儿童患者考虑梗阻性肾病时，采集病史时应重点关注其出生史、既往病史、排尿情况和生长发育情况。了解孕期及分娩时是否存在异常，是否有泌尿系统感染或先天性疾病史。详细询问排尿情况，关注尿量、尿液颜色、尿流是否顺畅，以及是否有排尿困难等症状。注意患儿是否有腹痛、肾区不适等表现。评估生长发育是否正常，包括体重、身高增长是否符合标准，是否存在发育迟缓。此外，还需了解饮水和饮食习惯、家族中是否有肾脏或泌尿系统疾病的病史，以及药物使用和过敏史。

● 尿路梗阻手术方式依据病因和梗阻部位可分为输尿管支架置入和经皮肾造瘘术（紧急解除梗阻）、体外碎石术（小结石）、输尿管镜取石术（较大结石）、前列腺切除术（前列腺增生）以及肿瘤切除或尿流改道术（肿瘤压迫）。手术需根据患者情况和病因确定。

● 肾积水引起的腹部肿块出现时大时小，主要由于尿液因梗阻无法顺利排出，肾盂内液体积聚或排泄，导致肿块大小变化，受梗阻间歇性和肾盂压力波动影响。慢性梗阻导致的巨大肾积水常无明显疼痛，因为梗阻发展缓慢，身体逐渐适应的压力增加，肾盂和输尿管扩张不会立即引发疼痛，且慢性梗阻不易引起急性炎症或肌肉痉挛，症状较为隐匿。

● 在肾积水早期，肾乳头会因压力增加而受到压迫，首先表现为肾盏乳头的穹隆部变平，甚至形成凹形。随着压力进一步升高，肾乳头会出现缺血和萎缩。这种结构变化通常是肾积水最早期的表现之一，尽管此时肾实质的损伤较轻，但如果积水持续，肾乳头的损伤会逐渐加重。

参考文献

[1] 王海燕. 肾脏病学. 4版. 北京：人民卫生出版社，2021.

[2] Klahr S, Morrissey J. Obstructive nephropathy and renal fibrosis. Am J Physiol Renal Physiol, 2002, 283（5）：F861-875.

[3] Klahr S. Obstructive nephropathy. Intern Med, 2000, 39（5）：355-361.

[4] Riccabona M. Obstructive diseases of the urinary tract in children: lessons from the last 15 years. Pediatr Radiol, 2010, 40（6）：947-955.

[5] Nørregaard R, Mutsaers H A M, Frøkiær J, et al. Obstructive nephropathy and molecular pathophysiology of renal interstitial fibrosis. Physiol Rev, 2023, 103（4）：2827-2872.

[6] 杨关天，杨建军. 梗阻性肾病的药物治疗. 国际泌尿系统杂志，2004，24（4）：511-514.

[7] Jaffe R B, Middleton A W, Jr. Whitaker test: differentiation of obstructive from nonobstructive uropathy. AJR Am J Roentgenol, 1980, 134（1）：9-15.

[8] Wilson D R. Pathophysiology of obstructive nephropathy. Kidney Int, 1980, 18（3）：281-292.

[9] Wang K, Liao Q, Chen X. Research progress on the mechanism of renal interstitial fibrosis in obstructive nephropathy. Heliyon, 2023, 9（8）：e18723.

[10] Li Y, Yuan Y, Huang Z X, et al. GSDME-mediated pyroptosis promotes inflammation and fibrosis in obstructive nephropathy. Cell Death Differ, 2021, 28（8）：2333-2350.

[11] Chen Z, Chen C, Lai K, et al. GSDMD and GSDME synergy in the transition of acute kidney injury to chronic kidney disease. Nephrol Dial Transplant, 2024, 39（8）：1344-1359.

第十二节 》 心肾综合征

教学查房目的

- 掌握心肾综合征的临床表现。
- 掌握心肾综合征的诊断标准。
- 熟悉心肾综合征的治疗原则。

住院医师汇报病史

- **现病史:** 患者男性,76 岁,以"反复胸闷 6 天,加重 1 天"为主诉入院。于入院前 6 天干农活时出现一过性胸闷,位于心前区,范围约巴掌大小,伴头晕、乏力,程度可忍受,自行休息后可缓解,无气喘、咯血,无恶心、呕吐、反酸、胸骨后烧灼感等不适。未引起重视,未诊治。入院前 5 天再次于劳累时感胸痛,呈压榨样,位于心前区,范围约巴掌大小,程度尚可忍受,后逐渐出现夜间阵发性呼吸困难、不能平卧,伴尿量逐渐减少、双下肢水肿,无发热,无恶心、呕吐、腹泻,无咯血等,就诊于当地医院,予对症处理后症状水肿消退,但胸闷反复。入院前 1 天前休息时出现胸痛,位于胸骨后,范围约巴掌大小,呈闷痛,无向他处放射,程度不可忍受,胸痛与体位无关,伴乏力,伴头晕、视物模糊、大汗淋漓,症状持续不能缓解,就诊于本院,测血压 89/60mmHg,查"血生化:尿素 13.42mmol/L,血肌酐 182.0μmol/L,肾小球滤过率(EPI 公式)30.40mL/(min·1.73m^2);肌钙蛋白 I(TnI)3.9ng/mL;B 型利钠肽(BNP)2230ng/L;尿常规:蛋白质、潜血阴性;心电图:Ⅱ、Ⅲ、aVF 导联 ST 段抬高;心脏彩色多普勒超声＋左心功能测定＋组织多普勒显像(TDI)＋室壁运动分析:左心房稍大,室间隔肥厚,左心室壁节段性运动异常;左心室舒张功能减退,左心射血分数(LVEF)为 42.52%;泌尿系彩超:未见明显异常"。考虑"急性 ST 段抬高型心肌梗死",予"阿司匹林、氯吡格雷"双联抗血小板聚集、"阿托伐他汀"调脂稳定斑块、去甲肾上腺素升压、置入主动脉内球囊反搏(IABP),并立即行急诊"冠脉造影术",示"冠状动脉粥样硬化性心脏病(图 2-12-1):左主干 90%狭窄,前降支开口处 90%狭窄;回旋支开口处 70%～80%狭窄,右冠状动脉优势型,右冠状动脉 95%狭窄,成功于右冠状动脉置入支架",拟"急性 ST 段抬高型心肌梗死、急性肾损伤"收入本科。自发病以来,精神欠佳、食欲、睡眠尚可,近期体重未检测。
- **既往史及个人史:** 既往糖尿病病史 5 年余,平素不规则治疗和未监测血糖;1 个月前外院查肾功能正常。既往有吸烟史 30 余年,10 支/日,未戒烟。
- **体格检查:** 体温 36.8℃,脉搏 98 次/分,呼吸 20 次/分,血压 89/60mmHg。神志清楚,双肺呼吸音清,双下肺可闻及啰音;心律齐,心音减弱,各瓣膜听诊区未闻及杂音。腹软，无压痛、反跳痛；双下肢无水肿，病理征未引出。

- 初步诊断：急性下壁 ST 段抬高型心肌梗死（Killip 分级 Ⅳ 级）、心源性休克、急性肾损伤、心肾综合征。

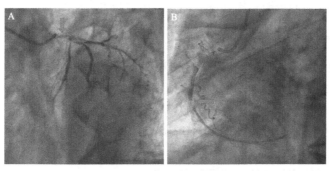

图 2-12-1　冠状动脉造影

（A）冠状动脉左主干 90％狭窄；（B）右冠状动脉中段 95％狭窄

住培教师提问及教学

提问住培第一年的同学

该病例的初始病史特点是什么？

答：本病例特点有以下几点：

（1）老年男性，有吸烟史、糖尿病等危险因素，本次急性起病，主要表现为胸痛，胸痛特点为典型心绞痛。

（2）结合血压、心电图、TnI、BNP、心脏彩超及冠脉造影结果，患者"急性下壁 ST 段抬高型心肌梗死"诊断明确，合并心源性休克，Killip 分级为 Ⅳ 级。

（3）既往肾功能正常，本次血肌酐升高至 $182\mu mol/L$，达到"急性肾损伤"诊断标准，考虑合并急性肾损伤。

（4）近期无呕吐、腹泻，没有使用肾毒性药物。

（5）尿常规无蛋白尿、血尿。

（6）肾脏超声检查正常。

因此，急性肾损伤的病因可考虑心肾综合征。

心肾综合征的定义是什么？

答：2005 年初，荷兰学者 Bongartz 等针对心力衰竭合并慢性肾功能不全发病率显著增加，两种疾病共存时预后显著恶化的临床及病理生理学改变的特点，首次提出了"严重心肾综合征（severe cardiorenal syndrome，SCRS）"的概念，也称心肾综合征（cardiorenal syndrome，CRS）。2008 年欧洲多国学者对 CRS 的定义做了进一步细化，共分为 5 个亚型。

心肾综合征是指心脏或肾脏疾病引发的其中一个器官的急性或慢性功能障碍诱发另一个器官的急性或慢性功能障碍的临床综合征。因此，CRS 是心脏和肾脏的功能诊断，而非疾病诊断；多种心脏或肾脏疾病均可引起 CRS。

○ 这位患者的重点查体内容是什么？

答：患者的临床表现主要是心力衰竭引起，心力衰竭的病因可考虑为急性心肌梗死，然后出现肾脏功能的损害，体格检查过程中应首先重点关注以下几项：

（1）心脏相关查体　监测血压、心率，心脏听诊、触诊（心音、是否有心脏杂音、是否有震颤、心包摩擦音等），双肺听诊（是否有干湿啰音），是否有颈静脉充盈等。

（2）泌尿系统疾病查体　双下肢有无水肿。

（3）急性肾损伤鉴别诊断查体　有无血容量不足和水肿的表现；有无皮疹、关节病变等。

○ 心肾综合征如何分型？

答：心肾综合征可以分为 5 型。

（1）1 型　急性心肾综合征，是急性心力衰竭导致急性肾功能障碍，例如心源性休克或急性心力衰竭引起急性肾损伤（acute kidney injury，AKI）。

（2）2 型　慢性心肾综合征，是慢性心力衰竭导致慢性肾功能障碍，例如慢性心力衰竭引起慢性肾衰竭。

（3）3 型　急性肾心综合征，是 AKI 导致急性心功能障碍，例如 AKI 引起急性心力衰竭。

（4）4 型　慢性肾心综合征，是慢性肾衰竭导致慢性心脏疾病，例如慢性肾衰竭引起的心肌病变和慢性心力衰竭。

（5）5 型　继发性心肾综合征，系统性疾病同时导致心脏和肾脏功能障碍，例如脓毒症、淀粉样变性等引起的急、慢性心力衰竭和急、慢性肾衰竭。

提问住培第二年的同学

○ 诊断 CRS 时如何明确心力衰竭的诊断？

答：心力衰竭的诊断依赖于患者的症状、体征、实验室检测和心脏影像学检查。

（1）多部国内外临床实践指南推荐 B 型利钠肽（BNP）和 N 末端 B 型钠尿肽前体（NT-proBNP）作为心力衰竭首选血清标志物。BNP＜100ng/L 可排除心力衰竭，BNP＞400ng/L 可诊断心力衰竭，此外，NT-proBNP 国际专家共识建议 NT-proBNP≥300ng/L 诊断急性心力衰竭的准确率优于临床诊断；由于肾功能可影响 BNP 与 NT-proBNP 的代谢，因此肾衰竭患者诊断心力衰竭的 NT-proBNP 界值，需要依据肾功能水平进行校正。《中国心力衰竭诊断和治疗指南（2024）》建议 eGFR＜60mL/(min·1.73m^2)、NT-proBNP＞1200ng/L 时才可能诊断急性心力衰竭。

（2）超声心动图有助于诊断心功能障碍，但心力衰竭包括心脏收缩功能衰竭和心脏舒张功能障碍，因此不能单纯依据左心室射血分数（LVEF）降低来诊断心力衰竭。2021 年美国心脏协会/美国心脏病学会/美国心衰学会（AHA/ACC/HFSA）心力衰竭管理指南建议，依据 LVEF 水平将心力衰竭分为以下 4 型①射血分数降低型心力衰竭（HFrEF）：LVEF≤40%。②射血分数改善型心力衰竭（HFimpEF）：既往 LVEF≤40%且随访 LVEF＞40%。③射血分数轻度降低型心力衰竭（HFmrEF）：LVEF 41%～49%。④射血分数保留型心力衰竭（HFpEF）：LVEF≥50%。

○ **1 型 CRS 的鉴别诊断有哪些?**

答：主要是急性肾损伤的鉴别诊断，诊断前首先应排除多种心脏以外的原因所致的肾衰竭，主要是肾前性的如血容量不足所致的肾前性氮质血症、肾后性的尿路梗阻和肾性器质性急性与慢性肾衰竭等。

○ **在 CRS 的诊断中，如何进行肾损伤的诊断和评估?**

答：（1）明确肾功能不全的诊断　一般而言，肾功能快速降低或 eGFR＜60mL/(min·1.73m^2)、血肌酐＞133μmol/L、血尿素氮＞20mmol/L 及血胱抑素 C 升高（不同检测方法正常范围值不同），可以诊断为肾功能不全。但需要注意的是，血肌酐受种族、性别、年龄、营养状态、肝功能及多种药物等因素影响，并且在慢性肾衰竭时，因肾小管分泌肌酐的增多而降低了其反映肾功能状态的灵敏度；因此单纯血肌酐升高不能诊断肾功能不全，血肌酐值正常也不能排除肾功能不全。需要综合 eGFR、血尿素氮和血胱抑素 C 的水平才能诊断是否存在肾功能不全。

（2）鉴别是 AKI 还是慢性肾衰竭　①AKI：48h 内血肌酐增加≥26.5μmol/L、7 天内血肌酐增加≥1.5 倍或尿量＜0.5mL/(kg·h)超过 6h。检测患者尿肌酐排泄量对于早期发现 AKI 具有重要意义，无论尿量是否减少，如果尿肌酐排泄量明显或进行性减少，则应高度警惕 AKI 发生。②慢性肾衰竭：具有 CKD 病史、长期夜尿增多、在无失血的情况下发生中重度贫血、明显的高磷血症和低钙血症伴有全段甲状旁腺激素（iPTH）升高以及超声显示双侧肾脏缩小，支持慢性肾衰竭的诊断。需要注意的是，溶血性尿毒综合征、淋巴瘤、白血病性肾损害、免疫球蛋白沉积性肾病、肾淀粉样变性、多囊肾及糖尿病肾病引起的慢性肾衰竭，肾脏无明显缩小或增大。

○ 如何明确 CRS 的分型?

答: 依据急、慢性心力衰竭与 AKI 及慢性肾衰竭的发生顺序进行 CRS 分型诊断:

(1) 先发生急性心力衰竭,后发生 AKI 的患者被诊断为 1 型 CRS。

(2) 先发生慢性心力衰竭,后发生慢性肾衰竭或 AKI 的患者诊断为 2 型 CRS。

(3) 先发生 AKI,后发生急性心力衰竭的患者被诊断为 3 型 CRS。

(4) 先发生慢性肾衰竭,后发生急、慢性心力衰竭或左心室肥厚的患者诊断为 4 型 CRS。

(5) 继发于系统性疾病或感染等全身性疾病,同时发生急性心力衰竭与 AKI,或同时发生慢性心力衰竭与慢性肾衰竭的患者诊断为 5 型 CRS。

❓ 提问住培第三年的同学

○ CRS 的容量评估有哪些方法?

答: (1) 症状与体征　观察有无劳力性呼吸困难、夜间阵发性呼吸困难、端坐呼吸、水肿、腹胀等典型淤血症状,并评估有无颈静脉怒张、肝颈静脉回流征、肺部啰音、浆膜腔积液、肝脏大及水肿等体征。体重检测是评估容量负荷简单易行的方法,CRS 患者需精确记录患者出入量。

(2) 实验室指标　BNP 与 NT-proBNP 是目前临床最常用的反映容量负荷的生物学标志物,但其血液水平受肾功能影响。CA125 可反映心力衰竭患者浆膜腔积液和(或)炎症刺激的存在。尿相对密度和血液血细胞比容也可反映容量状态,但分别受尿蛋白、尿糖等尿液成分以及贫血程度的影响;血尿素氮/血肌酐比值、尿钠浓度也可反映容量状态,但受饮食与肝肾功能影响;因此临床采用上述指标评估容量状态时应对相应的影响因素进行校正。

(3) 生物电阻抗向量分析　是一种无创容量检测方法,能有效鉴别心力衰竭和非心力衰竭导致的呼吸困难。

(4) 影像学检查　利用胸部 X 线、心血管超声测量心脏腔室大小、心胸比值、下腔静脉直径、心包腔和胸腔积液等,可在一定程度上评估容量状态。肺部超声诊断急性血流动力学改变造成的肺水肿的灵敏度 95%、特异度 97%。

(5) 血流动力学有创监测　中心静脉压水平可反映静脉回流极限和所有胸腔外器官后向回流压力,中心静脉压急剧增加时需考虑严重心脏功能障碍,特别是右心衰竭;但是中心静脉压受到胸腔、心包和腹腔压力的影响,外周水肿、腹水、肾脏和肝脏损伤与中心静脉压绝对数值密切相关,因此解读中心静脉压需兼顾上述因素。

（6）腹腔内压　持续或反复升高＞12mmHg，可引起肾静脉压升高和肾淤血；能够独立于容量监测指标（毛细血管渗漏、液体超负荷和组织水肿）之外预测AKI进展和急性心力衰竭进展。持续腹腔内压＞20mmHg与器官功能障碍及不良预后密切相关。

○ 本病例的下一步诊治思路是什么？

答：该患者本次急性起病，表现为急性心肌梗死、急性心力衰竭，合并心源性休克，结合冠脉造影结果，考虑三支血管严重病变，合并急性肾损伤，尿常规提示尿蛋白、潜血阴性，下一步应首先进行急性肾损伤的鉴别诊断，包括追问病史是否有使用肾毒性药物及腹泻、呕吐等肾前性灌注不足病史，以排除肾前性氮质血症及急性肾小管坏死，心肾综合征的诊断不依赖病理诊断，故无需进行肾穿刺活检。明确诊断后，应去除诱因及危险因素，患者已行主动脉内球囊反搏、急诊冠脉支架置入术开通血管，余治疗上予双联抗血小板、调脂稳定斑块、利尿（血压改善后），必要时予肾脏替代治疗。

○ CRS 的主要治疗药物有哪些？

答：（1）可有效治疗液体超载　①普通利尿药：首选袢利尿药，推荐托拉塞米，间歇性静脉注射不增加 AKI 严重不良事件风险，持续静脉输注利尿效果优于静脉注射。推荐使用高渗盐水联合呋塞米治疗利尿药抵抗，可增加利尿效果，减少肾功能恶化和死亡风险。②托伐普坦：可改善心力衰竭患者呼吸困难，减轻 CKD 患者容量负荷，大剂量使用托伐普坦会增加肾功能恶化风险，应避免使用。

（2）可改善心脏功能，延缓肾脏功能进展　①血管紧张素转化酶抑制剂（ACEI）或血管紧张素受体阻滞剂（ARB）：具有心肾保护作用，推荐治疗伴有 HFrEF 或 HFmrEF 或 HFpEF 的慢性 CRS。这可能会增加 AKI 风险，因此急性 CRS 应慎用。②血管紧张素受体-脑啡肽酶抑制剂（ARNI）：改善心脏和肾脏结局，推荐治疗伴有 HFrEF 或 HFmrEF 或 HFpEF 的慢性 CRS，但是 eGFR＜30 mL/（min·1.73m²）患者慎用，不建议应用于 ESRD 患者。③盐皮质激素受体拮抗剂（MRA）：改善心血管结局，推荐治疗伴有 HFrEF 的慢性 CRS，但不应在 eGFR＜25 mL/（min·1.73m²）患者开始治疗；不推荐用于伴有 HFmrEF 或 HFpEF 的急性 CRS 治疗。④β受体阻滞剂（BB）：改善伴有/不伴有 CKD 的心衰患者的心功能，推荐治疗伴有 HFrEF 或 HFmrEF 或 HFpEF 的急、慢性 CRS。⑤钠-葡萄糖协同转运蛋白2（SGLT2）抑制剂：改善 AKI 预后以及心力衰竭或 CKD 患者的肾脏功能和心脏与肾脏结局，推荐治疗伴有 HFrEF、HFmrEF 或 HFpEF 的急、慢性CRS，但 eGFR＜30mL/（min·1.73m²）、ESRD 或透析患者禁用。⑥左西孟旦：改善心脏和肾脏结局，减少 AKI 的发生风险；推荐用于伴有 HFrEF 的急、慢性 CRS 治疗，但 eGFR<30mL/(min·1.73m^2) 患者禁用。⑦洋地黄类药物：改善心力衰竭患者的肾功能，减少心力衰竭患者的住院率，不影响心脏结局，但应避免洋地黄类药物中毒；推荐用于伴有 HFrEF 的急、慢性 CRS 短期治疗。⑧奈西立肽：可改善循环淤血，但不会影响全因死亡率。然而高剂量会增加肾功能恶化的风险，因此不推荐治疗急性 CRS。⑨维立西呱：降低慢性心力衰竭住院风险，但对 NT-proBNP>8000ng/L 或心房颤动患者无明显疗效，不影响肾脏功能；推荐用于伴有 HFrEF 的慢性 CRS。⑩伊伐布雷定：降低静息心率，改善慢性心力衰竭患者的心肺功能，不改善急性心力衰竭患者的心脏结局；推荐治疗伴有 HFrEF 或 HFmrEF 或 HFpEF 的 CRS。

○ CRS 进展的定义与诊断标准是什么？

答：CRS 进展主要指心、肾功能及结构持续恶化，慢性 CRS（2 型或 4 型）发生急性 CRS（1 型或 3 型），或 AKI 向 CKD 进展以及急性心力衰竭转变为慢性心力衰竭。

（1）心力衰竭的进展/恶化定义与诊断标准　①NYHA 心功能分级进展；②因心力衰竭加重需要增加药物剂量或增加新药治疗；③因心力衰竭或其他原因需住院治疗；④BNP 水平持续升高、LVEF<40%；⑤心力衰竭进展为难治性终末期心力衰竭。

（2）AKI 进展至 CKD 的定义与诊断标准　AKI 后肾功能不能完全恢复持续时间≥3 个月。

（3）CKD 进展的定义与诊断标准　eGFR 较基线水平持续下降超过 25%，或 CKD 分期进展，或每年 eGFR 下降≥5mL/min。

○ CRS 的治疗原则是什么？

答：（1）对于急性 CRS（1、3、5 型）　积极控制心力衰竭，维持水电解质和酸碱平衡，避免/减少肾脏低灌注、肾毒性药物及感染等对肾脏的二次打击，防治急性并发症，降低死亡率，预防心力衰竭和（或）肾功能衰竭慢性化。

（2）对于慢性 CRS（2、4 型）　积极治疗原发疾病，改善心功能，延缓肾功能进展，防治慢性并发症，避免/减少 CRS 复发，提高生存率和生存质量。

○ 如何治疗 CRS 的低血压和休克？

答：（1）合并低血压或休克的 CRS 患者，应暂停利尿药、降压药物和血管扩张药的使用，建议 MAP≥65mmHg。

（2）积极治疗原发疾病，包括缺血性心脏病的血运重建及脓毒症的抗感染治疗等。

（3）复苏液体　推荐选择平衡晶体液、生理盐水或白蛋白溶液进行液体复苏，禁用羟乙基淀粉。

（4）升压药物的使用　心源性休克的升压药物首选去甲肾上腺素，肾上腺素和多巴胺不作为一线药物；感染性休克的升压药物首选去甲肾上腺素。

（5）正性肌力药物的使用　合并低血压的心源性休克患者应首先考虑去甲肾上腺素，而不是选择正性肌力药物；合并低血压/心源性休克的CRS患者可在应用去甲肾上腺素基础上选择多巴酚丁胺、米力农及左西孟旦，并且左西孟旦可改善心功能。

（6）对严重心源性休克患者，建议实施体外膜氧合（ECMO），特别是动静脉体外膜氧合（VA-ECMO）联合IABP治疗。

拓展学习

● CRS的病理生理机制

在急性心肾综合征（CRS）中，心脏和肾脏功能的恶化并非孤立存在，而是相互影响；因此，其病理生理机制是多方面且复杂的。

（1）血流动力学　肾血流量或灌注压力不足会导致入球小动脉的球旁细胞增加肾素释放，进而触发肾素-血管紧张素-醛固酮系统（RAAS）的激活，以及交感神经系统（SNS）激活的神经激素反应和非渗透性抗利尿激素释放。这些因素会导致液体潴留、前负荷增加、肾功能恶化以及泵衰竭。肾静脉淤血现在越来越被认为是急性CRS的重要血流动力学机制。肾脏的血流由肾小球毛细血管之间的压力梯度决定。外周水肿，如内脏和肠道淤血，可能导致腹内压和肾静脉压力升高，从而加重肾功能损害。

（2）神经激素失调　在急性CRS中，RAAS的激活导致血管紧张素Ⅱ水平升高，进而引起全身血管收缩和通过增加钠潴留来扩张细胞外液体积。然而，血管紧张素Ⅱ水平的长期升高会对心脏和肾脏产生不良影响。在心脏系统中，它会增加心肌氧耗，加速纤维化、凋亡过程和心肌细胞肥大。在肾脏中，SNS和RAAS的激活通过诱导传出和传入动脉血管收缩，导致有效滤过率降低。血管紧张素Ⅱ通过醛固酮的作用增加钠的重吸收，并促进内皮素1的生成，从而导致肾脏炎症和纤维化。

（3）氧化应激和炎症　血管紧张素Ⅱ的过度产生、交感神经过度激活、缺血性损伤和静脉淤血可增加自由基产物、活性氧（ROS）和炎性细胞因子。氧化应激会导致白细胞介素（IL）-6、IL-1和肿瘤坏死因子-α的释放，从而影响肾脏的代偿机制。缺血-再灌注损伤后，中性粒细胞浸润到组织中，随后产生有害的蛋白酶、

ROS 和髓过氧化物酶，从而损害器官功能。过度活跃的炎症会破坏心肾交互作用，并导致不良结局。

● 急性心力衰竭患者预测 1 型 CRS 发生的生物学标志物

（1）金属蛋白酶组织抑制剂 2（TIMP-2）与胰岛素样生长因子结合蛋白 7（IGFBP7）组合　在 400 例急性失代偿性心力衰竭患者中，尿液 TIMP-2×IGFBP7＞2.0（ng/mL）^{2}/1000 作为预测指标时，预测 24h 内 AKI 2～3 级发生的特异度为 95%。

（2）中性粒细胞明胶酶相关脂质运载蛋白（NGAL）　231 例急性心力衰竭患者的前瞻性、随机、单中心试验研究亚组分析中，以入院血清 NGAL 水平 134ng/mL 作为临界值，预测 AKI 发生的灵敏度为 85%、特异度为 80%、受试者工作特征（ROC）的曲线下面积（AUC）为 0.81。

（3）尿沉渣　249 例 AKI 患者前瞻性队列研究结果显示，基于肾小管上皮细胞和颗粒管型数量建立的尿沉渣评分系统可作为预测住院期间急性肾小管坏死或肾前性 AKI 恶化的有用工具。

（4）胱抑素 C　200 名健康受试者和 130 例 AKI 患者 2 年的队列研究结果显示，有 56.2% 的 AKI 患者早期血肌酐水平正常，但全部 AKI 患者的血胱抑素 C 水平升高。包括 79 例急性和慢性 CRS 患者及 35 名志愿者的比较多个 CRS 生物学标志物的研究结果显示，血胱抑素 C 水平对识别急性 CRS 最有价值。

（5）eGFR　基于肾病膳食改良试验（MDRD）方程计算的 eGFR 是急性 CRS 的独立危险因素。

（6）多种生物学标志物联合　2094 例急性心肌梗死患者的回顾性分析证实联合 NT-proBNP、eGFR 和超敏 C 反应蛋白（hs-CRP），有助于对急性心肌梗死患者院内发生 1 型 CRS 进行危险分层。

（7）心脏和肾脏多普勒超声　90 例急性失代偿性心衰住院患者中，住院后 24h 时肾脏阻力指数、左心室射血分数（LVEF）和血胱抑素 C 是肾功能恶化的独立预测因素，入院 24h 时肾脏阻力指数≥57.8ms 预测肾功能恶化的灵敏度为 89%，特异度为 70%。

● 哪些影像学检查可以用于评估急性 CRS?

（1）多普勒超声检查　超声心动图不仅能显示心脏双室功能情况，而且可重复性高，还能指导利尿治疗。近年来，随着对 CRS 中持续性全身静脉充血状态认识的不断深入，脉冲波多普勒超声在评价急性 CRS 患者的肾静脉阻抗指数和动脉阻力指数方面，已显示出潜在的应用价值。高动脉阻力指数可以预测 1 型 CRS 患者经利尿药治疗后血清肌酐水平的改善。

（2）磁共振成像（MRI）　微循环功能障碍可能在各种类型 CRS 的发病机制中发挥重要作用。有研究利用心脏磁共振评价经皮冠状动脉介入治疗 ST 段抬高型心肌梗死患者的微血管心肌损伤，得出微血管损伤是 AKI 的独立预测因子。此外，

MRI 的多个参数被用于评估 CRS，如弥散加权成像和 T1 作图技术等可能有助于评估急性 CRS 的 AKI。

● 急性 CRS 的血液净化治疗

急性 CRS 患者的肾脏替代治疗（RRT）时机目前缺少临床证据，参考 AKI 的 RRT 时机，建议急性 CRS 患者在 2 期 AKI 开始 RRT。虽然在 10 项随机试验对 2143 例严重 AKI 患者的系统综述和个体患者数据荟萃分析中，各项试验的早期与延迟 RRT 的定义存在较大差异；与早期 RRT 比较，延迟 RRT 的 28 天或 90 天死亡率、脱离血液净化时间、出院时 RRT 依赖率、脱离机械通气时间以及脱离升压药物时间均无明显差别。但是，230 例危重 AKI 患者前瞻性随机对照研究结果显示，与诊断 3 期 AKI 启动 RRT 比较，诊断 2 期 AKI 后启动 RRT 显著减少 1 年主要不良肾脏事件（持续性肾功能不全、透析依赖性和死亡率）、全因死亡率和肾功能未能恢复率。231 例危重 AKI 患者的单中心随机临床试验中，与诊断 3 期 AKI 启动 RRT 比较，诊断 2 期 AKI 后启动 RRT 显著降低了 90 天死亡率，显著增加肾功能恢复率，显著减少 RRT 持续时间和住院时间。

● CRS 进展与预后的评估

（1）心功能进展/恶化　定期评估 NYHA 心功能分级，动态监测 BNP 和（或）NT-proBNP 的变化，以及定期进行超声心动图等心脏影像学检查评估心功能变化。

（2）心肌损伤与心肌纤维化　动态监测 cTnT 和（或）cTnI 等心肌损伤标志物变化，定期检测血可溶性生长刺激表达基因 2（ST2）或血半乳糖凝集素-3 等心肌纤维化标志物，以及定期进行心电图、心脏 MRI 等影像学检查。

（3）肾功能进展/恶化　动态监测或定期检测血肌酐、血尿素氮、血胱抑素 C 及 eGFR，评估肾功能进展；推荐使用呋塞米应激试验评估 AKI 的进展。

（4）肾脏损伤　定期检测尿常规、尿微量白蛋白、24h 尿蛋白定量、尿钠、尿 NAG、NGAL、α1-微球蛋白、β2-微球蛋白、肝脂肪酸合成蛋白（L-FABP）、肾损伤分子-1（KIM-1）、TIMP-2、IGFBP7、白介素-18（IL-18）等肾小管损伤的生物学标志物，以及肾脏超声等影像学检查。

（5）炎症状态　持续炎症状态是影响 CRS 进展与预后的重要危险因素，应动态监测或定期检测血清 C 反应蛋白（CRP）以及白介素-6（IL-6）等炎症因子。

（6）容量状态　容量超负荷或容量不足是心功能或肾功能恶化的主要危险因素，评估 CRS 患者容量负荷有助于判断 CRS 进展与预后。

（7）并发症评估　动态及时评估各种急性并发症，定期评估各种慢性并发症。

参考文献

[1] Heidenreich P A, Bozkurt B, Aguilar D, et al. 2022 AHA/ACC/HFSA Guideline for the Management of Heart Failure: Executive Summary: A Report of the American College of Cardiology/American Heart As-

sociation Joint Committee on Clinical Practice Guidelines. Circulation，2022，145（18）：e876-e94.

［2］ Schanz M，Shi J，Wasser C，et al. Urinary［TIMP-2］×［IGFBP7］for risk prediction of acute kidney injury in decompensated heart failure. Clin Cardiol，2017，40（7）：485-491.

［3］ Tasić D，Radenkovic S，Stojanovic D，et al. Crosstalk of Various Biomarkers That Might Provide Prompt Identification of Acute or Chronic Cardiorenal Syndromes. Cardiorenal Med，2016，6（2）：99-107.

［4］ Mostafa A，Said K，Ammar W，et al. New renal haemodynamic indices can predict worsening of renal function in acute decompensated heart failure. ESC Heart Fail，2020，7（5）：2581-2588.

［5］ Gallo G，Lanza O，Savoia C. New Insight in Cardiorenal Syndrome：From Biomarkers to Therapy. Int J Mol Sci. 2023，24（6）：5089.

［6］ Peng X，Zhang H P. Acute Cardiorenal Syndrome：Epidemiology，Pathophysiology，Assessment，and Treatment. Rev Cardiovasc Med，2023，24（2）：40.

［7］ Łagosz P，Biegus J，Urban S，et al. Renal Assessment in Acute Cardiorenal Syndrome. Biomolecules，2023，13（2）.

［8］ McCallum W，Testani J M. Updates in Cardiorenal Syndrome. Med Clin North Am，2023，107（4）：763-780.

［9］ Çakal B，Özcan Ö U，Omaygenç M O，et al. Value of Renal Vascular Doppler Sonography in Cardiorenal Syndrome Type 1. J Ultrasound Med，2021，40（2）：321-330.

［10］ Reinstadler S J，Kronbichler A，Reindl M，et al. Acute kidney injury is associated with microvascular myocardial damage following myocardial infarction. Kid Int，2017，92（3）：743-750.

［11］ Lin L，Zhou X，Dekkers I A，et al. Cardiorenal Syndrome：Emerging Role of Medical Imaging for Clinical Diagnosis and Management. J Pers Med，2021，11（8）.

［12］ Juni R P，Al-Shama R，Kuster D W D，et al. Empagliflozin restores chronic kidney disease-induced impairment of endothelial regulation of cardiomyocyte relaxation and contraction. Kid Int，2021，99（5）：1088-1101.

［13］ Dou L，Burtey S. Reversing endothelial dysfunction with empagliflozin to improve cardiomyocyte function in cardiorenal syndrome. Kid Int，2021，99（5）：1062-1064.

［14］ Gaudry S，Hajage D，Benichou N，et al. Delayed versus early initiation of renal replacement therapy for severe acute kidney injury：a systematic review and individual patient data meta-analysis of randomised clinical trials. Lancet，2020，395（10235）：1506-1515.

［15］ Meersch M，Küllmar M，Schmidt C，et al. Long-Term Clinical Outcomes after Early Initiation of RRT in Critically Ill Patients with AKI. J Am Soc Nephrol，2018，29（3）：1011-1019.

［16］ 中国医师协会肾脏内科医师分会心肾综合征指南工作组. 心肾综合征诊疗的临床实践指南（2023版）. 中华医学杂志，2023，103（46）：3705-3759.

第十三节 》 肝肾综合征

教学查房目的

- 掌握肝肾综合征的临床表现。
- 掌握肝肾综合征的诊断标准。
- 熟悉肝肾综合征的治疗原则。

住院医师汇报病史

- 现病史：患者男性，55 岁，以"反复腹胀、乏力 5 年余，再发伴双下肢水肿 10 余天"为主诉入院。入院前 5 年无明显诱因出现乏力，伴腹胀，腹围增加，伴食欲减退，无恶心、呕吐，无呕血、黑粪，无发热，无眼黄、尿黄，无腹痛、腹泻，无关节酸痛、牙龈出血，未重视，未诊治。入院前半年余上述症状进一步加重，就诊于本院，查"生化全套：总胆红素 36.0μmol/L，碱性磷酸酶 208U/L，总胆汁酸 143.1μmol/L，直接胆红素 21.8μmol/L，白蛋白 27.3g/L，天冬氨酸氨基转移酶 56U/L；乙肝两对半定量：乙型肝炎病毒表面抗原、乙型肝炎病毒 e 抗原、乙型肝炎病毒 e 抗体、乙型肝炎病毒核心抗体均呈阴性，乙型肝炎病毒表面抗体 48.97mIU/mL；腹部彩超示：肝弥漫性改变，肝硬化，胆囊水肿，脾肿大，腹水（大量）；肝脏磁共振平扫＋增强示（图 2-13-1）：结节性肝硬化，脾大，腹水，门

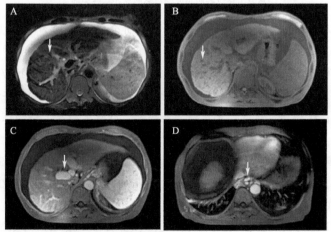

图 2-13-1　肝脏 MRI 平扫＋增强影像学

（A）T2WI：肝脏体积缩小，肝叶比例失调，肝边缘呈波浪状，肝内见多发小结节状短 T2 短 T1 信号影，腹腔见大量积液影。（B）T1WI：肝内见多发小结节状短 T2 短 T1 信号影。

（C）门静脉期：门静脉增宽，直径达 1.7cm。（D）门静脉期：食管下段静脉曲张

静脉高压，食管下段-胃底静脉丛扩张。电子胃十二指肠镜（图 2-13-2）：食管-胃底静脉曲张"，诊断"肝硬化失代偿期、腹水、脾功能亢进、食管-胃底静脉曲张"，予保肝降酶、退黄、利尿、放腹水等治疗，乏力、腹胀较前明显好转出院。出院后规律服用药物，未戒酒，仍偶感乏力、腹胀，无腹痛、腹泻，无恶心、呕吐，无呕血、黑粪，无发热，无眼黄、尿黄、皮肤黄，无关节酸痛、牙龈出血等不适。10余天前无明显诱因出现腹胀加重，自觉腹围增加，伴乏力，食欲尚可，伴尿量减少（减少约 1/2）、双下肢水肿，无发热，无呕吐、腹泻、腹痛等。为求进一步诊治就诊于本院，门诊拟以"肝硬化失代偿期、肝肾综合征"收住入院。末次住院以来，精神、睡眠、食欲一般，小便如前所述，大便如常，体重增加 3kg。

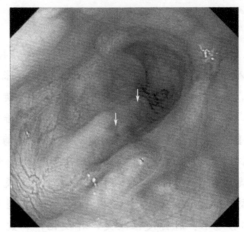

图 2-13-2　电子胃十二指肠镜影像学
食管下段可见曲张静脉，表面可见"红色征"

- 既往史及个人史：患者既往饮酒史 30 余年，折合酒精量约为 96～144g/d；无高血压、糖尿病病史。

- 体格检查：体温 36.8℃，脉搏 78 次/分，呼吸 19 次/分，血压 112/58mmHg。神志清楚，全身皮肤巩膜黄染；双肺呼吸音清，未闻及干湿啰音；心律齐，各瓣膜听诊区未闻及杂音；腹膨隆，腹软，无压痛、反跳痛，肝脾未触及，移动性浊音阳性，肠鸣音 3 次/分；双下肢轻度凹陷性水肿。

- 辅助检查：凝血全套示凝血酶原时间 32.5s，国际标准化比值为 2.92，纤维蛋白原为 0.66g/L。B 型钠尿肽的测定结果为 130ng/L。降钙素原测定为 0.49g/mL。C 反应蛋白 6.07mg/L。常规生化全套：总胆红素 189.5μmol/L，直接胆红素 145.31μmol/L，间接胆红素 44.2μmol/L，白蛋白 35.5g/L，丙氨酸氨基转移酶 43U/L，天冬氨酸氨基转移酶 87U/L，尿素 13.42mmol/L，肌酐 187.0μmol/L，肾小球滤过率（EPI 公式）34.1mL/(min·1.73m^2)。血常规：白细胞计数 5.76×10^9/L，血红蛋白量 70g/L，血小板计数 31×10^9/L。ANA、抗 ds-DNA 抗体、

ANA谱、免疫电泳分析、IgG4等均阴性。尿常规：胆红素（＋＋），尿蛋白、潜血阴性。男性全腹彩超：符合肝硬化声像改变，脐静脉重开放，胆囊水肿，脾大，大量腹水；双肾、输尿管、膀胱未见明显异常。

- 初步诊断：酒精性肝硬化失代偿期（CTP评分：12分，C级）、脾功能亢进、腹水、食管-胃底静脉曲张、门静脉高压、急性肾损伤、肝肾综合征。

住培教师提问及教学

提问住培第一年的同学

○ 该病例的初始病史特点是什么？

答：本病例特点有以下几项：

（1）中年男性，有肝硬化病史5年，有肝衰竭及门脉高压表现，本次急性起病，主要表现为腹胀、乏力、双下肢水肿。

（2）合并急性肾损伤尿量减少1/2，血清肌酐187μmol/L。

（3）无休克。

（4）近期没有使用肾毒性药物。

（5）尿常规无蛋白尿、血尿。

（6）肾脏超声检查正常。

因此，考虑诊断为肝肾综合征（hepatorenal syndrome，HRS）。

○ 什么是肝肾综合征？

答：肝肾综合征是严重肝病患者病程后期出现的功能性肾衰竭，肾脏无明显器质性病变，是以肾功能损伤、血流动力学改变和内源性血管活性物质明显异常为特征的一种综合征。主要特点是肾血管过度收缩，导致肾脏自身灌注和肾小球滤过率（GFR）明显下降，肾脏排钠和水的能力进行性降低，大多数患者表现为稀释性低钠血症，肾脏病理组织学无明显异常。HRS没有特异的诊断标志物，需在排除其他原因导致肾衰竭的基础上确立诊断。

○ 这位患者的重点查体内容是什么？

答：患者的临床表现主要是有肝硬化失代偿期，然后出现肾脏功能的损害，体格检查过程中应首先重点关注。

（1）肝脏原发疾病相关的查体　有无皮肤巩膜黄染、肝掌、蜘蛛痣、移动性浊音、意识障碍、计算及定向力障碍等。

（2）泌尿系统疾病的查体　双下肢有无水肿，肾区有无叩击痛。

（3）急性肾损伤鉴别诊断的查体　有无血容量不足的表现；有无皮疹、关节病变等。

○ 肝肾综合征的分型和临床表现是什么？

答：肝肾综合征既往分型分为1型和2型，2015年国际腹水俱乐部（ICA）参考改善全球肾脏病预后组织（KDIGO）的AKI概念及分期，更新了HRS的分型。可根据病程长短分为两类：

（1）肝肾综合征-急性肾损伤型（HRS-AKI）　符合急性肾损伤表现的肝肾综合征。

（2）肝肾综合征-非急性肾损伤型（HRS-NAKI）　包括肝肾综合征-急性肾脏病型（HRS-AKD）和肝肾综合征-慢性肾脏病型（HRS-CKD）两种类型。HRS-AKD是指估算肾小球滤过率（eGFR）＜60mL/(min・1.73m^2)，持续时间＜3个月，且不存在其他可能导致肾病的因素；或血清肌酐较基线水平升高≥1.5倍（即升高＞50%），升高发生在3个月内（以就诊前3个月内最接近就诊时的肌酐值作为基线值）。HRS-CKD是指eGFR＜60mL/(min・1.73m^2)，持续时间≥3个月，且不存在其他可能导致肾损伤的因素。

⸮ 提问住培第二年的同学

○ 肝肾综合征的诊断标准是什么？

答：根据2015年ICA制定的肝硬化HRS-AKI诊断标准，符合以下的标准则可诊断为HRS-AKI：

（1）诊断为肝硬化及腹水。

（2）符合AKI的诊断标准。

（3）停用利尿药物并按1g/kg补充白蛋白，扩充血容量治疗48h无应答。

（4）无休克。

（5）目前或近期没有使用肾毒性药物（如NASIDs、氨基糖苷类抗生素、碘造影剂等）。

（6）没有肾脏结构性损伤迹象：无蛋白尿（＜500mg/d）；无血尿（每高倍视野＜50个红细胞）；肾脏超声检查正常。

○ 肝肾综合征的鉴别诊断有哪些？

答：HRS是一种排他性诊断。诊断前首先应排除多种肝病以外的原因所致的肾衰竭，如血容量不足所致的肾前性氮质血症、尿路梗阻和器质性急性与慢性肾衰竭等。HRS 需与由肾脏（如利尿）或肾外液体丢失所致的肾前性急性肾衰竭相鉴别。如果肾衰竭继发于容量不足，在扩容后肾功能很快改善，而 HRS 在补液后肾功能无改善。HRS 与肾前性氮质血症、急性肾小管坏死的鉴别如表 2-13-1 所示。

表 2-13-1　肝肾综合征的鉴别诊断

鉴别要点	肝肾综合征	肾前性氮质血症	急性肾小管坏死
诱因	大量放腹水、过度利尿、感染、出血等	呕吐、腹泻、过度利尿、放腹水	休克、肾损害药物
起病方式	急或逐渐出现	急	急
腹水	一般都有	无	无
尿钠	<10mmol/L	<20mmol/L	>40mmol/L
尿渗透压	>血浆渗透压	>500mOsm/L	<400mOsm/L
尿比重	>1.020	>1.020	<1.015
尿肌酐/血肌酐	>40：1	>40：1	<20：1
对扩容的反应	无反应	好	无反应
肾脏病理	无特殊	无特殊	急性肾小管坏死

○ **肝肾综合征的病因和常见诱因是什么？**

答：HRS 常发生于晚期慢性肝病如失代偿期肝硬化及肝癌，同时也能见于重症病毒性肝炎、酒精性肝炎、药物性肝炎及缺血性肝炎导致的暴发性肝衰竭。西方国家报道的 HRS 多由合并腹水的失代偿肝硬化引起。虽然 HRS 可在无诱因情况下发病，但是一些因素更易促使其发生，包括：感染，特别是自发性细菌性腹膜炎；大量放腹水而未补充白蛋白扩容；消化道大出血如食管-胃底静脉曲张破裂出血，使用能导致肾脏小动脉（包括入球小动脉）收缩的药物如非甾体抗炎药，以及胆道梗阻胆汁淤积等。

📱 提问住培第三年的同学

○ **本病例的下一步诊治思路是什么？**

答：该患者有肝硬化基础，本次急性起病，合并急性肾损伤，尿常规提示尿蛋白、潜血阴性，下一步应首选进行急性肾损伤的鉴别诊断，包括追问病史是否有使用肾毒性药物及腹泻、呕吐等肾前性灌注不足病史，以排除肾前性氮质血症及急性肾小管坏死，治疗上可予白蛋白 1g/kg 扩容后观察肾功能是否有改善。肝肾综合征的诊断不依赖病理诊断，故不需要行肾穿刺活检。明确诊断后，应去除诱因及危险因素，予放腹水、补充白蛋白、利尿、改善肾脏血流等治疗，必要时予肾脏替代治疗。

○ **治疗肝肾综合征的主要药物有哪些?**

答：(1) 特利加压素＋白蛋白是 HRS-AKI 的一线治疗方法，特利加压素起始静脉剂量注射 1mg，随后 1mg/(4～6h)，而特利加压素持续静脉输注，起始剂量为 2mg/d，可减少该药的日剂量，从而降低不良反应发生率。如治疗无应答（Scr 从峰值下降＜25％），2 天后应逐步增加特利加压素剂量直至最大 12mg/d。

(2) 20％白蛋白溶液按 20～40g/d 的剂量使用，理想情况下，除常规监测 HRS-AKI 患者外，通过连续测量中心静脉压或其他评估中心血容量的方法，优化液体平衡及帮助滴定白蛋白剂量，有助于预防循环负荷过重。

(3) 去甲肾上腺素可替代特利加压素，使用去甲肾上腺素需要中心静脉导管。

(4) 仅在特利加压素或去甲肾上腺素不可用时，才选择米多君＋奥曲肽，但其疗效远低于特利加压素。

(5) 治疗完全应答的定义为最终 Scr 较基线值升高＜0.3mg/dL（26.5μmol/L）；治疗部分应答定义为 AKI 分期降低，最终 Scr 较基线值升高≥0.3mg/dL（26.5μmol/L）。

(6) 特利加压素或去甲肾上腺素相关的不良事件包括缺血性和心血管事件，因此在开始治疗之前，推荐进行仔细的临床筛查（包括心电图）。

(7) 在停止治疗后 HRS-AKI 复发的情况下，可予以重复治疗。

(8) HRS-NAKI 使用特利加压素＋白蛋白治疗也同样有效，遗憾的是，停止治疗后常复发，并且治疗对长期临床结果的影响仍存有争议，特别是从肝移植的角度来看。故在这种临床情况下，不推荐使用血管收缩剂和白蛋白。

○ **该患者的下一步治疗方案是什么?**

答：(1) 去除危险因素 避免过度利尿和大量过频放腹水；防治消化道出血、感染、低血压、低血容量；避免使用肾损伤药物。

(2) 输注白蛋白、放腹水、螺内酯联合呋塞米利尿。

(3) 特利加压素改善肾脏血流。

○ **HRS 肾脏替代治疗的指征和方式有哪些?**

答：(1) 目前仍没有肝硬化患者开始肾脏替代治疗（RRT）最佳时机的相关研究。RRT 开始的指征是以临床情况而定，其中包括肾功能恶化、经药物治疗无改善的电解质紊乱（如严重酸中毒、低钠血症或高钾血症）、利尿不耐受或者容量负荷过高。

(2) 肝硬化患者的 RRT 时机应个体化，需综合考虑肾脏和肝脏的健康状况轨迹，并在明显并发症出现前予以考虑。对于有血管内容量超负荷体征或症状且对利尿药反应不充分的患者（即使无急性肾损伤），或那些无法在不产生严重不良反应的情况下纠正容量超负荷的患者，应考虑早期启动 RRT。

（3）肝硬化伴 AKI 相关代谢变化的患者易发生肝性脑病，且尿毒症症状常与肝性脑病重叠。因此，应更早考虑启动 RRT，尤其是在肝性脑病持续存在尽管已接受治疗的情况下。

（4）在已登记或正在评估肝移植的患者中，应将启动 RRT 视为优化患者状况的手段，以及作为通向肝移植的桥梁。

（5）对于血流动力学不稳定的患者，连续性肾脏替代治疗（CRRT）优于间断透析。

（6）严重肝衰竭患者常有出血倾向或出血，应用全身抗凝剂会加剧胃肠道出血，严重肝衰竭抗凝血酶Ⅲ水平降低会限制肝素作为抗凝剂的作用，依前列醇或丝氨酸蛋白酶抑制剂马来酸萘莫司他可以安全使用，严重肝衰竭患者存在明显的枸橼酸蓄积风险，应警惕使用。

○ 肝移植和肝肾联合移植在 HRS-AKI 治疗中的作用是什么？

答：（1）肝移植（LT）是 HRS-AKI 的最佳治疗方法，因为肝衰竭是 HRS-AKI 发展的根本原因，且通常可通过 LT 逆转。由于许多患者存在 LT 的禁忌证，且供体器官有限，因此 HRS-AKI 患者可能在等待 LT 期间死亡。肾损伤的持续时间和急性肾小管坏死（ATN）的存在会影响肾功能恢复的可能性。LT 后的肾功能不全和持续需要肾脏替代治疗（RRT）与移植后生存率下降相关。另一方面，肾功能改善可能与生存率提高相关。虽然肾功能在 LT 后会恢复，但并非所有患者都能恢复，约 25% 的患者在 LT 后仍需依赖透析，尤其是年轻、有慢性肾脏疾病且在移植前需要 RRT 的患者。然而，其他研究并未证实移植前 RRT 能预测移植后肾功能不全和死亡率。

（2）部分 HRS-AKI 患者可能需要同时进行肝肾联合移植。2017 年，器官共享联合网络与器官获得和移植网络允许 LT 后原生肾功能改善来优化肾脏的使用。目前，肝肾联合分配的候选资格要求患者正在接受透析，或连续 6 周测量的或计算的肾小球滤过率（GFR）≤25mL/(min·1.73m²)。如果患者 LT 后出现持续性肾功能不全，定义为终末期肾脏疾病或 GFR<20mL/(min·1.73m²)，则可以高优先级单独注册进行肾移植。

拓展学习

●HRS-AKI 的主要病理生理学机制　HRS-AKI 的发生主要与晚期肝硬化、门静脉高压（PHT）继发的循环紊乱有关。全身炎症状态在 HRS-AKI 中也发挥着重要作用。

(1) 肝硬化导致肝内血管阻力增加和窦状隙/门静脉高压,进而引起代偿性血管扩张物质的过度表达。这类血管扩张因子(包括一氧化氮等)的累积会导致内脏循环系统处于高动力状态,并增加剪切应力。这与门静脉高压相关的肠道通透性增加一致,导致细菌易位,进一步加剧血管扩张。结果表明,血液滞留在内脏血管床中,导致有效循环动脉血量减少,以及系统血管阻力和平均动脉压降低。

(2) 除了高动力循环状态外,肝硬化患者也存在"肝硬化性心肌病",心房收缩功能或者舒张功能下降,代偿性的神经激素血管收缩系统,如肾素-血管紧张素-醛固酮系统(RAAS)、交感神经系统(SNS)和精氨酸加压素被激活,以增加血管内容量和血压,并维护终末器官的灌注。激活这些系统的累积效应是增加肾脏对钠和水的重吸收,加重已有的腹水和低钠血症,以及进行性肾血管收缩,也参与HRS的发生。

(3) 全身性炎症反应可能是由于酒精性肝炎或慢性肝病急性加重或细菌脂多糖的易位所引起,由此产生的损伤相关分子模式(DAMPs)和病原体相关分子模式(PAMPs)的释放,分别会触发炎症性和血管活性细胞因子及趋化因子的进一步产生。这些分子可能通过肾微血管中形成微血栓直接损伤肾小管,以及通过进一步激活肾素-血管紧张素-醛固酮系统和交感神经系统,从而加重急性肾损伤的严重程度。

●预测 HRS-AKI 的生物标志物

(1) 钠排泄分数(FENa)来区分 ATI 和 HRS-AKI 被认为是没有帮助的,因为 FENa<1% 在肝硬化患者中即使没有 AKI 也很常见。但如果使用 FENa<0.1%~0.2% 的较低阈值并结合其他尿液生物标志物和临床判断,可能提高识别HRS-AKI 的特异性。

(2) 血清胱抑素 C 是一种由所有有核细胞产生的低分子量蛋白质,通常通过肾小球滤过清除。血清胱抑素 C 水平能更准确地估算 GFR,且受年龄和糖尿病的影响小于血清肌酐水平;GFR 下降与胱抑素 C 水平升高相关。最近的一项荟萃分析发现,在肝硬化患者中,血清胱抑素 C 与肌酐的联合使用在估算 GFR 时偏差最小。然而,该荟萃分析仅纳入了少数伴有腹水或处于肝移植等待名单上的患者的研究,因此,结果可能不适用于大多数有发生 HRS 风险的患者。

(3) 肾小管损伤的生物标志物包括细胞损伤时释放的肾小管蛋白(N-乙酰-β-D-氨基葡萄糖苷酶、α-谷胱甘肽 S-转移酶)或因损伤而上调的肾小管蛋白,如KIM-1(肾损伤分子 1)和中性粒细胞明胶酶相关脂质运载蛋白(NGAL)。炎症标志物,如白细胞介素-18,以及因肾小管细胞损伤而减少肾小管重吸收的血浆蛋白(α1-微球蛋白、β2-微球蛋白、视黄醇结合蛋白)也被用于检测。一般来说,生物标志物升高得越多,患者出现 ATN 的可能性就越大。NGAL 是研究最多的生物标志物,在液体复苏后 2 天测量时,尿液 NGAL 的表现优于血清 NGAL。HRS-AKI患者的 NGAL 水平总是远低于 ATN 患者,即使 HRS-AKI 对治疗无反应也是如此。据报道，以肌酐校正后 220～244mg/g 的截断值在区分 ATN 与肾前性氮质血症或 HRS 方面效果最佳，且可能预测 90 天死亡率。

●静脉注射白蛋白对 HRS 是否有预防作用

静脉注射白蛋白在预防 AKI 中的作用已经在几项 RCT 中进行了研究：①在自发性腹膜炎患者中，抗生素治疗加 20％白蛋白与单独使用抗生素相比，AKI 发生率和死亡率更低，但仅针对血清胆红素＞4mg/dL 或 SCr＞1.0mg/dL 的患者中。②在非自发性腹膜炎的感染患者中，给予白蛋白或每日使用白蛋白，以达到白蛋白水平＞3.0g/dL，与肺水肿的高风险相关，但对 AKI 的发生率或生存率无影响。对无腹水并发症患者门诊长期给予 20％～25％白蛋白的随机对照试验出现了相互矛盾的结果，没有足够的证据推荐长期门诊使用白蛋白来预防无腹水并发症患者的AKI。③与其他治疗方法相比，在大量腹腔穿刺放液期间给予 20％～25％白蛋白与穿刺后循环功能障碍发生率较低相关，循环功能障碍是已知的 AKI 触发因素，特别是 HRS-AKI。在难治性腹水患者中，经颈静脉肝内门体分流术（TIPS）已被证明可有效控制腹水，从而可能预防 HRS-AKI 的发展。

●特利加压素在 HRS 治疗中的作用

特利加压素是一种选择性 V1/V2 受体的抗利尿激素类似物，在欧洲和亚洲以及最近在美国，特利加压素与白蛋白一起使用一直被认为是 HRS 的一线治疗药物。其作用机制被认为是通过 V1 受体的激效作用，导致内脏和肾外血管收缩，从而改善有效循环容量和肾脏灌注压。有研究发现，每 12h 静脉注射 1mg 特利加压素与安慰剂相比，特利加压素显著改善了 HRS 患者尿量、肌酐清除率、血肌酐和平均动脉压，治疗组 12 例患者中有 5 例观察到 HRS 逆转，而安慰剂组没有。一项对 HRS 患者的随访研究比较了特利加压素（每 4h 1～2mg 静脉注射）联合白蛋白（起始剂量 1g/kg，后续 20～40g/d）与单独使用白蛋白（起始剂量 1g/kg，后续20～40g/d）15 天的疗效，特利加压素/白蛋白联合使用可改善肾功能恢复。

●HRS-AKI 的预后

HRS-AKI 发病率和结局根据疾病严重程度（肾脏和肝脏健康）的异质性、AKI 的病因、AKI 定义的差异、临床环境的多样性而有所不同。与无 AKI 相比，诊断为 AKI（即使是 1 期 AKI）与 30 天、90 天和 1 年的死亡风险增加相关。与发生 AKI 相关性最强的危险因素包括慢性肾脏病、败血症、收缩压和腹水的存在。5％～47％的患者需要住院肾脏替代治疗（RRT），死亡率在 60％～80％。如果不能在出院后 3 个月内脱离 RRT，则可能无法脱离，只有 26％的患者能在出院后 1 年内脱离。

参考文献

[1] Flamm S L, Wong F, Ahn J, et al. AGA Clinical Practice Update on the Evaluation and Management of Acute Kidney Injury in Patients With Cirrhosis: Expert Review. Clin Gastroenterol Hepatol, 2022, 20

(12)：2707-2716.

[2] Nadim M K, Kellum J A, Forni L, et al. Acute kidney injury in patients with cirrhosis: Acute Disease Quality Initiative (ADQI) and International Club of Ascites (ICA) joint multidisciplinary consensus meeting. J Hepatol, 2024, 81 (1): 163-183.

[3] Belcher J M. Hepatorenal Syndrome: Pathophysiology, Diagnosis, and Treatment. Med Clin North Am, 2023, 107 (4): 781-792.

[4] Wang P L, Silver S A, Djerboua M, et al. Recovery From Dialysis-Treated Acute Kidney Injury in Patients With Cirrhosis: A Population-Based Study. Am J Kidney Dis, 2022, 80 (1): 55-64.

[5] Desai A P, Knapp S M, Orman E S, et al. Changing epidemiology and outcomes of acute kidney injury in hospitalized patients with cirrhosis - a US population-based study. J Hepatol, 2020, 73 (5): 1092-1099.

[6] Leão G S, de Mattos A A, Picon R V, et al. The prognostic impact of different stages of acute kidney injury in patients with decompensated cirrhosis: a prospective cohort study. Eur J Gastroenterol Hepatol, 2021, 33 (1S Suppl 1): e407-e412.

[7] Saraiva I E, Ortiz-Soriano V M, Mei X, et al. Continuous renal replacement therapy in critically ill patients with acute on chronic liver failure and acute kidney injury: A retrospective cohort study. Clin Nephrol, 2020, 93 (4): 187-194.

[8] Velez J C Q, Wong F, Reddy K R, et al. The Effect of Terlipressin on Renal Replacement Therapy in Patients with Hepatorenal Syndrome. Kidney360, 2023, 4 (8): 1030-1038.

[9] Thévenot T, Bureau C, Oberti F, et al. Effect of albumin in cirrhotic patients with infection other than spontaneous bacterial peritonitis. A randomized trial. J Hepatol, 2015, 62 (4): 822-830.

[10] Fernández J, Angeli P, Trebicka J, et al. Efficacy of Albumin Treatment for Patients with Cirrhosis and Infections Unrelated to Spontaneous Bacterial Peritonitis. Clin Gastroenterol Hepatol, 2020, 18 (4): 963-973. e14.

[11] China L, Freemantle N, Forrest E, et al. A Randomized Trial of Albumin Infusions in Hospitalized Patients with Cirrhosis. N Engl J Med, 2021, 384 (9): 808-817.

[12] Caraceni P, Riggio O, Angeli P, et al. Long-term albumin administration in decompensated cirrhosis (ANSWER): an open-label randomised trial. Lancet, 2018, 391 (10138): 2417-2429.

[13] Stirnimann G, Berg T, Spahr L, et al. Final safety and efficacy results from a 106 real-world patients registry with an ascites-mobilizing pump. Liver Int, 2022, 42 (10): 2247-2259.

[14] Lepida A, Marot A, Trépo E, et al. Systematic review with meta-analysis: automated low-flow ascites pump therapy for refractory ascites. Aliment Pharmacol Ther, 2019, 50 (9): 978-987.

[15] Allegretti A S, Parada X V, Endres P, et al. Urinary NGAL as a Diagnostic and Prognostic Marker for Acute Kidney Injury in Cirrhosis: A Prospective Study. Clin Transl Gastroenterol, 2021, 12 (5): e00359.

[16] Huelin P, Solà E, Elià C, et al. Neutrophil Gelatinase-Associated Lipocalin for Assessment of Acute Kidney Injury in Cirrhosis: A Prospective Study. Hepatology, 2019, 70 (1): 319-333.

[17] Asrani S K, Shankar N, da Graca B, et al. Role of Novel Kidney Biomarkers in Patients With Cirrhosis and After Liver Transplantation. Liver Transpl, 2022, 28 (3): 466-482.

[18] Juanola A, Ma A T, Pose E, et al. Novel Biomarkers of AKI in Cirrhosis. Semin Liver Dis, 2022, 42 (4): 489-500.

第三章

肾小管间质性肾炎

第一节 》 急性间质性肾炎

教学查房目的

- 掌握急性间质性肾炎的临床表现。
- 掌握急性间质性肾炎的诊断标准。
- 熟悉急性间质性肾炎的治疗原则。

住院医师汇报病史

- 现病史：患者男性，67 岁，主诉因"发热 1 周，全身皮疹伴尿少、水肿 3 天"入院。患者于 1 周前因"感染性发热"于当地医院就诊，给予阿莫西林治疗（具体不详）后，体温降至正常，4 天后出现全身皮疹，呈片状红斑伴脱屑、瘙痒，无瘀点、瘀斑，感尿量减少，每天少于 800mL，伴下肢水肿，压之可凹陷，无咳嗽、咳痰，无胸闷、气喘，无尿频、尿急，无关节疼痛、口腔溃疡、颜面红斑等，当地医院予葡萄糖酸钙、西替利嗪等药物治疗后症状未见明显缓解，转诊至本院，查"血白细胞计数 $24.38×10^9$/L，中性粒细胞百分比 32.9%，嗜酸性粒细胞数 $13.24×10^9$/L，嗜酸性粒细胞百分比 64%，血红蛋白 103g/L，血细胞比容 0.293，血小板 $182×10^9$/L，尿常规示比重 1.010，尿蛋白、潜血均阴性，尿红细胞 4 个/$μ$L，尿白细胞 15 个/$μ$L，血清肌酐 324$μ$mol/L，血尿素氮 15.76mmol/L。泌尿系超声示：双肾弥漫性肿大（左肾 10.3cm×5.8cm、右肾 10.6cm×5.4cm），双侧输尿管、膀胱未见明显异常"。门诊拟"急性肾功能不全"收住入院。发病以来，精神食欲差，尿量如上述，大便如常，体重未见明显变化。
- 既往史及个人史：诊断"高血压病"10 余年，最高血压 160/90mmHg，平素口服氨氯地平 5mg qd、缬沙坦 80mg qd 降压，未规律监测血压；诊断"2 型糖尿病"10 余年，平素予胰岛素皮下注射控制血糖，方案为：睡前甘精胰岛素 18U，三餐前门冬胰岛素 12U，未规律监测血糖。无疫区接触史。

● 体格检查：体温36.6℃，脉搏82次/分，呼吸18次/分，血压158/90mmHg。神志清楚，全身皮肤散在皮疹，呈片状红斑伴脱屑；双肺呼吸音清，未闻及干湿啰音；心律齐，各瓣膜听诊区未闻及杂音；腹软，全腹无压痛、反跳痛，肝脾肋下未及，肝区、肾区无叩击痛，双下肢无水肿。

● 初步诊断：肾功能不全原因待查：药物性肾损害？高血压性肾病？糖尿病性肾病？2型糖尿病、高血压病。

● 入院后完善相关检查：24h尿蛋白定量0.10g，ANCA、抗GBM抗体、ANA谱、免疫固定电泳均未见异常。肾穿刺活检病理示：镜下见10个肾小球，肾小球基底膜弥漫性球性增厚，其中1个肾小球节段性硬化伴K-W结节形成，间质水肿，间质见大量淋巴细胞、单核细胞和嗜酸性粒细胞浸润，灶状小管上皮细胞空泡和颗粒变性，可见炎性细胞浸润小管上皮（图3-1-1），考虑：糖尿病性肾病、急性肾小管间质性肾炎。

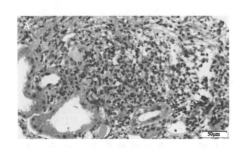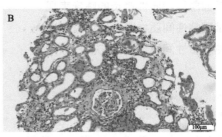

图 3-1-1　肾穿刺活检病理

（A）光镜下见大量嗜酸性粒细胞和淋巴、单核细胞及中性粒细胞浸润肾小管间质区域；（B）肾小管上皮弥漫性刷状缘脱落，管腔扩张和间质大量淋巴、单核细胞，嗜酸性粒细胞等炎症细胞浸润

● 治疗：停用相关药物，予甲泼尼龙40mg qd抗炎，辅以补钙保胃、谷胱甘肽抗氧化保护肾脏、加强水化等治疗。治疗3天后复查血清肌酐275μmol/L，1周后复查血清肌酐154μmol/L。

● 初步诊断：急性肾小管间质性肾炎、2型糖尿病并糖尿病性肾病及高血压病。

住培教师提问及教学

?　提问住培第一年的同学

○　**该病例的病史特点是什么？**

答：本病例特点有以下几项：

（1）老年男性，急性起病，病史1周。

（2）临床特点　抗生素使用后全身皮疹、瘙痒、尿少、水肿。

（3）辅助检查　①外周血白细胞计数升高，$24.38 \times 10^9/L$，嗜酸性粒细胞计数 $13.24 \times 10^9/L$，百分比升高为 64%。②肾功能不全：血清肌酐 $324 \mu mol/L$，血尿素氮 15.76mmol/L；尿常规未见明显红细胞，尿蛋白阴性。

（4）肾穿刺病理　肾小球基底膜弥漫性球性增厚，部分肾小球节段性硬化伴 K-W 结节形成，间质水肿，间质见大量淋巴细胞、单核细胞和嗜酸性粒细胞浸润，灶状小管上皮细胞空泡和颗粒变性，可见炎性细胞浸润小管上皮。

（5）治疗反应　糖皮质激素治疗后血清肌酐较前下降。

（6）基础疾病　2 型糖尿病病史 10 余年。

因此，急性肾小管间质性肾炎和糖尿病性肾病的诊断明确。

○ 急性间质性肾炎的主要病因有哪些？

答：急性间质性肾炎（acute interstitial nephritis，AIN）的病因多种多样，临床上主要有以下几种病因：

（1）药物相关　药物诱导的 AIN 是最常见的，尤其是抗生素和非甾体抗炎药（NSAIDs）。其他药物例如中药（含马兜铃酸成分）、免疫抑制剂、抗肿瘤药物等也可诱导 AIN。

（2）感染相关　包括全身性感染及肾实质感染。

（3）免疫相关　包括系统性红斑狼疮、干燥综合征、结节病在内的多种免疫疾病均可导致 AIN。其中，肾小管间质性肾炎-葡萄膜炎综合征，又称为 TINU 综合征，近几年来被广泛报道。TINU 综合征患者肾脏表现为轻至中度的蛋白尿，尿检中可有红细胞、白细胞及颗粒管型。患者可出现肾小管功能异常的表现，例如 Fanconi 综合征。眼色素膜炎可在肾脏表现之前、同时或之后出现。TINU 综合征的病因尚不清楚，有研究表明，若 AIN 患者出现血中修饰 C 反应蛋白（mCRP，modified C-reactive protein）抗体水平升高，则提示存在 TINU 综合征。

（4）代谢相关　高尿酸血症、高钙血症、高草酸血症等。

（5）血液系统疾病　血液系统肿瘤或相关疾病如多发性骨髓瘤、急性白血病及阵发性血红蛋白尿等均可导致 AIN。

（6）其他　放射性辐射、化学毒物、重金属等理化因素均可引起 AIN，同时部分 AIN 的原因仍不清楚。

○ 急性间质性肾炎的临床表现是什么？

答：急性间质性肾炎的临床表现多样，与其病因有关，可表现为：

（1）急性肾衰竭　所有患者均表现出急性肾衰竭，其中约 40% 的患者需要进行透析治疗。

（2）关节痛　约45％患者会出现关节痛。

（3）发热　约36％患者会出现低热。

（4）皮疹　约22％患者会出现斑丘疹。

（5）外周血嗜酸性粒细胞增多　约35％患者会出现外周血嗜酸性粒细胞增多，这被认为是过敏反应的另一种表现。

（6）血尿　约67％患者都会有镜下血尿，约5％患者出现肉眼血尿。

（7）白细胞尿　约82％患者会有白细胞尿、无菌性脓尿，通常伴有白细胞管型。尿液中嗜酸性粒细胞升高，占白细胞比例＞1％，对Hansel染色敏感。

（8）蛋白尿　约93％患者呈现少量蛋白尿，少部分为中度、非肾病性蛋白尿，但肾病范围蛋白尿或完全肾病综合征相对不常见。

提问住培第二年的同学

○ 急性间质性肾炎的诊断通常依赖哪些检查？

答：AIN的诊断通常依赖于肾活检，这是确诊AIN的关键方法。此外，尿液检查可能显示镜下血尿和白细胞尿，但通常不会有大量的蛋白尿或红细胞管型。在某些情况下，免疫荧光检查结果为阴性，这有助于排除其他肾脏疾病。

○ 急性间质性肾炎的病理特点有什么？

答：急性间质性肾炎的病理特点包括以下几点：

（1）炎症细胞浸润　AIN的典型病理改变是肾间质中出现炎症细胞的浸润，这些细胞包括淋巴细胞（尤其是$CD4^+$ T细胞）、巨噬细胞、嗜酸性粒细胞和浆细胞。这种浸润可能是弥漫性的，也可能是局部性的。

（2）间质水肿　是AIN的一个典型表现，而肾小球和血管则通常保持正常。

（3）间质肉芽肿　在某些药物引起的AIN中，可以观察到间质肉芽肿的形成，但也需要考虑其他疾病如结节病、结核病等的可能性。

（4）免疫荧光检查　大多数AIN患者的免疫荧光检查结果为阴性，尽管偶尔可以在肾小管基底膜上观察到IgG的颗粒状或线性沉积。

（5）纤维化和肾小管萎缩　如果未经及时治疗，AIN可以迅速发展为间质纤维化和肾小管萎缩，这通常在炎症过程开始后的7～10天内就可以观察到。

（6）足细胞的变化　在非甾体抗炎药诱导的AIN中，如果伴有肾病综合征，可以观察到足细胞足突的弥漫性消失。

○ 急性间质性肾炎的治疗原则是什么？

答：急性间质性肾炎的治疗原则包括以下几点：

（1）识别和移除致病因素　对于药物诱导的 AIN，首要步骤是识别并停用导致疾病的药物，这是治疗的基础，因为部分患者在停药后肾功能可自然恢复。

（2）糖皮质激素治疗　一些研究显示，早期使用糖皮质激素治疗（诊断后 7 天内）可以改善肾功能的恢复，降低发展为慢性肾功能不全的风险，治疗通常从大剂量开始，随后迅速减量。

（3）持续监测和支持治疗　在 AIN 治疗过程中，需要对患者肾功能和其他相关症状进行持续监测。对于部分患者，可能需要额外的支持治疗，如血液透析。

（4）治疗并发症　AIN 可能伴随的其他症状，如发热、皮疹、关节痛等，也需要相应治疗。

（5）考虑其他治疗方法　如糖皮质激素治疗效果欠佳，可考虑血浆置换和细胞毒性药物；对于糖皮质激素无效或依赖性 AIN 患者，可以考虑使用其他免疫抑制剂，如环磷酰胺、环孢素或吗替麦考酚酯。

（6）个体化治疗方案　考虑到 AIN 的病因多样，患者的具体情况也不尽相同，治疗方案需要根据患者的具体情况进行个性化调整。

提问住培第三年的同学

○ 糖皮质激素在治疗药物诱导的急性间质性肾炎中发挥什么作用？

答：糖皮质激素在治疗药物诱导的急性间质性肾炎中的作用包括：

（1）抗炎作用　糖皮质激素具有强大的抗炎作用，能够抑制多种炎症介质的产生和释放，减少肾间质的炎症细胞浸润，从而减轻肾脏的炎症反应。

（2）免疫抑制　糖皮质激素能够抑制免疫细胞的活性，减少 T 细胞介导的免疫反应，这在 AIN 的发病机制中占有重要地位。

（3）减少纤维化　在 AIN 的病理过程中，炎症可能导致间质纤维化，而糖皮质激素的使用可能有助于减少这种纤维化的发展，保护肾功能。

（4）改善肾功能　一些研究表明，糖皮质激素治疗可以改善患者的肾功能，减少急性肾损伤的持续时间，并可能与更完全的肾功能恢复相关。

（5）早期治疗效果　在 AIN 的早期阶段使用糖皮质激素可能更为有效，因为早期治疗可以防止炎症反应的加剧和随后的纤维化。

（6）治疗时机　尽管存在争议，但一些回顾性研究显示，糖皮质激素治疗应在确诊后尽早开始，最好是在 AIN 诊断后的 2 周内，以提高治疗的有效性。

（7）治疗持续时间　糖皮质激素治疗的持续时间通常为 4～6 周，逐渐减量，以避免激素的长期不良反应。

（8）个体化治疗　由于糖皮质激素治疗的效果可能因个体差异而异，医生需要根据患者的具体情况来决定是否使用糖皮质激素，以及治疗的剂量和持续时间。

○ **应用糖皮质激素治疗该患者时需要注意些什么？**

答：在应用糖皮质激素期间应注意以下事项：

（1）血糖控制　糖皮质激素可能影响血糖水平，尤其是基础糖尿病患者需要密切监测血糖，并调整糖尿病治疗方案以维持血糖稳定。

（2）感染风险　糖皮质激素可能增加感染风险，特别是在老年患者和大剂量长疗程使用中，应评估患者的感染状况，并在必要时采取预防措施，比如预防卡氏肺孢子菌感染。

（3）消化性溃疡　糖皮质激素可能加重或诱发消化性溃疡，应监测患者的胃肠道症状；对于有溃疡风险的患者，可能需要使用质子泵抑制剂来预防溃疡的发生。

（4）骨质疏松风险　糖皮质激素会导致骨质流失，增加骨折的风险，定期监测患者的骨密度和骨折风险，可补充钙剂和维生素 D 预防。

（5）剂量和疗程　考虑患者的年龄和糖尿病情况，可能需要调整糖皮质激素的剂量和疗程，避免长期大剂量使用。

（6）肾功能和尿液监测　定期监测患者的肾功能和尿常规、尿微量白蛋白，以评估治疗效果和及时调整治疗方案。

○ **如何评估 AIN 患者的治疗效果和预后？**

答：AIN 患者的治疗效果和预后可以通过监测肾功能指标（如血清肌酐）、尿常规和尿蛋白定量来评估。如果患者在停用致病药物和及时治疗后肾功能迅速恢复，通常预后较好。然而，如果肾脏病理提示显著的间质纤维化或者延迟治疗或者治疗效果不佳时，可能会增加进入慢性肾功能不全的风险。

拓展学习

● 急性间质性肾炎的病理生理过程

急性间质性肾炎的病理生理过程通常起始于内源性或外源性抗原在肾小管细胞中的表达和处理。这些抗原可能会引发免疫反应，特别是当涉及药物诱导的 AIN 时，这种免疫反应可能会在药物沉积后发生。在某些情况下，药物可以作为半抗原结合到肾小管基底膜的正常成分上，或者模拟基底膜内通常存在的抗原，从而引发针对这些抗原的免疫应答。当机体的保护机制（主要涉及抑制性 T 细胞）被超越时，特别是在遗传易感性的基础上，AIN 便可能发生。此时，细胞介导的免疫应答在 AIN 的发病中扮演主要角色。激活的辅助性 T 细胞促进其他效应 T 细胞的分化，这些效应 T 细胞包括介导迟发型超敏反应和细胞毒性的细胞。

● AIN 的特征性炎症细胞浸润

主要由 T 淋巴细胞和巨噬细胞组成，它们是细胞因子的强大来源，这些细胞因子增加了细胞外基质的产生和间质成纤维细胞的数量，并诱导招募更多炎症细胞和嗜酸性粒细胞进入间质。对肾功能最终结果具有决定性的影响是这些炎症病变向破坏性纤维化的快速转变，这一过程在间质炎症发生后仅 7 天就可以被检测到。间质纤维化以肾小管的丧失和成纤维细胞及细胞外基质蛋白（如胶原蛋白、纤维连接蛋白、层粘连蛋白）的积累为特征。炎症细胞积极合成的多种促纤维化细胞因子和生长因子在间质纤维化的进展中起着关键作用。这些介质也是影响肾小管上皮细胞的局部上皮-间充质转变的重要刺激因素。

● β-内酰胺类抗生素和非 β-内酰胺类抗生素诱导的急性间质性肾炎存在有以下不同点：

（1）临床表现 β-内酰胺类抗生素，特别是甲氧西林，通常与超敏反应有关，表现为发热、皮疹和嗜酸性粒细胞增多，这些症状在患者中出现的比率超过 75%。非 β-内酰胺类抗生素引起的 AIN 可能不伴有典型的超敏反应症状，如发热、皮疹或嗜酸性粒细胞增多，这些症状在这类患者中的发生率较低。

（2）潜伏期 β-内酰胺类抗生素引起的 AIN 通常在药物暴露后 7～10 天内出现，但如果患者之前已经接触过致病药物，发热可能在几小时或几天内发生。非 β-内酰胺类抗生素，如利福平，AIN 的发生可能与药物使用的剂量有关，并且可能在间歇性治疗中更为常见。

（3）病理特征 β-内酰胺类抗生素引起的 AIN 在病理上可能表现为明显的间质炎症和肾小管炎症，且通常伴有嗜酸性粒细胞的浸润。非 β-内酰胺类抗生素，如利福平，可能引起肉芽肿性间质性肾炎。其特征是丰富的上皮样组织细胞聚集形成的非干酪样肉芽肿。

（4）治疗和预后 β-内酰胺类抗生素引起的 AIN 患者，大多数在停用致病药物后可以恢复肾功能，但也可能发生不可逆的肾衰竭。非 β-内酰胺类抗生素引起的AIN，如利福平，可能需要更多的治疗措施，包括血液透析和免疫抑制治疗。

● 特殊类型的肾小管间质性肾炎是一组肾脏疾病，其特征是肾小管和周围间质的炎症反应，这些反应通常与免疫反应、感染或其他系统性疾病有关。以下是几种特殊类型的肾小管间质性肾炎的描述：

（1）感染相关性急性间质性肾炎 这种类型的间质性肾炎通常与急性感染有关，尤其是由细菌、病毒或寄生虫引起的感染。在感染期间，病原体可以直接侵犯肾脏，或者通过免疫复合物的沉积引起炎症反应。典型表现为急性肾损伤、发热、皮疹、关节痛和血尿。治疗通常包括针对感染源的抗生素或抗病毒药物，以及支持性治疗。

（2）肉芽肿性间质性肾炎 是一种罕见的肾脏疾病，其特征是在肾脏间质中形成肉芽肿，这些肉芽肿是由巨噬细胞和其他免疫细胞的聚集形成的。这种类型的间质性肾炎可能与多种原因有关，包括药物反应、感染和自身免疫性疾病。患者可能出现肾功能不全、蛋白尿和血尿。诊断通常需要肾脏活检，治疗可能包括免疫抑制剂和针对潜在原因的治疗。

（3）炎症性肠病（IBD）相关的间质性肾炎　IBD，如克罗恩病和溃疡性结肠炎，可以引起肾脏受累，导致 IBD 相关的间质性肾炎。这种类型的间质性肾炎可能与肠道炎症引起的系统性免疫反应有关。患者可能出现蛋白尿、血尿和肾功能下降。治疗通常包括控制肠道炎症的药物，如皮质类固醇、免疫调节剂和生物制剂，以及支持性治疗。

（4）慢性间质性肾炎　是一种慢性肾脏疾病，其特征是肾脏间质的持续性炎症和纤维化。这种类型的间质性肾炎可能由长期暴露于肾毒素、反复感染、自身免疫性疾病或遗传因素引起。慢性间质性肾炎的临床表现可能包括肾功能逐渐下降、夜尿增多、蛋白尿和高血压。治疗的目标是控制病因、减缓疾病进展和治疗并发症，可能包括药物治疗、生活方式改变和在晚期可能需要肾脏替代治疗。

（5）常染色体显性遗传性肾小管间质性肾炎（ADTKD）　是继常染色体显性多囊肾病（ADPKD）和Ⅳ型胶原突变之后，较为常见的单基因肾病之一。目前已确定多个与 ADTKD 相关的疾病基因，其中研究最多的包括编码尿调节蛋白（UMOD）、编码跨膜上皮黏蛋白 1（MUC1）、编码前肾素（REN）、编码肝细胞核因子 1β（HNF1β），以及较少见的 *SEC61A1* 基因。ADTKD 的临床表现呈非特异性，包括进行性 CKD、轻度蛋白尿、正常或略高的血压和正常大小的肾脏。家族史通常符合显性遗传模式。肾脏组织学显示间质纤维化和肾小管萎缩，而肾小球正常。ADTKD 的流行病学难以准确确定，因为这类疾病罕见，近年才被临床特征化，且可能存在高度的漏诊率。

参考文献

［1］　Perazella M A，Markowitz G S. Drug-induced acute interstitial nephritis. Nat Rev Nephrol，2010，6（8）：461-470.

［2］　Moledina D G，Perazella M A. Drug-Induced Acute Interstitial Nephritis. Clin J Am Soc Nephrol，2017，12（12）：2046-2049.

［3］　Praga M，González E. Acute interstitial nephritis. Kidney Int，2010，77（11）：956-961.

［4］　Shah S，Carter-Monroe N，Atta M G. Granulomatous interstitial nephritis. Clin Kidney J，2015，8（5）：516-523.

［5］　Schurder J，Buob D，Perrin P，et al. Acute interstitial nephritis：aetiology and management. Nephrol Dial Transplant，2021，36（10）：1799-1802.

［6］　Yandian F，Caravaca-Fontán F，Herrera Hernandez L P，et al. Kidney Diseases Associated With Inflammatory Bowel Disease：Impact of Chronic Histologic Damage，Treatments，and Outcomes. Kidney Int Rep，2024，9（2）：383-394.

［7］　Fogo A B，Lusco M A，Najafian B，et al. AJKD Atlas of Renal Pathology：Chronic Interstitial Nephritis. Am J Kidney Dis，2017，70（1）：e1-e2.

［8］　Devuyst O，Olinger E，Weber S，et al. Autosomal dominant tubulointerstitial kidney disease. Nat Rev Dis Primers，2019，5（1）：60.

第二节 》感染引起的肾小管间质性肾炎

教学查房目的

- 掌握感染引起的肾小管间质性肾炎的临床表现。
- 掌握感染引起的肾小管间质性肾炎的诊断标准。
- 熟悉感染引起的肾小管间质性肾炎的治疗原则。

住院医师汇报病史

- 现病史：患者男性，49岁，主诉因"恶心、乏力、尿少1周余"入院。入院前1周余前无明显诱因出现恶心、呕吐，呕吐墨绿色液体，多于进食后发生，无腹泻，尿量较前减少（具体不详），无呕血，伴乏力、食欲缺乏，无咳嗽、咳痰，无胸闷、心悸，无发热、气喘，无血尿、排尿不畅等不适，就诊于外院，查"血肌酐1384μmol/L"，建议急诊透析治疗，患者拒绝，予对症保肾治疗（具体不详），上述症状无明显改善。2天前转诊至本院，查"血常规：血红蛋白为86g/L。B型钠尿肽测定结果为718ng/L。生化检查：尿酸526μmol/L，尿素38.96mmol/L，肌酐1206.0μmol/L，肾小球滤过率3.74mL/(min·1.73m^2)，血钾5.58mmol/L。尿常规：潜血10个/μL，葡萄糖14mmol/L，蛋白质0.3g/L。胸部CT平扫：双肺下叶炎症"，考虑"肾功能不全、肾性贫血、高钾血症、肺部感染"，急诊予置入右股静脉临时管行血液透析，仍有反复恶心、呕吐不适，现为进一步诊治，急诊拟"肾功能不全"收住入院。发病以来，精神、食欲、睡眠欠佳，小便如上，大便如常，体重增减不详。
- 既往史：平素一般，2型糖尿病病史5年，不规律口服降糖药（二甲双胍等），未监测血糖和评估。7个月前在当地体检发现血肌酐162.0μmol/L，未到专科诊治。否认病毒性肝炎、肺结核病史，否认高血压、高血脂，否认脑血管疾病、心脏病史，否认精神病史、地方病史、职业病史。10余天前曾接触COVID-19感染者。
- 体格检查：T 36.5℃，P 93次/分，R 20次/分，BP 181/104mmHg。神志清楚，急性面容。双肺呼吸音稍粗，未闻及明显干湿啰音。心律齐，各瓣膜听诊区未闻及杂音。腹软，全腹无压痛、反跳痛。双下肢无水肿。右股静脉临时管固定在位。
- 初步诊断：肾功能不全、肾性贫血、高钾血症、肺部感染、高血压3级。
- 入院后检验检查：

  血常规：血红蛋白90g/L；尿常规＋沉渣：尿比重1.012，pH 5.0，蛋白质0.15g/L，潜血（＋＋），白细胞13.2个/μL，红细胞1个/μL，肾小管上皮细胞2.9个/mL。24h尿蛋白0.14g/d。生化全套：白蛋白35.8g/L，尿素氮36.98mmol/L，肌酐 507.0μmol/L，磷 2.33mmol/L，碳酸氢根 19.4mmol/L，钾 3.86mmol/L，肾小球滤过率 10.65mL/(min·1.73m^2)。甲状旁腺素 20.260pmol/L。血清免疫固定电泳：IgG、IgA、IgM、κ、λ 未见异常浓集区带。ANA、抗 ds-DNA 抗体、ANA 谱、ANCA、抗 PLA2R 抗体、抗 GBM 抗体：均未见异常。泌尿系彩超：双肾实质回声稍增强，请结合临床。COVID-19 病毒核酸：新型冠状病毒核酸检出（＋）。

肾穿刺活检病理检查（图 3-2-1）：镜下见 14 个肾小球，肾小球系膜细胞及系膜基质弥漫性球性增生伴肾小球基底膜增厚，上皮细胞颗粒、空泡变性，30% 肾小管萎缩，40% 肾小管扩张伴肾小管上皮细胞刷状缘脱落，局灶节段性裸基底膜形成，管腔内见蛋白管型、白细胞管型及尿酸盐结晶，60% 间质纤维化，间质 50% 淋巴细胞、单核细胞及少量嗜酸性粒细胞浸润，小动脉管壁增厚伴玻璃样变，结合免疫荧光，考虑：高尿酸血症肾病、糖尿病肾病（Ⅰa 级）及急性肾小管间质损伤。IHC：CD20（局灶＋）、CD3（局灶＋）、CD4（局灶＋）、CD21（－）、CD68（多量＋）、CD163（多量＋）。异位淋巴样组织：G3。刚果红（－），PAS（＋），Masson（＋），PASM（＋）。

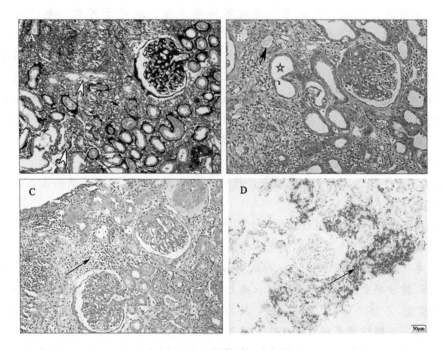

图 3-2-1　肾穿刺活检病理

（A）PASM 染色：肾小管上皮细胞坏死、脱落（箭头），伴大量炎症细胞浸润。（B）Masson 染色：肾小管萎缩，管腔内见蛋白管型（箭头），部分肾小管上皮细胞变平、刷状缘消失、管腔扩张（星号），间质炎症细胞浸润。（C）PAS 染色：肾小管萎缩、肾间质大量炎症细胞浸润（箭头）。（D）免疫组化显示肾间质大量 CD3 阳性的 T 淋巴细胞浸润（箭头）

- 治疗：间断血液透析 10 次，甲泼尼龙（40mg qd）抗炎 10 天，纠正贫血，纠正酸中毒等。

- 出院情况：尿量增多后逐步脱离透析，定期复查肾功能较前好转，最后一次检查：胱抑素 C 3.01mg/L，肾小球滤过率 18.23mL/(min・1.73m^2)，尿素 17.65mmol/L，肌酐 325.0μmol/L，尿酸 399.0μmol/L。

- 出院 2 周后随访：目前服用甲泼尼龙 16mg bid（早、中）、苯磺酸氨氯地平 5mg qd。血压 155/75mmHg。复查肾功能：胱抑素 C 3.01mg/L，肾小球滤过率 36.99mL/(min・1.73m^2)，肌酐 181.0μmol/L，尿酸 272.0μmol/L。复查尿常规＋沉渣：比重 1.011，pH 5.0，蛋白质 0.15g/L，潜血（－），白细胞 17.9 个/μl，红细胞 0 个/μl，肾小管上皮细胞 4.1 个/mL。

- 出院诊断：①急性肾小管间质性肾炎、急性肾损伤并肾性高血压、肾性贫血；②新型冠状病毒感染；③2 型糖尿病、糖尿病肾病、慢性肾脏病（3b 期）；④高尿酸血症、高尿酸血症肾病。

住培教师提问及教学

❓ 提问住培第一年的同学

○ 这位患者的病史特点是什么？

答：本病例特点有以下几项：

（1）中年男性，此次急性起病，病程 10 天，发病前 10 余天曾有新冠感染者接触史。

（2）临床表现为恶心、呕吐、全身乏力等。

（3）查体　BP 181/104mmHg，双肺呼吸音稍粗，未闻及干湿啰音，心腹查体无特殊。

（4）实验室检查　多次查生化提示肾功能异常明显，尿素 38.96mmol/L，肌酐 1206.0μmol/L，肾小球滤过率 3.74mL/(min・1.73m^2)，尿酸 526μmol/L。血常规血红蛋白 90g/L。

（5）病理　肾脏病理提示急性肾小管间质性肾炎。

（6）治疗反应　经过糖皮质激素抗炎治疗后、积极治疗后脱离透析，肾功能好转。

综合以上病情，诊断为急性肾小管间质性肾炎、急性肾损伤并肾性高血压、肾性贫血。病史有 COVID-19 接触史和核酸病毒检测阳性，故考虑与 COVID-19 感染相关。根据既往史和肾脏病理诊断，患者同时合并糖尿病肾病和高尿酸血症肾病，考虑有慢性肾脏病基础。此外，结合后续随访复查血肌酐水平，考虑 CKD3b 期。

○ **这位患者的重点查体内容是什么?**

答：该患者主要表现为血肌酐升高及恶心、呕吐，重点查体时应关注：

（1）泌尿系统　颜面部及双下肢水肿、肾区叩击痛。

（2）消化系统　腹部压痛、反跳痛、麦氏点压痛、肝区叩击痛、Murphy 征、肠鸣音等。

（3）呼吸系统　呼吸频率及节律、语音震颤、双肺呼吸音。

（4）肾功能不全鉴别相关的查体　有无关节疼痛、颜面部皮疹，有无口腔溃疡、脱发、雷诺现象等。

○ **COVID-19 感染的临床表现有哪些?**

答：COVID-19 感染的临床表现如下：

（1）新冠感染的一般表现　包括发热、干咳、乏力、咽喉痛、肌肉或关节疼痛、恶心呕吐、腹泻、味觉或嗅觉丢失等。

（2）肾损伤表现　蛋白尿、血尿、少尿、尿素氮及肌酐升高。

（3）全身炎症表现　持续发热、血流动力学不稳定、休克、弥散性血管内凝血、多脏器功能衰竭，病情常迅速进展、恶化。

○ **急性肾小管间质性肾炎的鉴别诊断有哪些?**

答：可与其他急性肾损伤鉴别（表 3-2-1），如肾前性、其他肾性因素、肾后性。

（1）肾前性　由于循环血容量不足（如脱水、丢失血容量、心力衰竭等）引起的肾脏灌注不足，肾功能下降，血肌酐、尿素升高，尿量减少。

（2）其他肾性因素　①急性肾小管坏死：肾缺血或者肾毒性药物（抗生素、造影剂等）损伤肾小管上皮细胞。②肾血管因素：肾动脉血栓、肾静脉血栓、血管受压等。③肾小球因素：伴有大量新月体形成的急进性肾小球肾炎、狼疮性肾炎等。

（3）肾后性　由各种原因引起的急性尿路梗阻，如肿瘤、结石、前列腺肥大等，泌尿系彩超及 CT 有助于判断。

表 3-2-1　急性肾损伤时的尿液鉴别诊断指标

尿液检查	肾前性氮质血症	急性肾小管坏死
尿比重	>1.018	<1.012
尿渗透压/[mOsm/(kg·H$_2$O)]	>500	<250
尿钠/(mmol/L)	<10	>20
尿肌酐/血肌酐	>40	<20
血尿素氮(mg/dL)/血清肌酐(mg/dL)	>20	<10~15
钠排泄分数	<1%	>1%
肾衰指数	<1	>1
尿沉渣	透明管型	棕色颗粒管型

注：钠排泄分数=［（尿钠×血肌酐）/（血钠×尿肌酐）］×100%；肾衰指数=（尿钠×血肌酐）/尿肌酐。

提问住培第二年的同学

○ 急性肾小管间质性肾炎的诊断要点是什么？

答：根据病史、临床表现及实验室检查诊断。肾活检是诊断的"金标准"。诊断要点包括以下几个方面：

（1）病史和诱因　患者可能有原发病或者诱因，如致病微性生物感染、服用药物及接触毒物史等。

（2）起病急　急性肾小管间质性肾炎起病急，突然出现血尿、白细胞尿、蛋白尿及肾功能降低，高血压不明显。

（3）全身症状　部分患者伴有发热、皮疹、关节痛及周围血嗜酸性粒细胞增高，尤以药物所致者显著。

（4）肾小管损害为主　尿蛋白定量 $<2.0g/d$，为小分子蛋白质，晨尿渗透压 $<600mOsm/(kg \cdot H_2O)$，尿 $\beta 2$-微球蛋白、视黄醇结合蛋白升高，尿钠排泄分数 $>2\%$，并可出现糖尿、氨基酸尿及高氯性代谢性酸中毒。

（5）影像学检查　如 B 超可显示肾脏呈正常大小或体积增大，皮质回声增强。

（6）肾功能异常和电解质紊乱　血肌酐、尿素氮迅速升高，可合并代谢性酸中毒、低钾血症、低尿酸血症或低磷酸盐血症。

（7）尿液检查　尿液可能接近正常，仅有少量蛋白或少量白细胞，但有时异常又很严重。尿中可出现大量白细胞，包括嗜酸性粒细胞。

（8）肾活检　是确诊肾小管间质性肾炎的金标准，显示肾小管间质以充血、水肿、白细胞浸润及肾小管坏死、再生为主，肾小球病变轻微。

○ 肾小管间质性肾炎的病理表现有哪些？

答：肾间质内炎症细胞浸润是特征性表现，伴有肾间质水肿，炎性浸润通常由单核细胞和淋巴细胞组成，浆细胞和嗜酸性粒细胞数量不一，伴有肾小管萎缩、肾小管上皮细胞刷状缘脱落、肾间质纤维化。

提问住培第三年的同学

○ 确诊 COVID-19 感染引起的急性肾小管间质性肾炎后，如何评估患者病情？

答：确诊后，需要对患者进行全面评估。从症状、体征、实验室检查、影像学检查等。通常包括血气分析、血常规、生化全套、CRP、PCT、新型冠状病毒核酸、凝血全套、D-二聚体、尿常规、尿沉渣、粪常规＋OB、尿特定蛋白、24h 尿蛋白、尿 N-乙酰-β-氨基葡萄糖苷酶、胸部 CT、泌尿系彩超、肾活检。

○ **感染引起的急性肾小管间质性肾炎的治疗原则是什么?**

答：(1) 积极抗感染治疗　尽早留取病原学，在病原学及药敏试验未出来之前，进行经验性抗感染治疗，之后根据病原学及药敏试验，选择抗生素，避免使用肾毒性药物。

(2) 糖皮质激素治疗　早期通过糖皮质激素治疗，急性肾小管间质损伤通常是可逆的。在几周内开始肾功能恢复，并在治疗 5~8 周后恢复基线肾功能水平。泼尼松，$1mg/(kg \cdot d)$ 口服（或等效静脉注射剂量），持续 2~3 周，随后在 3~4 周内逐渐减量至停用。对于在 2~3 周内对糖皮质激素无反应的患者，可以考虑使用环磷酰胺治疗。

(3) 当出现急性肾衰竭、严重高钾血症、急性左心衰竭等时，应早期开始血液净化治疗，如血液透析、连续性肾脏替代治疗等。

(4) 液体和电解质管理　避免血容量不足或超负荷，纠正水、电解质、酸碱平衡。

(5) 注意休息、加强营养、避免使用损害肾脏血流的药物。

(6) 需要根据现有的肾功能水平，调整药物剂量。

○ **如何治疗该患者?**

答：(1) 支持治疗　卧床休息、对症治疗、营养支持、维持内环境及生命体征平稳。

(2) 早期积极抗 COVID-19 治疗　阿兹夫定、奈玛特韦/利托那韦等。

(3) 早期糖皮质激素治疗　泼尼松口服 $1mg/(kg \cdot d)$，持续 2 周。

(4) 血液净化治疗　早期血液透析监测肾功能和尿量，及时脱离透析。

拓展学习

● COVID-19 感染引起急性肾小管间质性肾炎的机制

目前尚不十分清楚。可能的机制有以下 3 种。①病毒直接介导：SARS-CoV-2（引起 COVID-19 的病毒）通过两个受体血管紧张素转换酶 2（ACE2）和跨膜蛋白酶丝氨酸 2（TMPRSS2）穿透细胞。ACE2 在近端肾小管上皮细胞和足细胞中高表达，但 TMPRSS2 仅在近端肾小管 S3 节段中可检测到。通过渗入肾小管细胞，SARS-CoV-2 可能导致急性肾损伤。②免疫激活介导：感染导致的免疫激活，大量促炎因子释放（尤其是白细胞介素 6）导致的免疫激活，可能是 COVID-19 感染引起的急性肾小管损伤的重要原因。③其他原因：重症和危重症患者常有低血压、脱水、低氧血症、急性呼吸窘迫综合征、电解质酸碱平衡紊乱、心功能不全等，长期的血容量不足、肾脏灌注不足均可能诱导急性肾小管间质损伤发生。

● COVID-19 疫苗接种后可引起急性间质性肾炎

COVID-19 是由严重急性呼吸系统综合征冠状病毒 2（SARS-CoV-2）引起的，当多器官受累时，可能会导致急性呼吸窘迫综合征、急性肾衰竭、多器官功能衰竭等，死亡率高。人体接种疫苗后，机体可产生保护性抗体。但随着疫苗接种的普及，CO-VID-19 疫苗接种后引起急性间质性肾炎逐渐被发现。研究表明，疫苗可能通过与蛋白质结合形成半抗原，肾小管上皮基底表面的树突状细胞呈递抗原刺激，募集炎症细胞迁移至损伤部位，并促进急性间质性肾炎的级联免疫反应发生，从而损伤肾脏。

- COVID-19 引起急性肾损伤

对于 COVID-19 引起急性肾损伤，发病机制目前尚不明确。COVID-19 对肾脏损伤的病理表现描述较少。一项有关 42 名死于 COVID-19 的患者的死后肾脏病理研究表明，最显著的病理包括轻度急性肾小管损伤。由于高凝状态和血栓栓塞事件发生，部分患者死后肾脏病理显示弥漫性血栓性微血管病。除此之外，还有典型的病毒性肾病、急性肾小血管病等改变。其中轻度急性肾小管损伤，在感染控制后肾功能有可能得到恢复。

- 急性肾小管间质性肾炎的其他病因

急性肾小管间质性肾炎的其他病因还有很多。本文主要介绍的是感染（COV-ID-19）引起的急性肾小管间质性肾炎。除此之外，还有药物如非甾体抗炎药物、抗生素、质子泵抑制剂、利尿药等也是常见诱因。免疫性疾病如系统性红斑狼疮、干燥综合征、抗肾小管基底膜疾病也可引起肾小管间质性肾炎。

参考文献

[1] Rubin S, Orieux A, Prevel R, et al. Characterization of acute kidney injury in critically ill patients with severe coronavirus disease 2019. Clin Kidney J, 2020, 13 (3): 354-361.

[2] Ng J H, Bijol V, Sparks M A, et al. Pathophysiology and Pathology of Acute Kidney Injury in Patients With COVID-19. Adv Chronic Kidney Dis, 2020, 27 (5): 365-376.

[3] León-Román J, Agraz I, Vergara A, et al. COVID-19 infection and renal injury: where is the place for acute interstitial nephritis disease?. Clin Kidney J, 2022, 15 (9): 1698-1704.

[4] Ng J H, Hirsch J S, Hazzan A, et al. Outcomes Among Patients Hospitalized With COVID-19 and Acute Kidney Injury. Am J Kidney Dis, 2021, 77 (2): 204-215.

[5] Hirsch J S, Ng J H, Ross D W, et al. Acute kidney injury in patients hospitalized with COVID-19. Kidney Int, 2020, 98 (1): 209-218.

[6] 林果为，王吉耀，葛均波. 实用内科学. 15 版. 北京：人民卫生出版社，2017.

[7] Hadded S, Harzallah A, Chargui S, et al. Etiologies and prognostic factors of acute interstitial nephritis. Nephrol Ther, 2021, 17 (2): 114-119.

[8] Kodner C M, Kudrimoti A. Diagnosis and management of acute interstitial nephritis. Am Fam Physician, 2003, 67 (12): 2527-2534.

[9] Wang Y, Yang L, Xu G. New-Onset Acute Interstitial Nephritis Post-SARS-CoV-2 Infection and COVID-19 Vaccination: A Panoramic Review. J Epidemiol Glob Health, 2023, 13 (4): 615-636.

[10] Santoriello D, Khairallah P, Bomback A S, et al. Postmortem Kidney Pathology Findings in Patients with COVID-19. J Am Soc Nephrol, 2020, 31 (9): 2158-2167.

第三节 》横纹肌溶解症

教学查房目的

◎ 掌握横纹肌溶解症的临床表现。
◎ 掌握横纹肌溶解症的诊断标准。
◎ 掌握横纹肌溶解症的治疗原则。

住院医师汇报病史

● 现病史：患者女性，66岁，以"反复恶心呕吐、肌痛伴尿量减少2周"为主诉入院。患者于2周前，至乡间扫墓时摔倒后出现腹胀，伴恶心、呕吐，呕吐物为黄绿色胃内容物，呕吐多发生于进食后半小时，呕吐量约50mL/次，具体次数不详，伴食欲减退，进食量减少，吐后感双侧肋骨疼痛，感双下肢肌肉疼痛和无力。伴尿量减少，量较平时减少一半，尿色呈浓茶色，无血块，无尿频、尿急、尿痛，无头晕、头痛，无胸闷、胸痛，无腹痛、腰痛，无关节酸痛，无光过敏、口腔溃疡、颜面红斑，无颜面及双下肢水肿。就诊当地诊所，给予补液、止吐等治疗后呕吐较前稍好转，但进食量增多后仍有呕吐，遂就诊当地卫生院，查生化全套：尿酸：828μmol/L，尿素：50.7mmol/L，肌酐1477.2μmol/L，乳酸脱氢酶（LDH）1087U/L，肌酸激酶（CK）1002U/L，肌酸激酶同工酶（CK-MB）46.2U/L，CRP 18.2mg/L，血常规：白细胞$8.67×10^9$/L，中性粒细胞百分比85.1%，血红蛋白131g/L，血小板$196×10^9$/L。血钾4.17mmol/L，钠139.3mmol/L，氯100.2mmol/L，丙氨酸氨基转移酶92U/L，天冬氨酸氨基转移酶36U/L。血气分析：pH 7.368。考虑"肾功能不全、肺部感染"，予头孢唑肟抗感染，辅以保胃、促消化、解痉等治疗后症状无明显缓解，遂转诊我院急诊科，查尿素40.09mmol/L，肌酐1280.0μmol/L，估算肾小球滤过率（CKD-EPI公式）$2.32mL/(min·1.73m^2)$，肌钙蛋白Ⅰ 0.130ng/mL，B型钠尿肽前体7180.00pg/mL，肌酸激酶567U/L，肌酸激酶同工酶（活性）76U/L，尿肌红蛋白149.310μg/L，血肌红蛋白＞1000.000μg/L，尿蛋白（＋），尿潜血（＋＋）；考虑"肾衰竭、横纹肌溶解症？"，遂转入本科。自发病以来，精神、睡眠、食欲如上述，小便如上述，大便如常，体重未监测。

● 查体：T 36.3℃，P 79次/分，R 20次/分，BP 154/78mmHg。神志清楚，倦怠面容，皮肤、黏膜无黄染、睑结膜无苍白，浅表淋巴结未触及肿大，颈静脉无怒张，双肺呼吸音粗，闻及少量湿啰音，腹平软，无压痛、反跳痛，双侧肾区叩击痛。双下肢无水肿。

● 既往史及个人史：既往规律体检，无高血压、糖尿病等慢性病史。

- 入院诊断：急性肾衰竭、肾性贫血、横纹肌溶解症。
- 入院后完善相关检查：

D-二聚体定量为 17.16μg/mL。肌红蛋白 607.340μg/L。无机磷酸盐 1.92mmol/L。补体 30.72g/L。碳酸氢根 19.9mmol/L。乳酸脱氢酶 763U/L。24h 尿量 0.26L，24h 尿蛋白 0.22g/24h。免疫球蛋白 G 亚型 4、ANA、ANCA、抗 ds-DNA 抗体、抗心磷脂抗体、抗磷脂酶 A2 受体抗体、热溶血试验、血清酸化溶血试验、蔗糖溶血试验、Coomb's 试验：未见异常。ADAMST13：阴性。

流行性出血热 IgG、钩端螺旋体抗体、恙虫病抗体、布鲁氏菌病抗体：阴性。

泌尿系彩超：双肾皮质回声稍增强。下肢动静脉血管彩色多普勒超声：双下肢动脉内中膜毛糙，右侧小腿肌间静脉血栓形成，右侧小腿腓静脉血栓形成。

住培教师提问及教学

⁇ 提问住培第一年的同学

○ 该病例的初始病史特点和诊断是什么？诊断依据有哪些？

答：本病例特点如下：

(1) 老年女性，既往规律体检无基础疾病。此次为急性起病，有明确的摔伤史。

(2) 临床表现　①消化道症状：腹胀、恶心、呕吐。②运动系统症状：下肢肌肉疼痛无力。③泌尿系症状：浓茶色尿、尿量减少、肾区叩击痛明显。

(3) 检验示血肌红蛋白、血清肌酐、CK、CK-MB、LDH 等均明显升高。

因此，考虑诊断为急性肾衰竭、横纹肌溶解症。

○ 什么是横纹肌溶解症？

答：横纹肌溶解症（rhabdomyolysis，RM）是一种以骨骼肌破坏和其细胞内容物释放到血液为特征的临床疾病。横纹肌溶解的原因多种多样，但病理生理学的核心是肌层膜的破坏和细胞内成分释放到体循环中且释放的内容物远超消除机制，引起机体系统性损害。其典型临床表现包括肌肉疼痛（23%）、无力（12%）和深色尿（10%，呈可乐色或茶色）。血清肌酸激酶（CK）≥1000U/L 或≥正常上限 5 倍时确诊。其他重要的检查要求包括血清肌红蛋白、尿常规分析（检查肌红蛋白尿）以及血清肌酐和电解质。

○ 这位患者的重点查体内容是什么？

答：患者以腹胀、呕吐、肌肉疼痛无力、尿量较少为主要表现，完善相关检查，考虑横纹肌溶解症相关急性肾损伤，查体时应重点关注：

（1）消化系统　视诊有无腹部膨隆，听诊肠鸣音是否活跃，触诊有无腹肌紧张，有无压痛、反跳痛，有无移动性浊音等。

（2）泌尿系统膀胱区有无隆起，肾区、输尿管区有无叩击痛，双下肢有无水肿。

（3）躯干肢体　患者有摔伤史，同时应关注颅脑、躯干、四肢有无明确外伤、肢体或躯干皮肤损伤范围，肢体是否肿胀，有无疼痛，被动牵拉试验有无疼痛，血管搏动是否减弱或消失，神经系统定位体征。

○ 横纹肌溶解症的易受累器官及临床表现有哪些？

答：横纹肌溶解症典型的"三联征"即肌痛、肌无力、浓茶色尿（可乐尿），具体如下：

（1）局部表现　主要表现为肢体肿胀、无力、疼痛，并迅速加重，一般持续4～5天。严重者可有皮肤变硬、张力增强、运动失灵，受损皮肤周围可出现水疱、远端皮肤灰白、发凉等。早期伤肢脉搏多可触及，随后才逐渐减弱乃至消失，但是约有50％患者可无肌肉损伤症状，甚至出现急性骨筋膜室综合征的表现。

（2）全身表现　全身乏力、发热、心动过速、恶心、呕吐等。

（3）急性肾功能不全表现　深色尿（肌红蛋白尿）、尿色素管型、少尿、无尿及氮质血症，血尿素痰、肌酐水平上升。

○ 横纹肌溶解症的常见诱因是什么？

答：横纹肌溶解症的常见病因分为创伤性和非创伤性（缺血、炎症、代谢异常或全身中毒等）：

（1）创伤性　任何原因造成大面积肌肉损伤或缺血缺氧，包括直接和间接损伤：①重物长时间挤压（自然灾害，工程、交通事故）；②假挤压伤（暴力损伤如拷打、自虐、被虐）；③高压电流损伤，心肺复苏（电除颤或复律）；④机体自身压迫如高位断肢再植、昏迷（一氧化碳中毒、醉酒、麻醉）、冻僵；⑤医源性止血带使用时间过长、包扎固定过紧；⑥剧烈运动及癫痫发作或抽搐，如军训、长跑；持续癫痫、破伤风（长时间肌阵挛）。

（2）非创伤性　①感染：上呼吸道及胃肠道病毒感染，尤其是流感病毒和柯萨奇病毒可引起肌肉损伤和肌肉溶解，革兰氏阴性杆菌败血症、伤寒、志贺杆菌痢疾及洛矶山热等感染性疾病也可引起。②中毒：包括一氧化碳、海洛因及酒精中毒。如昏迷，自体压迫可加重肌肉损伤。③低钾血症：低血钾时不能增加活动肌组织的血流量，在运动或强体力劳动时易发生肌缺血。④其他毒素：持久性染色剂如萘胺，动物毒素如蛇毒。⑤药物：降脂药（贝特类和他汀类）、两性霉素B、甘草及甘珀酸钠可引起低钾血症。

○ **门急诊患者主诉尿色异常，问诊要点包括哪些?**

答：问诊要点主要包括病因的寻找和临床表现。

（1）尿颜色类别（有无浓茶色、酱油色、脓尿、乳糜尿及血尿等），最好亲自查看尿颜色。

（2）是否有外伤、剧烈运动等。

（3）是否合并尿频、尿急、尿痛及排尿困难（尿路感染、泌尿系结核、前列腺疾病等）。

（4）是否伴有腰腹部疼痛（泌尿系结石、肿瘤、外伤、感染等）。

（5）是否伴有皮疹、瘀点和瘀斑（血小板减少性紫癜、过敏性紫癜和凝血功能障碍等）。

（6）尿量、疾病史、月经史、服药史、饮食史等。

○ **如何预防横纹肌溶解症?**

答：预防横纹肌溶解症的方法如下：

（1）适度运动　避免剧烈的、过度的身体运动，特别是对身体未作充分准备的个体来说。应循序渐进地增加运动强度，避免突然的大强度训练。

（2）充分补水　在运动或进行体力活动时，保持充足的水分摄入，防止脱水。脱水会增加横纹肌溶解症的风险。

（3）避免高温环境　在高温环境中运动时，容易导致身体过热和脱水，增加患横纹肌溶解症的风险。尽量在凉爽的时间段进行户外活动。

（4）定期体检　有基础疾病（如代谢性肌病、甲状腺疾病、肝肾功能不全等）的人，应定期体检和监测相关指标，以便及时调整治疗方案。

（5）服用可能引起横纹肌溶解症的药物时，不能随意增加剂量，联合用药宜谨慎。特别在应用他汀类药物时更应注意。

（6）避免酗酒，防止意外发生。

（7）保持良好的卫生习惯，流感病毒 A 和 B 感染，以及肺炎球菌等所致的细菌性肺炎也可能引起横纹肌溶解症，应保持良好的卫生习惯，避免接触细菌或病毒感染源。

（8）一旦出现乏力、肌肉酸痛、尿色改变、尿量减少等症状，应尽早就医。

⚖️ 提问住培第二年的同学

○ **横纹肌溶解症的诊断标准是什么?**

答：横纹肌溶解症的诊断标准如下：

（1）有创伤性或非创伤性导致肌肉损伤的病史。受累肌群疼痛、无力、肌肉肿胀，合并发热、心动过速、恶心和呕吐等全身表现。

（2）持续少尿或无尿，或出现红棕色、深褐色尿。

（3）尿中出现蛋白及管型。

（4）血肌酸激酶（≥1000U/L或≥正常上限5倍）、血尿肌红蛋白、血乳酸脱氢酶水平明显升高。

（5）病理学诊断。肌肉活检：50％的横纹肌溶解症可以无肌肉损伤的症状，但病理切片可见节段性的横纹肌纤维坏死、溶解、炎症细胞浸润。肾活检：并非诊断必需，然而，当患者长时间肾损伤未恢复，合并较多蛋白尿时可以考虑行肾活检，明确肾脏病理类型。

（6）在确诊之前，需要排除由心肌梗死、癫痫持续状态、慢性神经肌肉疾病等其他因素引起的CK水平升高。

○ **横纹肌溶解症的并发症有哪些？**

答：横纹肌溶解的并发症如下：

（1）**急性肾损伤** 是最常见也是最严重的并发症，具有高发病率和高死亡率的特点，有报道称其发生率在RM患者中可高达10％～60％，严重时可危及生命。肌红蛋白尿是RM导致AKI的特征性表现。当CK水平高于16000U/L时很可能导致肾功能衰竭。肌红蛋白性肾功能衰竭的患者血清肌酐水平上升的速度［达2.5mg/(dL·d)或220μmol/(L·d)］显著快于其他原因引起急性肾衰竭患者。诊断急性肾损伤应符合以下标准：①48h内血清肌酐（SCr）升高绝对值26.4μmol/L（0.3mg/dL），或SCr较基础值升高＞50％；②或尿量＜0.5mL/(kg·h)，持续6h以上。

（2）**内环境紊乱** 各种电解质在细胞内外分布是不均匀的，钠、钙、氯、碳酸氢根离子主要位于细胞外，而钾、镁、磷酸盐离子则主要位于细胞内。任何原因造成的肌细胞膜损伤将导致细胞外浓度高的钠离子内流，伴随着大量水的进入。钙、氯离子也会进入细胞内，血清钙离子水平降低，钙沉积于肌肉组织内。同时细胞内钾离子大量外流，造成高钾血症。

（3）**血小板减少症或弥散性血管内凝血**（disseminated intravascular coagulation，DIC） 严重时可以出现血小板减少，纤维蛋白原降低，凝血酶原时间和活化部分凝血活酶时间延长。常发生在出现横纹肌溶解后的第3～5天。

（4）**筋膜室综合征** 主要发生于肌肉损伤或过度肌肉活动者。肌肉坏死、水肿，大量的液体在局部聚集，最终使肌肉筋膜内的压力逐渐增大，从而进一步加重肌肉的压迫、坏死甚至压迫动脉影响供血，形成恶性循环。被过紧的绷带缠绕导致肌肉扩张受限的肌肉最容易受累，比如前胫骨的肌肉。如果对该并发症的诊断延误

6h 以上，有可能会导致不可逆的肌肉损伤或坏死。当间隔的压力＞30mmHg 时应考虑筋膜切开减压术。

（5）肝功能异常　大约 25％的横纹肌溶解症患者会发生肝功能异常。由于肌红蛋白分解产生大量的血红素，使得血红素结合蛋白能力达到饱和，导致血浆中血红素聚集。血红素导致肝实质细胞的炎症性损伤及凋亡。

○ 横纹肌溶解症的鉴别诊断有哪些？

答：横纹肌溶解症的鉴别诊断主要有以下几个方面：

（1）横纹肌溶解症相关肾损伤的鉴别诊断　①泌尿系结石：亦可出现血尿及肌肉酸痛，但一般不会出现肌酸激酶升高及肌红蛋白尿，可完善泌尿系影像学检查等协助诊治。②慢性肾功能不全急性加重：亦可出现恶心、呕吐、急性血肌酐升高。但常隐匿性起病，出现乏力、水肿、夜尿增多等不典型症状，伴贫血、低钙、高磷、高血压、继发性甲状旁腺功能亢进症等并发症，出现诱因后急剧恶化，结合病史，完善血常规、PTH 和泌尿系超声等检查后协诊。③肾前性肾损伤：患者有多次呕吐史，需考虑呕吐导致短时间内体液丢失，导致肾脏灌注减少，肾功能损害。但肾前性肾损害无蛋白尿和血尿，尿渗透压和尿比重增加，血清尿素氮/肌酐（单位为 mg/dL）常大于 10：1。

（2）CK 增高的鉴别诊断　①心肌梗死：心肌梗死时血清 CK 水平也会急剧升高，患者通常出现缺血性胸痛症状及心肌梗死心电图改变和血清肌钙蛋白升高。②特发性炎性肌病：肌无力通常是其典型的临床表现，但其他器官可能也受到影响，包括皮肤、关节、肺、心脏和胃肠道。根据临床、组织病理学和血清学特征，可分为皮肌炎（包括无肌病性皮肌炎）、抗合成酶综合征、免疫介导的坏死性肌病、包涵体肌炎、多发性肌炎和重叠性肌炎。活动期可出现血清肌酶明显增高，如 CK、醛缩酶、天冬氨酸转氨酶、丙氨酸转氨酶及乳酸脱氢酶等。其中临床最常用的是 CK，它的改变对肌炎最为敏感，升高的程度与肌肉损伤的程度成正比。

（3）尿色异常鉴别诊断　血尿与血红蛋白尿（溶血所致）均可能导致红色-红棕色尿，并可能与肌红蛋白尿相混淆。其他可引起红色至棕色尿的原因包括各种食物和药物（如红心火龙果、利福平等），但这类患者不伴明显的 CK 水平升高。

○ 横纹肌溶解症的治疗原则有哪些？

答：RM 的治疗原则主要从去除诱因、液体复苏、碱化尿液、利尿药、纠正电解质紊乱几方面来达到充分水化和防止管型形成的目的，而早期积极的容量复苏尤为重要。及早的液体复苏可以恢复肾脏灌注，增加肾小球滤过血流量，从而减少肾小管内肌红蛋白与 Tamm-Horsfall 蛋白结合管型的形成。生命体征稳定后尽快去除病因，处理其他多脏器损伤，经补液治疗 AKI 无明显好转时，应给予血液净化治疗，同时注意营养治疗。

提问住培第三年的同学

○ **横纹肌溶解症相关性肾损伤患者是否需要肾穿刺活检？**

答：肾活检并非诊断所必需的，大部分挤压综合征相关急性肾损伤的诊断都比较明确，肾脏急性损伤的病因也非常清楚，所以临床诊断不需要依赖肾穿刺活检的帮助。当患者长时间 AKI 不恢复、合并较多蛋白尿及存在严重的高血压时应争取行肾活检，明确是否存在其他肾脏疾病。

○ **横纹肌溶解症相关性肾损伤的肾脏病理特点是什么？**

答：肾小球通常无明显病变。肾小管上皮细胞不同程度肿胀，肿胀的上皮细胞变性、崩解、坏死，并脱落于肾小管管腔中。管腔中可出现各种管型，如蛋白管型、细胞管型等，由于肌肉组织坏死后释放的大量肌红蛋白从肾小球滤过，在酸中毒、酸性尿情况下可沉积于肾小管，形成肌红蛋白管型，肌红蛋白抗体染色为阳性。常见的横纹肌溶解症相关肾损伤的肾脏病理如图 3-3-1、图 3-3-2 所示。

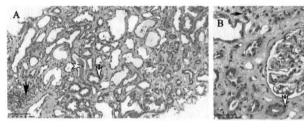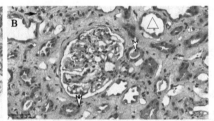

图 3-3-1 横纹肌溶解症肾脏穿刺活检病理 （一）

(A) 肾小管间质 HE 染色。肾小管腔中的蛋白质管型 （白虚边箭头）；肾小管上皮细胞中度至重度变性 （空心箭头）；间质纤维化伴淋巴细胞和单核细胞浸润 （黑色箭头）；(B) HE 染色。肾小球无明显病变；肾小管腔中的蛋白质管型 （白虚边箭头）；肾小管上皮细胞中度至重度变性 （空心箭头）；间质纤维化伴淋巴细胞和单核细胞浸润 （黑色箭头）；肾小管上皮细胞刷状缘脱落，节段性裸基底膜 （△）

[引自：Gao C，et al. A liver transplant patient developed renal injury on tacrolimus and experienced worsening renal function and rhabdomyolysis after switching to sirolimus：a case report. BMC Nephrol，2024，25 (1)：445.]

○ **本病例的下一步诊治思路是什么？**

答：该患者有明确的摔伤史，同时摔倒后出现肌肉疼痛无力、尿量减少，浓茶色尿，血清肌红蛋白＞1000.000μg/L，血肌酐＞1000μmol/L，予补液和碱化治疗后，症状较前好转，肾功能改善，考虑患者为横纹肌溶解症相关性肾损伤。我们仍

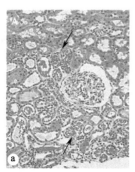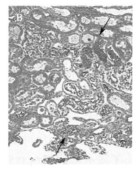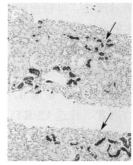

图 3-3-2　横纹肌溶解症肾脏穿刺活检病理（二）

（A）HE 染色见肾小管上皮细胞损伤，肾小管出现肌红蛋白管型（箭头↑）；（B）Masson 染色见肾小管上皮细胞损伤，胶原纤维沉积，肾小管出现肌红蛋白管型（箭头↑）；（C）肌红蛋白抗体免疫组化染色阳性，提示形成肌红蛋白管型（箭头↑）

〔引自：Takada Y. et al. A Case of Kidney Transplantation from a Deceased Donor with Acute Kidney Injury due to Rhabdomyolysis. Nephron, 2023, 147 (Suppl 1)：101-105.〕

需排查有没有其他原因导致肾衰竭的可能，包括完善 ANCA、抗 GBM 抗体、ANA、抗 ds-DNA 抗体、免疫固定电泳、IgG4、抗 PLA2R 抗体、C3、C4、HBV、HCV、HIV、肿瘤标志物等继发性和原发性肾小球疾病相关的指标，以及泌尿系超声进一步鉴别诊断，必要时行肾穿刺活检明确诊断。进一步治疗应积极补液，保证有效循环血容量，保证肾脏灌注；适度利尿加速肌红蛋白排泄；患者已发生急性肾衰竭，最高血肌酐＞1000μmol/L，根据尿量、电解质等情况充分评估是否需要肾脏替代治疗。

○　**横纹肌溶解的常见药物治疗方法有哪些？**

答：横纹肌溶解症的药物治疗主要包括以下几个方面：

（1）**液体复苏**　是治疗横纹肌溶解症的首要措施，目的是维持肾脏灌注，预防急性肾损伤。推荐早期和大量的液体复苏。①0.9％氯化钠注射液（生理盐水）：使用生理盐水进行大量静脉滴注，可以增加肾血流量，稀释血液中的毒性物质。可以开始 400mL/h 的起始速率，目标导向的尿量治疗为 1～3mL/（kg·h），最高可达 300mL/h。②5％葡萄糖注射液：在特定情况下，如患者存在低血糖风险，可以使用 5％葡萄糖注射液。

（2）**纠正电解质紊乱**　横纹肌溶解症常伴随电解质紊乱，尤其是高钾血症、低钙血症和高磷血症，需要及时纠正。如高钾血症需要：停止一切含钾药物摄入；持续心电监测，保护心脏；促进钾向细胞内转移；促进钾向体外排出；定时监测血糖与血钾；针对病因预防复发。具体如下。①钙剂：使用 10％葡萄糖酸钙注射液或 5％氯化钙注射液 10～20mL，必要时可于半小时后重复给药 1～2 次。②促进钾离子转入细胞内：a. 碱性溶液，用 5％碳酸氢钠注射液 60～100mL 静脉注射，再继续 100～

200mL 静脉滴注，可根据病情需要重复滴注。b. 葡萄糖＋胰岛素注射液，可用 25% 葡萄糖注射液 100~200mL，每 5g 糖加入胰岛素 1U，静脉滴注，必要时可每 3~4h 重复用药。c. 促进钾排泄：口服或直肠灌注钾离子交换树脂；使用排钾利尿药，如祥利尿药，增加肾脏对钾的排泄。对于重度高钾血症患者，在上述处理措施基础上可进行血液净化治疗。目前常用的血液净化方式包括 IRRT 及 CRRT。对于血流动力学不稳定的患者，首选 CRRT。低钙血症：仅在出现症状（如肌肉痉挛、抽搐）时纠正，通常不需要主动处理。高磷血症：限制膳食磷摄入，必要时使用磷结合剂。

（3）促进肌红蛋白排泄　为了减少肌红蛋白对肾小管的毒性，可以通过碱化尿液来促进其排泄。①碳酸氢钠：静脉滴注碳酸氢钠可以碱化尿液（尿 pH 保持在 6.5 以上），减少肌红蛋白的毒性，防止形成管型阻塞。②利尿药：在确保血容量充足的情况下，使用利尿药如呋塞米，促进尿液生成和肌红蛋白排泄。

○ **横纹肌溶解症需要血液净化的时机是什么？**

答：患者出现少尿、无尿、氮质血症以及高钾血症、酸中毒等电解质紊乱，经补液治疗无明显好转；或者补液 3L 以上仍无尿，合并容量超负荷者，应尽早进行血液净化治疗。

○ **横纹肌溶解症停止血液净化治疗的指征是什么？**

答：横纹肌溶解症停止血液净化治疗的指征如下：
（1）生命体征和病情稳定；
（2）血清肌红蛋白、CK 水平基本恢复正常；
（3）水、电解质和酸碱平衡紊乱纠正；
（4）尿量＞1500mL/d 或肾功能基本恢复正常；
（5）肾功能始终不能恢复正常者，可长期血液透析或腹膜透析维持。

○ **该患者的下一步治疗方案是什么？**

答：予补液、利尿、碱化尿液，并予血液透析直至尿量增多，每日 1500mL 以上，尿色转黄，肾功能改善，血清肌红蛋白、CK 水平基本恢复正常。

○ **横纹肌溶解症的预后如何？**

答：非创伤性横纹肌溶解症的预后依据肌肉溶解程度以及 AKI 程度，无严重 AKI 患者预后较好，大部分 AKI 患者肾功能可以恢复。但挤压综合征通常肾功能损害严重，进展迅速，极易出现严重的高钾血症、代谢性酸中毒、低血容量性休克以及心力衰竭，常合并多脏器功能不全和严重感染，如处理不及时，预后较差，死亡率高。

拓展学习

●热射病时机体体温过高可引起肌肉损伤，诱发横纹肌溶解症。热射病分为经典性热射病和劳力性热射病，是一种起病急、进展快，伴有多器官损害的危及生命的临床综合征。它是由于暴露在热环境和（或）剧烈运动所致的机体产热与散热失衡，最终导致机体的核心温度＞40℃，并且合并中枢神经系统异常的病症。热射病患者常伴发横纹肌溶解症，表现为肌痛、乏力、肌红蛋白尿和血浆肌酸激酶、肌红蛋白、乳酸脱氢酶等升高。劳力性热射病发生横纹肌溶解症的风险更高。在既往热损伤患者中，劳力性横纹肌溶解症的风险增加高达11倍，超过50％的劳力性横纹肌溶解症患者有热痉挛或热衰竭病史。热射病发生横纹肌溶解症的原因可能如下：①热射病患者大量出汗丢失液体、电解质和醛固酮分泌增加促使机体进一步保钠排钾，造成血钾水平降低。低钾血症严重时会抑制血管舒张，造成肌痉挛、肌肉缺血，进而导致肌肉溶解。②热打击对肌细胞具有直接细胞毒效应，过高的温度使骨骼肌细胞酶的活性降低，能量代谢障碍，功能蛋白变性，继而出现细胞膜完整性受到破坏。③热射病常合并过度运动、感染和脱水，这些因素也可能损伤肌肉。横纹肌溶解症常导致肾损伤，进一步使内环境恶化。④热射病会诱导骨骼肌细胞铁死亡，进而促进横纹肌溶解症的发展。快速有效降温、液体复苏与控制并发症是延缓疾病进展的重要措施。

●尽管横纹肌溶解症的早期容量复苏被公认为是促进肾小管血流、稀释肾毒素（如肌红蛋白）和提供足够的肾灌注以预防 AKI 的主要手段，但用于此目的的最佳晶体液类型仍存在争议。用于此复苏的两种最常引用的液体是乳酸林格液和生理盐水（0.9％）。生理盐水因缺钾而被推广；在横纹肌溶解症中，挤压伤可导致高钾血症，理论上担心使用含钾液体进行复苏会使该问题恶化。不过，接受大量生理盐水复苏可导致代谢性碱中毒，如果需要碱化尿液，则可能适得其反。横纹肌溶解症患者的静脉输液速度应以患者为中心，因为如果在没有目标导向治疗的情况下给予过量液体，则存在显著的容量超负荷风险。400mL/h 的起始速度和 200～1000mL/h 的范围被认为是合理的，但应根据尿量进行滴定，以确保患者接受足够的复苏而不会出现液体负荷。尿量是确定横纹肌溶解症复苏是否充分的传统方法。静脉补液最常引用的尿量目标是 $1～3mL/(kg \cdot h)$，最高可达 300mL/h。并且定期监测体液超载、每小时尿量和中心静脉压。然而，如果患者在静脉输液率不断上升的情况下仍然无尿，则可能需要 RRT，因为在没有肾脏清除的情况下持续进行积极的液体复苏可能会导致严重且危及生命的容量超负荷。

●当尿液 pH＜6，CK＞3000U/L，且存在严重的代谢性酸中毒和高钾血症时，建议使用碳酸氢钠碱化尿液。碱化尿液可减少肌红蛋白分解生成亚铁血红素，防止肾小管损伤，同时对抗代谢性酸中毒和高钾血症，一般静脉应用 5％碳酸氢钠碱化尿液，维持尿 pH 值＞6.5。当尿液 pH＞7 时，应停止使用碳酸氢盐，此外，甘露醇是一种渗透性利尿药，可以减少骨骼肌肿胀，减少肌红蛋白管型的形成。然而，没有强有力的临床证据支持使用碳酸氢钠和（或）甘露醇来预防横纹肌溶解症中的 AKI。

●根据 2022 年美国创伤外科协会重症监护委员会横纹肌溶解症临床共识指南，连续性或间歇性肾脏替代治疗在横纹肌溶解症中对预防急性肾损伤没有任何作用。在横纹肌溶解症患者中开始 CRRT 治疗与血清 CK 或肌红蛋白浓度无关，主要与危及生命的并发症有关，例如严重的酸碱平衡紊乱、电解质异常和液体超载。

参考文献

[1] Alasfar S, Koubar S H, Gautam S C, et al. Kidney Care in Times of Crises: A Review. Am J Kidney Dis, 2024, 84 (5): 621-631.

[2] Cabral B M I, Edding S N, Portocarrero J P, et al. Rhabdomyolysis. Dis Mon, 2020, 66 (8): 101015.

[3] Gupta A, Thorson P, Penmatsa K R, et al. Rhabdomyolysis: Revisited. Ulster Med J, 2021, 90 (2): 61-69.

[4] Bajema I M, Rotmans J I. Histological manifestations of rhabdomyolysis in the kidney. Nephrol Dial Transplant, 2018, 33 (12): 2113-2114.

[5] McMahon G M, Zeng X, Waikar S S. A risk prediction score for kidney failure or mortality in rhabdomyolysis. JAMA Intern Med, 2013, 173 (19): 1821-8.

[6] 王劭亮, 陈蓉, 王明欢. 运动性横纹肌溶解症 37 例诊治分析. 中华临床医师杂志（电子版）, 2020, 14 (1): 35-38.

[7] Lu Y, Neyra J A. How I Treat Rhabdomyolysis-Induced AKI?. Clin J Am Soc Nephrol, 2024, 19 (3): 385-387.

[8] Kodadek L, Carmichael Ii S P, Seshadri A, et al. Rhabdomyolysis: an American Association for the Surgery of Trauma Critical Care Committee Clinical Consensus Document. Trauma Surg Acute Care Open, 2022, 7 (1): e000836.

[9] Stahl K, Rastelli E, Schoser B. A systematic review on the definition of rhabdomyolysis. J Neurol, 2020, 267 (4): 877-882.

[10] Yang J, Zhou J, Wang X, et al. Risk factors for severe acute kidney injury among patients with rhabdomyolysis. BMC Nephrol, 2020, 21 (1): 498.

[11] Somagutta M R, Pagad S, Sridharan S, et al. Role of Bicarbonates and Mannitol in Rhabdomyolysis: A Comprehensive Review. Cureus, 2020, 12 (8): e9742.

[12] 李珺, 徐道亮. 横纹肌溶解症与急性肾损伤. 肾脏病与透析肾移植杂志. 2013, 22 (1).

[13] Hill O T, Wahi M M, Carter R, 3rd, et al. Rhabdomyolysis in the US Active Duty Army, 2004—2006. Med Sci Sports Exerc, 2012, 44 (3): 442-449.

[14] He S, Li R, Peng Y, et al. ACSL4 contributes to ferroptosis-mediated rhabdomyolysis in exertional heat stroke. J Cachexia Sarcopenia Muscle, 2022, 13 (3): 1717-1730.

[15] 宋仁杰, 李彦波, 周飞虎. 热射病发病机制的研究进展. 解放军医学院学报, 2020, 41 (12): 1231-1235.

[16] Gao C, Chen Z Y, Ma L, et al. A liver transplant patient developed renal injury on tacrolimus and experienced worsening renal function and rhabdomyolysis after switching to sirolimus: a case report. BMC Nephrol, 2024, 25 (1): 445.

[17] Takada Y, Hotta K, Moriya K, et al. A Case of Kidney Transplantation from a Deceased Donor with Acute Kidney Injury due to Rhabdomyolysis. Nephron, 2023, 147 (Suppl 1): 101-105.

第四章

遗传性肾脏病

第一节 》 法布里（Fabry）病

教学查房目的

- 了解 Fabry 病的临床表现。
- 了解 Fabry 病的诊断标准。
- 了解 Fabry 病的治疗原则。

住院医师汇报病史

- 现病史：患者，男性，43岁，以"反复双下肢水肿7年"为主诉入院。入院前7年无明显诱因出现双下肢水肿，双侧对称，压之凹陷不明显，晨重暮轻，伴心悸，无尿频、尿急、尿少、血尿、排泡沫尿，无胸闷、胸痛、呼吸困难，无头痛、头晕，无视物模糊、耳鸣等，病初未重视未诊治。6年前再发双下肢水肿，性质同前，就诊于当地某医院，"尿常规：尿蛋白（＋＋）"，行肾脏穿刺活检，病理报告示局灶节段性肾小球硬化症伴少量 IgA 沉积，予雷公藤、氯吡格雷等治疗，双下肢水肿较前消退后出院。出院后规律于当地医院门诊随访、服药，曾服用他克莫司、吗替麦考酚酯（具体用量不详），仍有反复双下肢水肿。4年余前无明显诱因出现双下肢水肿加重伴心悸，伴左耳听力下降、左耳耳鸣，就诊于当地医院，再次行肾脏穿刺，病理报告（图4-1-1）示 Fabry 病肾损伤，予"吗替麦考酚酯、他克莫司、泼尼松"等治疗后水肿消退。后为求进一步诊治，就诊于上海某医院，行基因检测示 GLA 基因半合子变异，肾功能：肌酐 210μmol/L，肾小球滤过率 32.2mL/(min·1.73m^2)，诊断为 Fabry 病、慢性肾脏病3期，予缬沙坦、肾衰宁、碳酸钙等药物治疗。出院后规律随访。今为求进一步治疗，就诊于本院，门诊拟"Fabry 病"收入住院。自发病以来，精神、睡眠、食欲尚可，大便正常，排泡沫尿，尿量可。近3~4年体重下降5~6kg。

- 既往史及个人史：高血压4年，最高血压不详，平素规律口服"非洛地平5mg

qd"，未监测血压。高尿酸血症4年，平素规律口服"非布司他40mg qd"，无痛风发作。

- 家族史：患者母亲、大女儿、小女儿均为GLA基因杂合变异。

- 查体：T 36.4℃，P 74次/分，R 19次/分，BP 126/70mmHg。神志清楚，左耳听力下降，背部、下腹部、双侧腹股沟区、外阴、双侧大腿内侧、双膝关节可见散在红色凸起丘疹，压之不褪色。双肺呼吸音清，未闻及干湿啰音。心界无扩大，心律齐，各瓣膜区未闻及杂音。腹软，无压痛、反跳痛，肝脾肋下未触及肿大。双下肢轻度水肿。神经系统查体：神志清楚，四肢肌力、肌张力正常，腱反射对称活跃，病理征未引出。共济运动正常，深浅感觉正常。颈软，双侧克氏征阴性。

- 辅助检查：肾穿刺活检病理（图4-1-1）示光镜下见25个肾小球中，其中7个肾小球球性硬化，硬化的肾小球分布相对集中，2个肾小球节段性硬化，未见新月体形成，其余肾小球足细胞明显肿胀，空泡变性呈泡沫状，系膜细胞和基质轻微增生，毛细血管袢开放，基底膜无明显增厚，未见钉突样结构，无系膜插入及双轨形成，上皮下、系膜区、内皮下无明显嗜复红蛋白沉积，壁层上皮细胞无明显增生。少数肾小管上皮细胞明显变性，小灶状萎缩（萎缩面积约5%），肾间质小灶状炎症细胞浸润，小动脉管壁内膜纤维性增厚，管腔狭窄，部分肾小管上皮细胞、间质泡沫样细胞及小动脉管壁内可见嗜银颗粒。电镜标本经甲苯胺蓝染色，可见4个肾小球，超薄切片电镜下观察，毛细血管袢开放，壁层细胞无明显增生，上皮细胞肿胀，空泡变性呈泡沫状，次级溶酶体增多并见大量髓样小体和斑马小体，足突弥漫

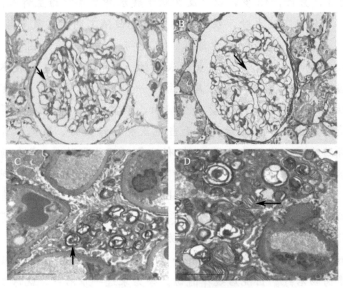

图 4-1-1　肾穿刺活检病理

（A）PAS染色：肾小球足细胞体积增大，胞质呈泡沫样。（B）PASM染色：肾小球足细胞呈弥漫性肿胀、空泡变性和泡沫样改变。（C）电镜：髓样小体。（D）电镜：斑马小体

融合，系膜细胞和基质增生无明显增生，未见电子致密物沉积。肾小管上皮细胞空泡变性，肾间质散在炎症细胞浸润，部分肾小管上皮细胞、肾间质、少数毛细血管内皮细胞均可见少量髓样小体和斑马小体，考虑 Fabry 病肾病。基因分析报告：患者 GLA 半合子变异。心脏彩超：左心室壁向心性增厚，三尖瓣反流（少量）。

- 初步诊断：Fabry 病、慢性肾脏病 3 期、心肌肥厚、高血压、高尿酸血症。

住培教师提问及教学

提问住培第一年的同学

○ 该患者的病史特点是什么？

答：本病例特点如下：

（1）患者为中年男性，慢性病程，病史 7 年余。

（2）表现为反复双下肢水肿，伴排泡沫尿。随着病程进展，4 年前开始出现左耳听力下降。

（3）查体 BP 126/70mmHg。左耳听力下降，背部、下腹部、双侧腹股沟区、外阴、双侧大腿内侧、双膝关节可见散在红色凸起丘疹，压之不褪色。心肺腹查体无特殊异常。双下肢轻度水肿。神经系统查体无异常。

（4）曾就诊外院，肾脏穿刺病理提示 Fabry 病肾损伤，肾功能肌酐 210μmol/L。肾小球滤过率 32.2mL/(min·1.73m^2)，基因检测提示 GLA 基因半合子变异，心脏彩超提示左心室壁向心性增厚。

故目前 Fabry 病、慢性肾脏病 3 期、心肌肥厚可确诊。根据既往病史，高血压、高尿酸血症可确诊。

○ 什么是 Fabry 病？

答：Fabry 病是一种 X 染色体连锁遗传疾病，因 GLA 基因突变，导致其编码的半乳糖苷酶 A（α-Gal A）活性降低或完全缺乏，造成代谢底物三己糖酰基鞘脂醇（GL-3）及衍生物脱乙酰基三己糖酰基鞘脂醇（Lyso-GL-3）在多种细胞和组织中贮积，引起多脏器病变。GL-3 主要在血管内皮和平滑肌细胞水平上积累，引起血管闭塞和缺血现象。它还在脊髓和自主神经节、肾脏（肾小球、肾小管和间质）、心脏、皮肤或角膜内皮细胞内积聚。该疾病的特点是表型谱广泛。疾病表现的多样性主要取决于 GLA 基因突变的类型和患者的性别。由于 X 连锁遗传模式，男性通常比女性受到的影响更严重，并会出现疾病症状和并发症早期发生。

○ **Fabry 病易受累器官及临床表现有哪些?**

答：Fabry 病可累及全身多个系统及器官（表 4-1-1），常见的受累器官有肾脏、神经、心脏、眼、皮肤、耳、消化系统。因其受累器官不同，临床表现多种多样。泌尿系统方面表现为蛋白尿和肾功能衰竭，最初表现为肾小球高滤过，其次是微量白蛋白尿，然后是大量蛋白尿，最终出现进行性肾衰竭。神经系统方面表现为肢端疼痛、感觉迟钝、热痛觉缺陷、脑卒中和短暂性脑缺血发作。心脏系统方面的典型表现为左心室肥大和心肌纤维化，还会引起传导障碍、心律失常、瓣膜病等。皮肤表现为出汗障碍、血管角化瘤。血管角化瘤是一种单个或成群的浅红紫色小皮损，通常位于脐部、手部、膝盖、肘部和躯干等部位。在青春期，它会蔓延到生殖器区域。眼睛表现为角膜涡状浑浊。耳表现为听力缺失。消化系统表现为腹痛、腹胀、腹泻、便秘、恶心、呕吐或假性梗阻综合征。

表 4-1-1　Fabry 病受累部位的临床表现

部位	临床表现	常见发病年龄
周围神经	神经性疼痛(慢性或间断的肢端烧灼痛、疼痛危象);出汗障碍(多表现为少汗或无汗);头晕、眩晕;恶心、呕吐,间歇性腹泻和便秘,腹痛/腹胀;听力减退(感音神经性聋)	<10 岁
肾脏	血尿、尿蛋白,部分表现为肾病综合征;夜尿增多、肾小管酸中毒等肾小管病变;肾小球滤过率下降;慢性肾脏病	10~20 岁(约 30% 的患者在 30 岁左右进展至终末期肾病)
面部	眶上嵴外凸,额部隆起和嘴唇增厚等	10~20 岁
皮肤	血管角化瘤(外生殖器、阴囊、臀部和大腿内侧有突出皮肤表面的红色斑点,多分布于"坐浴区")可随病程进展而增加	<10 岁
眼部	角膜涡状浑浊、结膜/视网膜血管迂曲、晶状体后囊浑浊、白内障等,严重者可导致视力下降甚至丧失	<10 岁
心脏	左心室壁厚,且易纤维化(常见左心室基底段后壁变薄);心律失常(室性心律失常、心房颤动、心动过缓);冠状动脉微血管功能失调(心肌缺血、心肌梗死);瓣膜浸润性病变(二尖瓣/主动脉瓣反流);心力衰竭	40~50 岁
脑	脑白质病变;脑卒中或短暂性脑缺血性发作(后循环受累多见)	40~50 岁
呼吸系统	慢性支气管炎、呼吸困难、支气管哮喘等阻塞性肺功能障碍,睡眠呼吸障碍等	20~30 岁
骨骼系统	骨质疏松较常见,多见于腰椎及股骨颈	10~30 岁
精神心理和认知功能	焦虑、抑郁,认知功能下降或痴呆	30~40 岁

📝 提问住培第二年的同学

○ **对不明原因的慢性肾脏病或男性首次透析年龄 <40 岁，合并哪些临床表现要考虑 Fabry 病的可能?**

答：当出现以下临床表现时，需考虑患 Fabry 病的可能性：

（1）肢端烧灼样疼痛。

（2）少汗或无汗。

（3）皮肤血管角化瘤。

（4）角膜呈涡状浑浊。

（5）不明原因左心室肥厚。

（6）不明原因听力受损或耳鸣。

○ **Fabry 病的分型有哪些?**

答：Fabry 病分为经典型和迟发型。经典型发病年龄早，多在童年和青少年期发病，第一个十年主要表现为神经性疼痛（手脚的灼烧感、刺痛感等）、汗腺功能障碍（少汗症和多汗症）、眼科受累（角膜涡状浑浊、视网膜血管弯曲）、听力损失、皮肤血管角化瘤（皮肤紫红色皮疹）、微量白蛋白尿、胃肠道症状（恶心、呕吐、腹泻等）。第二个十年表现为心肌病、脑卒中和短暂性脑缺血发作、大量蛋白尿和进行性肾功能下降。从第三个十年开始表现为多器官受累、器官衰竭，最终死亡。迟发型发病年龄晚，多在成年后发病，病程多变，通常受累较轻或疾病表现仅限于单个器官。

○ **Fabry 病的肾脏病理表现是什么?**

答：（1）光镜下可见肾小球足细胞呈弥漫性肿胀、空泡变性和泡沫样改变。易见肾小球节段性硬化，部分患者可见肾小球球性硬化，肾小管局灶萎缩，间质局灶淋巴和单核细胞浸润伴纤维化。

（2）免疫荧光下可见 IgM 为阴性或弱阳性，沿毛细血管袢、系膜区或节段硬化部位沉积。其余免疫球蛋白和补体检测结果均为阴性。

（3）电镜下可见足细胞内均可见大量特征性的髓样小体，直径 $0.3 \sim 10 \mu m$，多数 $3 \mu m$，呈圆形或致密的螺纹状结构，类似"斑马"样外观，具有明暗相间的条纹，部分患者系膜细胞和肾小管上皮细胞胞质内也可见不同数量的髓样小体。

○ **Fabry 病的诊断标准是什么?**

答：Fabry 病的诊断需结合临床表现、酶活性（α-Gal A）、生物标志物（GL-3、Lyso-GL-3）、基因检测等进行诊断。男性患者的诊断有赖于测定血浆中的 α-Gal A 的活性。男性患者 α-Gal A 活性下降或缺失，提示患有 Fabry 病。女性患者的临床表现不典型，酶活性测定可能正常，需依赖基因检测进一步明确。诊断流程可参考 2021 年版中国 Fabry 病诊疗专家共识（图 4-1-2）。

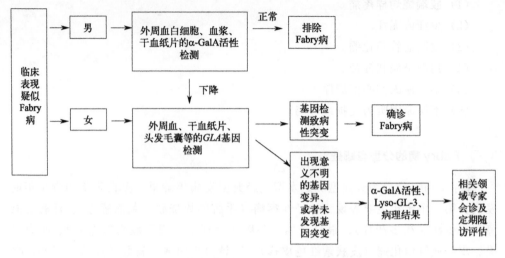

图 4-1-2　2021 年版中国 Fabry 病诊疗专家共识诊断流程

📱 提问住培第三年的同学

○ Fabry 病的鉴别诊断有哪些?

答：Fabry 病累及多器官，当累及肾脏时常表现为蛋白尿、肾功能受损，因此应与原发性肾小球疾病、其他继发性肾小球疾病相鉴别。当累及心脏时，可出现左心室肥厚、心律失常等，应与其他原因如肥厚型心肌病导致的心室肥厚、其他原因引起的心律失常等相鉴别。当皮肤表现如血管角化瘤时，应与过敏性紫癜或其他原因引起的皮疹鉴别。

○ 确诊 Fabry 病后，如何评估患者病情?

答：确诊 Fabry 病后，需要从症状、体征、实验室检查、影像学检查方面对患者进行全面评估。其中实验室检查包括血常规、生化全套、血浆 GL-3 和 α-Gal A、尿常规＋沉渣、粪常规＋OB 试验、尿特定蛋白、24h 尿蛋白；物理检查包括泌尿系彩超、心电图、24h 动态心电图、心脏彩超、心脏磁共振、颅脑 MRI 平扫、神经传导检测、纯音测听、骨密度、肺部 CT 平扫、肺功能测定；以及外周血基因检测。

○ Fabry 病的常见治疗方法是什么?

答：Fabry 病目前无法治愈。治疗包括病因治疗和对症治疗。病因治疗是通过

输注重组 α-半乳糖苷酶 A（阿加糖酶 α）和分子伴侣（米加司他）进行的酶替代疗法。针对蛋白尿方面治疗包括使用血管紧张素转换酶抑制剂（ACEI）/血管紧张素受体拮抗剂（ARB）抑制尿蛋白、针对慢性肾脏病一体化治疗、肾衰竭时考虑肾脏替代治疗。

○ **Fabry 病的预后如何？**

答：Fabry 病患者的预期寿命比一般人群要短。在没有治疗的情况下，经典 Fabry 男性患者的预期寿命约为 60 岁，女性约为 70 岁。最常见的死亡原因是心源性猝死、肾功能衰竭和脑卒中。阿加糖酶 α 治疗能够长期保护 Fabry 病患者的心功能和肾功能，提高生存率，降低心脏、脑血管、肾脏或死亡的复合事件发生率，并显著改善神经性疼痛。

拓展学习

● 阿加糖酶 α 用于治疗 Fabry 病的研究成果

FOS 研究是一项国际大型 Fabry 病结局调查研究，于 2001 年启动，目前仍在进行中，主要关注 Fabry 病患者的临床结局，阿加糖酶 α 注射用溶液治疗的长期安全性和疗效。截至 2016 年，共有 24 个国家参与注册。近十年来，已有多项重要研究结果发布，为 Fabry 病的临床治疗，提供了有价值的科学信息。研究成果包括以下几项：①这项数据分析纳入 560 例男性 Fabry 病患者，既往接受阿加糖酶 α 注射用溶液治疗≤10 年，评估于≤18 岁、18～30 岁、>30 岁时启动酶替代疗法≤10 年的肾脏和心脏结局。在整个随访期间，>30 岁启动治疗的患者左心室质量指数显著升高和 eGFR 显著下降。18～30 岁启动治疗患者的左心室心肌指数保持稳定，eGFR 显著下降。<18 岁启动治疗患者的左心室质量指数和 eGFR 可维持稳定，无显著变化。这说明启动酶替代疗法的年龄越轻，患者的长期心肾获益越大。②在改善疼痛方面，一项随机双盲安慰剂对照研究纳入 26 名男性 Fabry 病成年患者，给予阿加糖酶 α 治疗 6 个月，采用 BPI 评分法评估对疼痛的疗效。结果显示，接受阿加糖酶 α 治疗 6 个月可显著降低对"疼痛最剧烈"时的 BPI 评分降低达 30%，而安慰剂组无显著改善。与安慰剂相比，阿加糖酶 α 注射液治疗 6 个月可显著降低总体疼痛严重程度，显著改善与疼痛相关的生活质量。③阿加糖酶 α 注射液治疗 24 个月后，心脏、脑血管、肾脏或死亡的复合事件发生率在整个人群中约为 16%，在男性中约为 26%；未治疗人群的复合事件发生率约为 45%。④接受阿加糖酶 α 注射液治疗的男性患者的中位生存年龄估计值为 77.5 岁，而未经治疗的男性患者为 60 岁。

● Fabry 病的治疗进展

（1）目前诊断 Fabry 病的治疗主要是酶替代疗法，有两种不同形式，分别是阿

加糖酶 α、米加司他。阿加糖酶 α 修复有缺陷的 α-GalA。米加司他是一种分子伴侣，与不稳定的 α-GalA 的活性位点结合以帮助正确折叠，从而增加酶活性。

（2）未来可能的治疗选择有：①第二代酶疗法有 pegunigalsidase alfa（PRX-102）、Moss-α-Gal。Pegunigalsidase alfa（PRX-102）在烟草细胞中产生，并用聚乙二醇进行化学修饰，以减少清除并提高酶的稳定性。研究表明，与阿加糖酶 α 处理的 Fabry 小鼠相比，moss-α-Gal 处理的 Fabry 小鼠的肾活检中 α-GalA 酶活性更高。②底物减少疗法，如以鞘糖脂合成为目标，以减少 GL3 及其衍生物的形成。③基因治疗旨在纠正 Fabry 病的潜在遗传学缺陷。④mRNA 疗法，诱导短暂的内源性 α-GalA 产生。⑤减少溶酶体内的 GL3 储存，是通过增强胆固醇流出，从而达到可能刺激 GL3 的流出，减少 GL3 积累。

参考文献

[1] 中华医学会心血管病学分会，中华心血管病杂志编辑委员会. 成人法布雷病心肌病诊断与治疗中国专家共识. 中华心血管病杂志，2024，52（02）：128-136.

[2] Ortiz A, Oliveira J P, Waldek S, et al. Nephropathy in males and females with Fabry disease: cross-sectional description of patients before treatment with enzyme replacement therapy. Nephrol Dial Transplant, 2008, 23（5）：1600-1607.

[3] Wanner C, Oliveira J P, Ortiz A, et al. Prognostic indicators of renal disease progression in adults with Fabry disease: natural history data from the Fabry Registry. Clin J Am Soc Nephrol, 2010, 5（12）：2220-2228.

[4] Biegstraaten M, Hollak C E, Bakkers M, et al. Small fiber neuropathy in Fabry disease. Mol Genet Metab, 2012, 106（2）：135-141.

[5] Patel M R, Cecchi F, Cizmarik M, et al. Cardiovascular events in patients with Fabry disease natural history data from the Fabry registry. J Am Coll Cardiol, 2011, 57（9）：1093-1099.

[6] Patel V, O'Mahony C, Hughes D, et al. Clinical and genetic predictors of major cardiac events in patients with Anderson-Fabry Disease. Heart, 2015, 101（12）：961-966.

[7] 中国法布雷病专家协作组. 中国法布雷病诊疗专家共识（2021 年版）. 中华内科杂志，2021，60（4）：10.

[8] Michaud M, Mauhin W, Belmatoug N, et al. Fabry disease: A review. Rev Med Interne, 2021, 42（2）：110-119.

[9] Desnick R J, Wasserstein M P, Banikazemi M. Fabry disease (alpha-galactosidase A deficiency): renal involvement and enzyme replacement therapy. Contrib Nephrol, 2001, 136：174-192.

[10] Sanchez-Niño M D, Sanz A B, Carrasco S, et al. Globotriaosylsphingosine actions on human glomerular podocytes: implications for Fabry nephropathy. Nephrol Dial Transplant, 2011, 26（6）：1797-1802.

[11] Michaud M, Mauhin W, Belmatoug N, et al. When and How to Diagnose Fabry Disease in Clinical Pratice. Am J Med Sci, 2020, 360（6）：641-649.

[12] Hoffmann B, Schwarz M, Mehta A, et al. Gastrointestinal symptoms in 342 patients with Fabry disease: prevalence and response to enzyme replacement therapy. Clin Gastroenterol Hepatol, 2007, 5（12）：1447-1453.

［13］ van der Veen S J，Hollak C E M，van Kuilenburg A B P，et al. Developments in the treatment of Fabry disease. J Inherit Metab Dis，2020，43（5）：908-921.

［14］ Terryn W，Cochat P，Froissart R，et al. Fabry nephropathy：indications for screening and guidance for diagnosis and treatment by the European Renal Best Practice. Nephrol Dial Transplant，2013，28（3）：505-517.

［15］ 何娟，王頔，田秀娟，等. 伴有肾损害的十例 Fabry 病临床及病理特征. 临床肾脏病杂志，2020，20（10）：6.

［16］ 林果为，王吉耀，葛均波. 实用内科学. 15 版. 北京：人民卫生出版社，2017.

［17］ Parini R，Pintos-Morell G，Hennermann J B，et al. Analysis of Renal and Cardiac Outcomes in Male Participants in the Fabry Outcome Survey Starting Agalsidase Alfa Enzyme Replacement Therapy Before and After 18 Years of Age. Drug Des Devel Ther，2020，14：2149-2158.

［18］ Schiffmann R，Kopp J B，Austin H A，3rd，et al. Enzyme replacement therapy in Fabry disease：a randomized controlled trial. Jama，2001，285（21）：2743-2749.

［19］ Beck M，Hughes D，Kampmann C，et al. Long-term effectiveness of agalsidase alfa enzyme replacement in Fabry disease：A Fabry Outcome Survey analysis. Mol Genet Metab Rep，2015，3：21-27.

［20］ Beck M，Ramaswami U，Hernberg-Ståhl E，et al. Twenty years of the Fabry Outcome Survey (FOS)：insights，achievements，and lessons learned from a global patient registry. Orphanet J Rare Dis，2022，17（1）：238.

微信扫码
① 微信扫描本页二维码
② 添加出版社公众号
③ 点击获取您需要的资源或服务

第二节 奥尔波特（Alport）综合征

教学查房目的

◎ 了解 Alport 综合征的临床表现。

◎ 了解 Alport 综合征的诊断标准。

◎ 了解 Alport 综合征的治疗原则。

住院医师汇报病史

● **现病史**：患者男性，16 岁，以"反复泡沫尿 5 年余，加重 10 余天"为主诉入院。于入院前 5 年余无明显诱因出现尿中泡沫增多，无尿量减少、夜尿增多，无颜面及下肢水肿，无面部红斑、口腔溃疡、光过敏、皮肤红点、关节痛、腹痛、排黑便等不适，未重视、未诊治，泡沫尿轻重反复。10 余天前发现泡沫尿较前明显增多，久置难消，遂就诊外院，查"尿常规：尿蛋白（＋＋＋），潜血（＋＋＋）；生化全套检查：白蛋白 33.9g/L，甘油三酯 10.29mmol/L，总胆固醇 8.85mmol/L，血肌酐 109μmol/L"，予阿托伐他汀钙降血脂、开同补充必需氨基酸等治疗，泡沫尿未见明显消退，今为进一步明确诊断就诊我院。

● **既往史及个人史**：无特殊。

● **家族史**：其母有"肾病"病史（具体不详），未行肾穿刺活检，目前无特殊治疗。父母健在。

● **体格检查**：T 36.3℃，P 111 次/分，R 20 次/分，BP 120/61mmHg。神志清楚，无特殊病容，颜面部无水肿。双侧听力粗测正常，双眼视力粗测正常。双肺呼吸音清，未闻及干湿啰音。心律齐，各瓣膜听诊区未闻及杂音。腹软，全腹无压痛、反跳痛，肝脾肋下未触及。双下肢无水肿。

● **辅助检查**：血常规示血红蛋白量 121g/L。尿常规：尿蛋白（＋＋＋＋），潜血（＋＋）。生化全套：总蛋白 56.7g/L，白蛋白 33.9g/L，尿素 9.25mmol/L，肌酐 116.0μmol/L，eGFR（CKD-EPI）79.9mL/(min·1.73m^2)，尿酸 486.0μmol/L，总胆固醇 8.17mmol/L，甘油三酯 8.44mmol/L。乙肝两对半定量、IgG4、抗肾小球基底膜（GBM）抗体、抗核抗体谱（ANA 谱）、ANA、抗 ds-DNA 抗体、ANCA、抗 PLAR2 抗体：未见异常。24h 尿蛋白 5.26g。男性全腹彩超：双肾实质弥漫性病变（左肾大小约 9.76cm×4.57cm，皮质厚约 0.87cm，右肾大小约 10.65cm×5.20cm，皮质厚约 0.90cm，包膜光滑，双肾实质回声增强，皮髓分界尚清，CDFI 示双肾内血流分布稀疏）。

● 入院后行肾穿刺活检术，病理回报：光镜下见 12 个肾小球，系膜细胞及基质局灶节段性增生（图 4-2-1A），在 PASM 染色切片中，肾小球基底膜不易着色，肾小管上皮细胞颗粒、空泡变性，管腔内见蛋白管型（图 4-2-1B），8％肾小管萎缩，5％间质纤维化，间质 5％淋巴、单核细胞及浸润，可见多灶泡沫样组织细胞浸润，小动脉未见明显病变，结合电镜检查，考虑 Alport 综合征可能，建议行基因检测进一步明确。免疫荧光检查 5 个小球，IgA、IgM、IgG、C3、C1q 均呈阴性。电镜诊断：肾小球毛细血管袢基底膜厚薄不一（约 110～300nm），基底膜致密层撕裂分层（图 4-2-1C），基底膜内外侧缘不完整呈花篮状（图 4-2-1D），足突大部分融合（约 60％），肾小球各部位未见确切电子致密物沉积。请结合临床、肾组织学及免疫荧光检查。

- 纯音测听：双侧感音神经性聋。
- 基因检测：X 连锁 Alport 综合征 1 型，*COL4A5* 基因突变。
- 眼科会诊：视网膜病变。
- 初步诊断：Alport 综合征可能、慢性肾脏病 G2A3 期、低蛋白血症、混合型高脂血症。
- 治疗方案：予开同补充必需氨基酸，依折麦布、阿托伐他汀调脂，培哚普利叔丁胺片降尿蛋白。

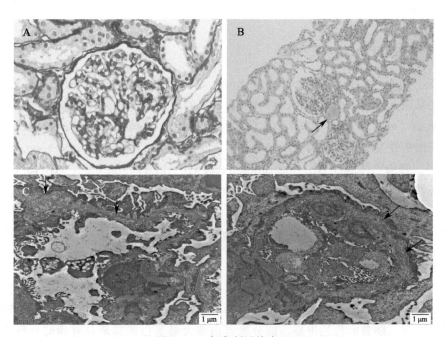

图 4-2-1　肾穿刺活检病理

（A）光镜下 PASM 染色见系膜细胞和基质轻度节段性增生；（B）光镜下 PAS
染色见肾小管管腔内蛋白管型；（C）电镜下见肾小球基底膜厚薄不一；（D）电镜
下见肾小球基底膜致密层撕裂分层，基底膜内外侧缘不完整，呈花篮状或蛛网状

住培教师提问及教学

提问住培第一年的同学

○ 该患者的病例特点和初步诊断是什么？

答：该患者的病例特点如下：

（1）为青少年男性，家族中母亲有肾病史，起病于青少年，慢性病程。

（2）以反复排泡沫尿为主要表现，多次尿检提示镜下血尿、肾病范围蛋白尿（24h 尿蛋白 5.26g），且合并高脂血症以及肾功能减退 ［血肌酐 116μmol/L，eGFR 79.9mL/(min·1.73m^2)］，彩超提示双肾实质弥漫性病变。

（3）肾脏病理电镜结果提示肾小球毛细血管袢基底膜厚薄不一，基底膜致密层分层，足突大部分融合，肾小球各部位未见确切电子致密物沉积。

（4）门诊完善纯音测听提示双侧感音神经性聋，眼科会诊示视网膜病变，外送基因检测提示 X 连锁 Alport 综合征 1 型 （*COL4A5* 基因突变）。

综合以上，该患者目前诊断考虑 X 连锁 Alport 综合征合并慢性肾脏病 G2A3 期。

○ 什么是 Alport 综合征？

答：Alport 综合征 （Alport syndrome，AS） 是一种以血尿、蛋白尿、进行性肾功能减退，伴感音神经性聋、眼病变为特征的遗传性肾脏疾病。该病是由编码Ⅳ型胶原 α3、α4、α5 链的 *COL4A3*、*COL4A4* 和 *COL4A5* 基因突变导致，根据患者所携带致病性变异的基因不同，AS 分为 X 连锁 AS （X-linked Alport syndrome，XLAS）、常染色体隐性 AS （autosomal recessive Alport syndrome，ARAS）、常染色体显性 AS （autosomal dominant Alport syndrome，ADAS） 和双基因 AS。

○ Alport 综合征的常见临床表现有哪些？

答：Alport 综合征的临床表现多样。

（1）**肾脏受累** 肾脏是最常见的受累器官，主要表现为间歇性或持续性的镜下血尿，部分患者感染、劳累后可诱发肉眼血尿；在疾病早期通常蛋白尿阴性或仅有微量蛋白尿，随着病程的进展，部分患者出现大量蛋白尿甚至呈肾病综合征表现；多数 X 连锁 Alport 综合征 （XLAS） 男性患者和常染色体隐性 Alport 综合征 （ARAS） 可出现进行性肾功能减退，最终发展至终末期肾病 （end-stage renal disease，ESRD）。

（2）**听力受损** 表现为感音神经性聋，呈双侧对称性，最初累及高频区，随着病程进展可逐渐累及全音域。

（3）眼部异常　主要表现为前圆锥形晶状体、黄斑周围点状和斑点状视网膜病变。

（4）其他表现　少数患者可同时合并胃、食管、气管、女性生殖系统等部位的弥漫性平滑肌瘤病，血管和心脏异常如青春期颅内动脉瘤，主动脉异常包括扩张、夹层动脉瘤，二尖瓣脱垂和室间隔畸形等。

⑦ 提问住培第二年的同学

○ 如何诊断 Alport 综合征?

答：（1）以持续性肾小球性血尿或血尿伴蛋白尿为主要表现的患者，出现以下任何一项即可疑诊 Alport 综合征：①Alport 综合征家族史；②无明显其他原因的血尿或肾衰竭家族史；③耳聋、圆锥形晶状体或黄斑周围斑点状视网膜病变。

（2）以持续性肾小球性血尿或血尿伴蛋白尿为主要表现的患者，符合以下任何一项即可诊断为 Alport 综合征：①肾组织电镜示 GBM 致密层撕裂、分层、薄厚不均或篮网状改变；②肾脏组织基底膜 Ⅳ 型胶原 α3、α4、α5 链免疫荧光染色异常或皮肤基底膜 Ⅳ 型胶原 α5 链免疫荧光染色异常；③基因检测示 *COL4A3*、*COL4A4* 或 *COL4A5* 基因具有致病性变异。

○ 应如何询问 Alport 综合征患者的家族史?

答：家族史对于 Alport 综合征的诊断、预后评估以及患病家系遗传咨询至关重要。判断家族史除了详尽询问并绘制系谱图（建议绘制三代及以上）外，应至少对患者的一级亲属包括父母、子女和兄弟姐妹进行尿常规及尿沉渣检查。值得注意的是，约 10% 的 XLAS 男性患者为新发变异，即这部分患者无血尿和（或）肾衰竭家族史，因此不能仅依据无肾脏疾病家族史而排除 Alport 综合征。

○ Alport 综合征应该与哪些疾病进行鉴别?

答：Alport 综合征应该与以下疾病相鉴别：

（1）与其他表现为血尿、有家族史的肾病疾病相鉴别，如薄基底膜肾病、家族性 IgA 肾病和家族性局灶节段性肾小球硬化等。

（2）与伴有听力下降或眼部病变的肾脏疾病相鉴别，如 *MYH9* 基因相关疾病等。

（3）与有肾小球基底膜（GBM）改变的其他肾脏病相鉴别，如指甲髌骨综合征、皮尔逊（Pierson）综合征等。

提问住培第三年的同学

○ Alport 综合征的肾脏病理特点有哪些？

答：Alport 综合征患者光镜下肾脏病理改变无特异性，在疾病早期，肾小球可完全正常或病变很轻微，随着疾病进展，可发展为弥漫性系膜增生、局灶节段性硬化、肾小管萎缩、间质纤维化以及泡沫细胞形成。免疫荧光基本为阴性，少数患者可有免疫球蛋白、补体沉积。电镜对诊断 Alport 综合征具有重要价值，典型的表现是肾小球基底膜弥漫增厚或厚薄不均，致密层分层、撕裂，内外侧缘不规则，呈篮网状改变。

○ 该如何治疗 Alport 综合征？

答：目前尚无针对 Alport 综合征的特异性疗法，以对症支持治疗为主，旨在延缓疾病的进展。

（1）对于出现蛋白尿的患者，可予肾素-血管紧张素-醛固酮系统（renin angiotensin aldosterone system，RAAS）阻滞剂减少尿蛋白排泄。

（2）对于慢性肾功能不全患者，应注意优质低蛋白饮食、控制高血压、纠正贫血和电解质酸碱紊乱，同时避免感染、劳累和使用肾毒性药物。

（3）对于进展至 ESRD 的患者，可选择血液透析、腹膜透析或肾移植。移植患者有较长的移植物存活时间，且移植存活率不受基因变异严重程度的影响。因此，Alport 综合征是肾移植的良好适应证。

该例患者表现为血尿伴蛋白尿、肾功能异常，我们给予了血管紧张素受体类药物培哚普利叔丁胺片以减少蛋白尿，后续门诊还使用了调脂、抗血小板聚集、补充必需氨基酸、保肾等处理。接下来应长期随访，监测患者的血压、血常规、肝肾功能、血脂、电解质、尿常规等指标。

○ Alport 综合征患者何时启动 RAAS 阻滞剂治疗？

答：对于 >1 岁的 Alport 综合征患者，根据其遗传类型和临床表现决定用药时机：

（1）对于 XLAS 男性、ARAS 以及双基因 Alport 综合征呈现与 ARAS 或 XLAS 男性相似表现的患者，建议在确诊后即开始 RAAS 阻滞剂治疗。

（2）对于 XLAS 女性和 ADAS 患者，建议在无感染的情况下，当重复检测到微量白蛋白尿 [即尿白蛋白/肌酐比（ACR）>30mg/g] 时开始 RAAS 阻滞剂治疗。

（3）若无法明确遗传型，对于表现为血尿伴微量白蛋白尿或血尿伴蛋白尿的 Alport 综合征患者，建议立即开始 RAAS 阻滞剂治疗。

○ **Alport 综合征的预后如何？**

答：出现下列情况往往提示 Alport 综合征患者的预后不良：

（1）X 连锁 Alport 综合征（XLAS）男性和常染色体隐性 Alport 综合征（ARAS）患者。

（2）家族中有成员很早就进入 ESRD。

（3）蛋白尿进行性加重。

（4）出现眼部异常和听力下降。

（5）肾脏超微结构显示典型的 GBM 改变。

（6）皮肤和肾组织Ⅳ型胶原 α 链大部分或完全缺失。

拓展学习

● *COL4A3*、*COL4A4* 和 *COL4A5* 基因的检测指征

（1）推荐对符合以下任一项患者进行基因检测：①肾活检电镜显示 GBM 撕裂、分层、薄厚不均或篮网状病变；②肾活检电镜显示 GBM 弥漫变薄（变薄的 GBM 超过毛细血管滤过膜的 50％）；③肾组织Ⅳ型胶原 α3、α4、α5 链免疫荧光染色异常；④皮肤基底膜Ⅳ型胶原 α5 链免疫荧光染色异常。

（2）建议对有持续性肾小球性血尿或血尿伴蛋白尿，并符合以下任一项患者，进行基因检测：①感音神经性聋；②有圆锥形晶状体、斑点状视网膜病变或颞侧视网膜变薄等；③有血尿或肾衰竭家族史。

（3）对符合以下任一项患者，也应考虑进行基因检测：①不明原因持续性肾小球性血尿或血尿伴肾小球性蛋白尿；②家族性 FSGS 或激素抵抗肾病综合征；③不明原因肾衰竭，拟行肾移植。

● Alport 综合征的不同遗传方式

（1）X 连锁 Alport 综合征（XLAS）　最常见，约占 AS 的 85％，男性患者进展为 ESRD 的风险可高达 100％，女性患者进展为 ESRD 的风险约 25％，基因检测示 *COL4A5* 基因致病性变异，GBM Ⅳ型胶原 α3、α4、α5 链免疫荧光染色异常，肾小球鲍曼氏囊Ⅳ型胶原 α5 链免疫荧光染色异常。

（2）常染色体隐性 Alport 综合征（ARAS）　约占 AS 的 15％，男女患病机会均等，100％的患者均进展为 ESRD，基因检测示 *COL4A3* 或 *COL4A4* 基因具有复合杂合或者纯合致病性变异，GBM Ⅳ型胶原 α3、α4、α5 链免疫荧光染色异常，肾小球鲍曼氏囊Ⅳ型胶原 α5 链免疫荧光染色正常。

（3）常染色体显性 Alport 综合征（ADAS）　男女患病机会均等，通常起病年龄晚，临床症状进展慢，基因检测示 *COL4A3* 或 *COL4A4* 基因具有杂合致病性变异，同时肾组织电镜示 GBM 撕裂、分层、薄厚不均、篮网状改变或有 ESRD 家族史或合并感音神经性聋、眼部异常等肾外表现。

（4）双基因 Alport 综合征　是指 *COL4A3*、*COL4A4* 和 *COL4A5* 基因中同时存在两个基因的致病性变异，包括 *COL4A3* 基因致病性变异合并 *COL4A4* 基因致病性变异及 *COL4A5* 基因致病性变异合并 *COL4A3* 基因或 *COL4A4* 基因致病性变异。

- *COL4A3*、*COL4A4* 和 *COL4A5* 基因常见的变异类型

包括错义变异、无义变异、缺失或插入导致的移码变异、剪接变异等。*COL4A5* 基因位于 X 染色体，男性患者检出的 *COL4A5* 基因变异通常为半合，女性患者检出的 *COL4A5* 基因变异通常为杂合，而 *COL4A3* 基因或 *COL4A4* 基因位于 2 号染色体，检出的基因变异通常为杂合或纯合，与性别无关。

- Alport 综合征的治疗

目前尚无针对 Alport 综合征的根治性治疗方法，RAAS 阻滞剂只能延缓 ESRD 的进展。二甲双胍、帕立骨化醇、羟氯喹、阿曲生坦、环孢素、SGLT2i 等药物有望为 Alport 综合征患者提供新的治疗选择。一些新药也已进入临床试验或在实验室研发阶段，如甲基巴多索隆、基质金属蛋白酶抑制剂、盘状结构域受体 1 抑制剂等。随着研究的深入，基因治疗如伴侣治疗、基因组编辑和干细胞治疗将成为治疗 Alport 综合征的新策略。

- Alport 综合征潜在的肾损伤生物标志物

（1）尿足突素 podocin 和血管内皮生长因子 A（VEGF-A）是足细胞损伤的重要标志物，在蛋白尿发生之前就可能升高。

（2）炎性生物标志物，如转化生长因子 β1（TGFβ-1）、高迁移率族蛋白-1（HMGB-1）和尿单核细胞趋化蛋白-1（uMCP-1）与疾病快速进展的风险有关，也可能在蛋白尿发生前升高。

（3）当出现肾损伤时，尿表皮生长因子（uEGF）和 miRNA-21 升高。

- Alport 综合征患者肾移植供体的选择

（1）在进行肾移植前，应对疑似携带 *COL4A3*、*COL4A4* 和 *COL4A5* 基因变异的潜在供体进行基因检测，以确定其遗传方式及基因变异特征。

（2）携带 *COL4A3*、*COL4A4* 和 *COL4A5* 双基因致病性变异的个体，不应作为肾移植供体。

（3）携带 *COL4A5* 基因致病性变异的女性，以及携带 *COL4A3* 或 *COL4A4* 基因杂合致病性变异的个体，由于自身存在肾功能受损且捐肾后进一步恶化的风险，不建议作为亲属肾移植供体。

● Alport 综合征患者移植后抗 GBM 病的随访监测

3%～5%接受肾移植的 Alport 综合征患者移植后体内会产生针对移植肾 GBM 的抗体，进而发生抗 GBM 病，导致移植失败。因此，应密切监测移植后患者的血清抗 GBM 抗体、尿常规和肾功能。随访应持续至少 1 年，以监测移植肾功能变化。对于出现血清抗 GBM 抗体或移植肾功能下降的 Alport 综合征肾移植患者，应及时进行移植肾活检，以明确移植后抗 GBM 病的诊断并开始相应的治疗。

参考文献

［1］ 梅长林，余学清．内科学肾脏内科分册．北京：人民卫生出版社，2015.

［2］ ALPORT 综合征协作组，国家肾脏疾病临床医学研究中心，北京医学会罕见病分会．Alport 综合征诊治专家共识（2023 版）．中华医学杂志，2023，103（20）：1507-1525.

［3］ Savige J，Lipska-Zietkiewicz B S，Watson E，et al. Guidelines for Genetic Testing and Management of Alport Syndrome. Clin J Am Soc Nephrol，2022，17（1）：143-154.

［4］ 沈欣，郑必霞，黄松明．Alport 综合征基因治疗进展．中华儿科杂志，2024，62（7）：692-695.

［5］ Reiterová J，Tesař V. Current and Future Therapeutical Options in Alport Syndrome. Int J Mol Sci，2023，24（6）：5522.

［6］ Chavez E，Rodriguez J，Drexler Y，et al. Novel Therapies for Alport Syndrome. Front Med（Lausanne），2022，25（9）：848389.

［7］ Nozu K，Nakanishi K，Abe Y，et al. A review of clinical characteristics and genetic backgrounds in Alport syndrome. Clin Exp Nephrol，2019，23（2）：158-168.

［8］ Gomes A M，Lopes D，Almeida C，et al. Potential Renal Damage Biomarkers in Alport Syndrome-A Review of the Literature. Int J Mol Sci，2022，23（13）：7276.

第三节 ▶ 薄基底膜肾病

教学查房目的

◎ 了解薄基底膜肾病的临床表现。

◎ 了解薄基底膜肾病的诊断标准。

◎ 了解薄基底膜肾病的治疗原则。

住院医师汇报病史

● 现病史：患者女性，23 岁，以"体检发现镜下血尿 1 年余"为主诉入院。于入院前 1 年余于外院体检发现"尿常规：尿蛋白（±），尿潜血（＋＋＋），红细胞 102个/μL。泌尿系彩超：双肾、输尿管、膀胱未见明显异常"，无肉眼血尿、排泡沫尿，无尿量减少、夜尿增多，无尿频、尿急、尿痛，无四肢乏力、双下肢水肿，无发热、畏冷、寒战，无咳嗽、咳痰、咯血，无皮肤瘀点瘀斑、关节痛、腹痛，无颜面红斑、光过敏、口腔溃疡等不适，予"肾炎康复片"治疗，服用 1 周后自行停药，此后未再复诊。1 个月余前感尿频，无尿急、尿痛、排尿困难，无尿量减少、肉眼血尿、排泡沫尿等，未重视未诊治，症状未见明显改善。10 天前就诊我院门诊，查"尿常规：尿蛋白阴性，潜血（＋＋＋），红细胞数 409.00 个/μL，白细胞数 158 个/μL"，考虑"泌尿道感染"，予"头孢地尼胶囊、银花泌炎灵片"抗炎治疗，服用 3 天后尿频症状缓解，复查"尿红细胞畸形率＋尿常规＋尿沉渣检验：尿蛋白阴性，潜血（＋＋＋），红细胞数为 323.50 个/μL，白细胞数为 7 个/μL，红细胞畸形率 78％"。现为进一步诊治收住入院。

● 既往史、个人史及家族史：无特殊。

● 入院查体：T 36.5℃，P 121 次/分，R 20 次/分，BP 112/81mmHg。神志清楚，颜面部无水肿，浅表淋巴结未触及肿大。双耳听力粗测正常，双眼视力粗测正常。双肺呼吸音清，未闻及干湿啰音。心律齐，各瓣膜区未闻及杂音。腹平软，全腹无压痛、反跳痛，肝脾肋下未触及，双下肢无水肿。

● 辅助检查：血常规示白细胞计数 $5.88×10^9$/L，血红蛋白量 122g/L，血小板计数 $295×10^9$/L。尿常规：尿蛋白（＋），潜血（＋＋＋），红细胞 1611 个/μL。常规生化全套检查：总蛋白 72.3g/L，白蛋白 45.4g/L，尿素 4.24mmol/L，肌酐 52μmol/L，甘油三酯 0.61mmol/L，总胆固醇 5.21mmol/L，eGFR（EPI）129.73mL/(min·1.73m²)。乙肝两对半定量分析：抗乙型肝炎病毒表面抗体 278.95（＋）mIU/mL，余四项阴性。补体 3（C3）：0.74g/L。血免疫电泳分析、血清免疫球蛋白 IgA、血清免疫球蛋白 IgM、血清免疫球蛋白 IgG、补体 4（C4）、免疫球蛋白 G 亚类型 4（IgG4）、抗核抗体谱（ANA 谱）、ANA、抗 ds-DNA 抗体、ANCA、抗 GBM 抗体、ACA、抗 PLA2R 抗体：未见异常。

入院后行肾穿刺活检术，肾脏病理回报：光镜下见 24 个肾小球，其中 1 个肾小球球性硬化，肾小球系膜细胞及系膜基质局灶节段轻度增生，肾小管上皮细胞颗粒、空泡变性（图 4-3-1A），管腔内见红细胞管型（图 4-3-1B），3％肾小管萎缩，3％间质纤维化，间质 3％淋巴、单核细胞浸润，小动脉未见明显病变，结合免疫荧光及电镜结果，考虑薄基底膜肾病可能，建议行基因检测进一步明确。免疫荧光见 4 个肾小球，无免疫复合物及补体沉积。电镜诊断：肾小球毛细血管袢基底膜大部分偏薄（约 60％～70％，多处厚度＜250nm，最厚处约 290nm）（图 4-3-1C、图 4-3-1D），足细胞足突融合约 30％～40％，肾小球各部位未见确切电子致密物沉积。请结合临床、肾组织学及免疫荧光检查。

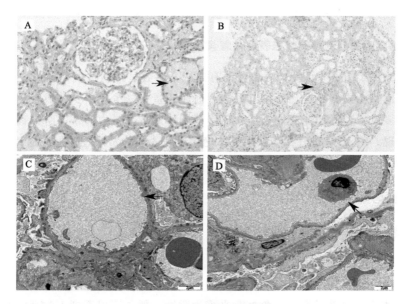

图 4-3-1　肾穿刺活检病理

（A）光镜下 HE 染色见肾小管上皮细胞空泡变性；（B）光镜下 HE 染色见肾小管管腔内红细胞管型；（C）、（D）电镜下见肾小球基底膜均匀一致偏薄，厚度＜250nm

- 初步诊断：薄基底膜肾病。

住培教师提问及教学

提问住培第一年的同学

○ 该患者的病例特点和初步诊断是什么？

答：该患者的病例特点如下：

（1）年轻女性，慢性病程，病史 1 年余。

（2）以镜下血尿为主要表现，呈肾小球性血尿，伴有少量蛋白尿，血压和肾功能正常。

（3）肾活检免疫荧光未见免疫复合物沉积，电镜结果提示肾小球毛细血管祥基底膜大部分偏薄（约 60%～70%，多处厚度＜250nm，最厚处约 290nm）。

因此，该患者目前被诊断为薄基底膜肾病。

○ **什么是薄基底膜肾病？**

答：薄基底膜病（thin basement membrane nephropathy，TBMN）因肾小球基底膜超微结构呈弥漫性变薄而得名，既往又称为"良性家族性血尿"，其发病可能与编码Ⅳ型胶原的 *COL4A3* 或 *COL4A4* 基因杂合突变有关，通常以常染色体显性遗传方式为主，发病率约为 1%，可发生于任何年龄，在女性中更常见。

○ **薄基底膜肾病的常见临床表现有哪些？**

答：几乎所有薄基底膜肾病患者都有血尿，多数呈持续性镜下血尿，部分患者在上呼吸道感染或剧烈运动后可出现肉眼血尿，蛋白尿少见，少数成人可合并高血压，绝大多数患者肾功能长期维持在正常范围，通常无视力异常、听力丧失以及其他肾外表现。约 40% 的患者有家族史，绝大多数表现为常染色体显性遗传。

⁇ 提问住培第二年的同学

○ **薄基底膜肾病的诊断标准是什么？**

答：薄基底膜肾病的诊断依赖肾穿刺活检病理。光镜下大多数表现为正常的肾小球，少数可伴有肾小球系膜基质轻度增多，肾小管间质可完全正常，也可呈小灶性肾小管萎缩和间质纤维化。免疫荧光多为阴性，偶尔可以看到 IgM 和 C3 在系膜区沉积。电镜对本病诊断至关重要，GBM 弥漫性变薄（变薄的 GBM＞毛细血管滤过膜的 50%）且无电子致密物沉积是本病最重要的病理特征。关于成年人 GBM 的正常厚度以及如何界定 GBM 变薄，目前尚无统一标准。GBM 的厚度通常随年龄而变化：出生时约为 150nm，并在整个童年时期持续增加，11 岁左右接近成人测量值。成年男性的平均正常 GBM 厚度为 370nm±50nm，成年女性则为 320nm±50nm。世界卫生组织（WHO）提出了最常用的确定薄基底膜的阈值：成人为 250nm，2～11 岁的儿童为 180nm。

○ **薄基底膜肾病应该与哪些疾病鉴别诊断？**

答：薄基底膜肾病应注意与以下疾病相鉴别：

（1）与外科性血尿相鉴别　如泌尿系统感染、结石、结核、肿瘤等，可通过尿液检测、泌尿系影像学鉴别。

（2）与以血尿为主要表现的原发性和继发性肾小球疾病鉴别　如 IgA 肾病、ANCA 相关血管炎肾损害、狼疮性肾炎、过敏性紫癜性肾炎等，可根据肾活检病理、临床表现鉴别。

（3）与其他遗传性肾病鉴别　①Alport 综合征（Alport syndrome，AS）：该病患者多有肾衰竭家族史，肾功能呈进行性减退，常伴眼、耳等肾外器官受累，电镜下表现为 GBM 不规则增厚或变薄、撕裂、分层，而 TBMN 患者肾功能可长期维持在正常范围，没有典型的肾外表现，电镜下表现为 GBM 弥漫（＞50％）、均匀变薄，可通过临床表现、肾组织电镜检查、Ⅳ型胶原 α 链免疫荧光染色及 *COL4A3*、*COL4A4* 和 *COL4A5* 基因检测相鉴别。②Fabry 病：也表现为血尿，但该病患者多合并发作性肢端疼痛、少汗或无汗、皮肤血管角化瘤、皮疹、心脏和神经系统受累，查 α-半乳糖苷酶活性降低，电镜下可见到特征性的斑马小体，因此不难鉴别。

○ **该患者接下来应该完善哪些检查？**

答：该患者还需进行的检查有：

（1）询问家族史、进行详细的家系调查。

（2）进行 *COL4A3*、*COL4A4* 和 *COL4A5* 基因检测。

（3）完善纯音测听、眼科检查以及 α-半乳糖苷酶活性测定，排除其他遗传性肾小球疾病，如 Alport 综合征、Fabry 病等。

📱 提问住培第三年的同学

○ **应如何治疗薄基底膜肾病？**

答：薄基底膜肾病的治疗与其临床症状有关：

（1）仅表现为血尿，无蛋白尿、高血压、肾功能不全的患者无需药物治疗，注意避免上呼吸道感染、过度劳累、剧烈运动和使用肾毒性药物，同时需定期随访，监测血压、尿常规和肾功能。

（2）伴有轻度蛋白尿患者可予肾素-血管紧张素-醛固酮系统（renin angiotensin aldosterone system，RAAS）抑制剂治疗。

（3）伴有高血压的患者应将血压控制在正常范围。

（4）合并肾功能不全的患者则按照慢性肾功能不全的治疗原则处理，控制好血压、纠正贫血、维持电解质及酸碱平衡、纠正矿物质及骨代谢异常等。

（5）少数患者有大量蛋白尿或表现为肾病综合征，可用糖皮质激素治疗。

○ **薄基底膜肾病的预后如何？**

答：绝大多数薄基底膜肾病患者预后良好，肾功能可长期维持在正常范围，但也有少数患者出现肾功能不全。合并大量蛋白尿、高血压病以及肾功能减退的患者通常预后不良。

拓展学习

• TBMN 遗传方式多为常染色体显性遗传，约 40% 的患者检出 *COL4A3* 和 *COL4A4* 基因杂合致病性变异。*COL4A3* 基因和 *COL4A4* 基因均位于 2 号染色体，分别编码Ⅳ型胶原 α3 链和 α4 链。已报道的 *COL4A3*、*COL4A4* 基因致病性变异包括错义变异、无义变异、缺失或插入导致的移码变异、剪接变异、片段缺失或重组变异等。*COL4A3* 和 *COL4A4* 基因纯合突变或杂合突变会导致常染色体隐性遗传 Alport 综合征（autosomal dominant Alport syndrome，ADAS），杂合突变则表现为 TBMN 和常染色体隐性遗传 Alport 综合征、常染色体隐性 AS（autosomal recessive Alport syndrome，ARAS）。

• TBMN 和 AS 都是由肾小球基底膜（GBM）Ⅳ型胶原 α 链结构异常引起的常见遗传性肾脏疾病。大多数 TBMN 患者会出现血尿，伴或不伴轻度蛋白尿，肾功能正常，肾活检电镜下表现为 >50% 的 GBM 弥漫性变薄。然而，也有一些 TBMN 患者在晚年发展为终末期肾病（end-stage renal disease，ESRD）。AS 以血尿、蛋白尿、肾功能进行性减退为特征，可合并听力损失和眼部异常，肾活检电镜下表现为 GBM 的不规则增厚或变薄、撕裂、分层。然而，一些 AS 患者早期只表现为 GBM 变薄。因此，根据临床病理特征区分 TBMN 和 AS 存在一定局限性。通过肾组织Ⅳ型胶原 α 链免疫荧光染色及 *COL4A3*、*COL4A4* 和 *COL4A5* 基因检测有助于鉴别诊断。AS 患者Ⅳ型胶原 α3、α4、α5 链的表达会减少或缺失，而 TBMN 患者的Ⅳ型胶原 α 链的表达相对正常。

• 具有杂合 *COL4A3* 或 *COL4A4* 基因变异的个体及其家庭成员，即使只有孤立的血尿，也需要每年监测血压、尿蛋白排泄和肾功能，当检测到蛋白尿或高血压时，应立即开始使用 RAAS 抑制剂进行治疗。

• TBMN 可合并其他肾小球疾病，以 IgA 肾病、局灶节段性肾小球硬化多见。当 TBMN 合并其他肾病时容易出现严重蛋白尿、高血压以及肾功能不全，导致预后不良。

参考文献

[1] 梅长林，余学清.内科学肾脏内科分册.北京：人民卫生出版社，2015.

［2］ 周志琪，吴滢．肾小球基底膜与遗传性肾脏病研究进展．国际遗传学杂志，2024，47（3）：202-208.

［3］ Savige J，Rana K，Tonna S，et al. Thin basement membrane nephropathy. Kidney Int，2003，64（4）：1169-1178.

［4］ Ramakrishnan M，Leslie SW. Thin Basement Membrane Nephropathy. 2024 Aug 31. In：StatPearls［Internet］.Treasure Island（FL）：StatPearls Publishing，2024.

［5］ 张丹丹，李俊华，姚颖．表现为大量蛋白尿的薄基底膜肾病病例报告并文献复习．临床肾脏病杂志，2017，17（6）：349-351.

［6］ Imafuku A，Nozu K，Sawa N，et al. How to resolve confusion in the clinical setting for the diagnosis of heterozygous COL4A3 or COL4A4 gene variants? Discussion and suggestions from nephrologists. Clin Exp Nephrol，2020，24（8）：651-656.

［7］ Qazi R A，Bastani B. Co-existence of thin basement membrane nephropathy with other glomerular pathologies；a single center experience. J Nephropathol，2015，4（2）：43-47.

微信扫码
① 微信扫描本页二维码
② 添加出版社公众号
③ 点击获取您需要的资源或服务

第四节 常染色体显性遗传性多囊肾病

教学查房目的

- 掌握多囊肾的临床表现。
- 掌握多囊肾的诊断标准。
- 熟悉多囊肾的治疗原则。

住院医师汇报病史

- **现病史：**患者男性，54岁，主诉"反复双侧腰痛20余年，排泡沫尿1周"。20余年前患者无明显诱因出现反复双侧腰部不适伴疼痛，每次持续时间约数小时不等，可自行缓解，无放射痛，无恶心、呕吐、腹泻，无发热、胸闷、胸痛、咳嗽，无头痛、头晕、视物模糊，就诊于当地医院，B超检查提示多囊肾，未予特殊处理。此后不规律复查泌尿系彩超，提示双肾囊肿逐渐增多增大。不定期检查肾功能正常（未见报告）。1周前感上述症状加重伴排泡沫尿，久置难消，无尿少、水肿，无肉眼血尿、尿频、尿急、尿痛，无头晕、头痛，就诊于本院门诊，查血压150/100mmHg，尿常规＋沉渣：镜检红细胞10.60个/μL，蛋白质（＋），潜血（＋＋）；肾功能：BUN 11.2mmol/L，Scr 235μmol/L，尿酸407μmol/L；泌尿系彩超（图4-4-1）提示：双肾体积明显增大，形态失常，双肾实质内均可见多个无回声区（双肾多囊肾）。泌尿系CT检查（图4-4-2）提示双肾多发囊肿，部分为复杂囊肿伴出血，肝多发囊肿。

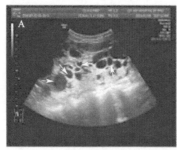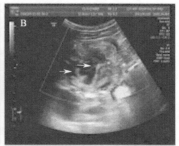

图 4-4-1 泌尿系彩超提示双肾多发无回声区（多囊肾）

- **既往史及个人史：**既往不规律体检，无高血压、糖尿病等慢性病史。
- **家族史：**父亲以及姐姐均患有"多囊肾"病史，父亲目前诊断为尿毒症，维持性血液透析。
- **体格检查：**体温36.6℃，脉搏89次/分，呼吸18次/分，血压165/87mmHg。神志清楚，心律齐，各瓣膜听诊区未闻及杂音；双肺呼吸音清，双肺未闻及干湿啰

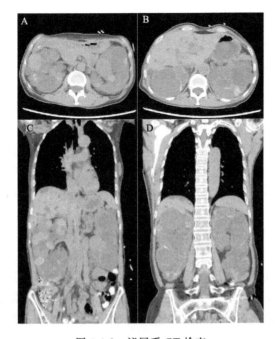

图 4-4-2　泌尿系 CT 检查

（A）横截面肝多发囊肿；（B）横截面提示双肾多发囊肿，部分为复杂囊肿；

（C）纵截面肝多发囊肿，双肾多发囊肿伴部分出血；（D）纵截面双肾多发囊肿

音；腹部稍膨隆，上腹部稍紧张，下腹部软，浅表静脉显见，无曲张，左肾下极于左侧肋缘下 10cm 可触及，右肾下极于右侧肋缘下 9.4cm 可触及，质地偏实，无压痛，轻度叩击痛，肝脏无法触及。移动性浊音无法叩诊。双下肢无水肿。

- 初步诊断：多囊肾、慢性肾脏病 4 期、肾性高血压、多囊肝。

住培教师提问及教学

提问住培第一年的同学

○ **本例患者的临床特点是什么？考虑什么诊断？**

答：（1）症状　中年男性，病史长达 20 余年，缓慢进展，表现为反复双侧腰部不适伴闷痛，不定期彩超提示多囊肾样改变并逐渐增多增大。早期无特殊不适，后出现高血压。

（2）家族史明确。

（3）实验室检查　尿常规提示轻度蛋白尿、血尿；肾功能异常，尿素 11.2mmol/L，Scr 235μmol/L，eGFR（CKD-EPI）26.06mL/(min·1.73m^2)。

（4）影像学检查　彩超/CT 均提示双肾体积增大，多囊肾改变，伴有肝多发囊肿。

综合以上依据，多囊肾病、慢性肾脏病 4 期、肾性高血压的诊断明确。结合家

族史中有多个直系亲属病史，考虑常染色体显性遗传多囊肾病（autosomal dominant polycystic kidney disease，ADPKD）的可能性大。

○ 多囊肾的临床表现有哪些？该疾病的预后如何？

答：常染色体显性多囊肾病是最常见的单基因遗传性肾病，新生儿患病率约为 1/1000，其中约 15％为非遗传性自发突变所致。患者多在成年期发病，双侧肾脏出现多个大小不一的囊肿，囊肿进行性增大，最终破坏正常的肾脏结构和功能，进而导致一系列的临床症状，往往有明确的家族史，常合并多囊肝，至 60 岁时约半数患者进展至终末期肾病（end stage renal disease，ESRD），只能依靠血液透析或肾移植维持生命。

ADPKD 的遗传特点为连续传代，与性别无关，子代再发风险为 50％。ADPKD 肾脏相关的临床表现包括肾脏多发囊肿、囊肿与囊肿间缺乏正常的肾脏组织、腰腹部不适、肉眼或镜下血尿、蛋白尿，病情进展可出现高血压、肾功能受损，在此基础上易合并感染、肾结石等。同时，ADPKD 可合并肾外器官病变的表现，包括肝、胰、精囊、脾及蛛网膜囊肿、颅内动脉瘤、腹壁疝和高脂血症等。

⚙ 提问住培第二年的同学

○ 如何诊断成人多囊肾？如何筛查

答：对于有明确多囊肾家族史患者，主要依靠肾脏影像学方法进行诊断。首选肾脏超声检查，ADPKD 的超声和 MRI 诊断标准和排除标准见表 4-4-1，肾脏 MRI 对发现肾脏较小囊肿更为敏感（超声和 MRI 可检出囊肿直径分别为 0.5～1cm 和 0.3cm）。ADPKD 患者的成年直系亲属应进行疾病筛查；推荐对有明确 ADPKD 家族史的胎儿进行肾脏 B 超检查，ADPKD 胎儿可表现为肾脏回声增强，约 11％胎儿可有肾囊肿形成，但 B 超检查的特异性和敏感性较差。ADPKD 的基因诊断主要采用 NGS 技术进行检测。

表 4-4-1　ADPKD 超声和 MRI 诊断和排除标准

标准	超声			MRI
	15～39 岁	40～59 岁	≥60 岁	
诊断标准	单/双侧肾囊肿≥3 个	每侧肾囊肿≥2 个	每侧肾囊肿≥4 个	肾囊肿总数≥10 个
排除标准	无	肾囊肿<2 个	肾囊肿<2 个	肾囊肿总数<5 个

10％～15％多囊肾患者无阳性家族史，原因包括自发突变、镶嵌型变异、亲代数据缺失等。具有双肾增大和双肾多发囊肿的患者即使无阳性家族史也需考虑 ADPKD。彩超检查双肾囊肿＞10 个可基本确定诊断，肾外囊肿的存在有助于确诊。ADPKD 的临床主要诊断标准包括双肾皮髓质分布多个液性囊肿和有明确的常

染色体显性遗传家族史，次要诊断标准包括多囊肝、肾功能不全、腹部疝、心脏瓣膜异常、胰腺囊肿、颅内动脉瘤和精囊腺囊肿。只要符合主要诊断标准和任意一项次要诊断标准即可进行临床诊断。

○ **多囊肾的鉴别诊断有哪些？**

答：本例患者考虑 ADPKD，需要与以下囊肿性肾脏疾病鉴别：

（1）常染色体隐性多囊肾病（ARPKD） 子代发病率为 25％，人群发病率 1/20000，胎儿及新生儿期可表现为双侧肾脏增大，远端小管和集合管多个微小囊肿形成，30％患病新生儿死亡。随年龄增长，肾功能进行性恶化，并伴有肝纤维化进行性加重而导致门脉高压，预后差。

（2）HNF-1B 综合征 常染色体显性遗传，50％患者为自发突变，90％患者有肾囊肿或畸形、45％患糖尿病、40％患低镁血症、20％患生殖道畸形、20％患高尿酸血症、15％患者出现转氨酶升高。

（3）结节性硬化症 90％以上患者出现皮损（面部血管纤维瘤、甲周纤维瘤、脱色斑、鲨革斑），90％患者存在头颅病变（皮质结节、室管膜下巨细胞型星形细胞瘤），50％～70％患者存在肾脏病变（肾脏多发囊肿、肾血管平滑肌脂肪瘤）。

（4）PKD1-TSC 发病早，严重，常在确诊时即发现肾脏多发囊肿合并肾血管平滑肌脂肪瘤。

（5）单纯性肾囊肿 常见，囊肿大小和数量可随年龄而增加，囊肿与囊肿间有正常肾脏组织，不会出现肾功能受损、高血压等并发症。

（6）获得性肾囊肿 在 ESRD 及透析患者中常见，多发囊肿，肾脏体积正常或缩小。

○ **ADPKD 患者的常见并发症有哪些？**

答：（1）合并结石和囊壁钙化 与患者尿流动力学改变和代谢因素（尿 pH、铵盐分泌和尿柠檬酸盐浓度降低）有关。CT 是诊断和评估肾结石的最佳影像学方法，CT 还可鉴别尿酸结石和含钙结石。ADPKD 患者的 3 种结石：尿酸结石、低柠檬酸钙的草酸盐结石和远端小管酸化缺陷结石可选用柠檬酸钾治疗。鼓励患者多饮水，根据结石大小和部位可选用体外震波碎石或经皮肾镜取石，安全性与普通人群无异。

（2）出血 血尿和囊肿出血是 ADPKD 患者的常见并发症，多为自限性，大部分出血可在 2～7 天内自行停止。持续出血超过 1 周或 50 岁后出现血尿的患者应注意排除肿瘤。卧床休息不能止血时给予抗纤溶药物（如氨甲环酸等）治疗，不推荐预防性使用抗生素。

（3）尿路感染 反复发生尿路感染的 ADPKD 患者需注意排查有无相关诱因。血液、尿液培养最好在抗感染治疗前获取。发热、腰痛合并血白细胞及 CRP 炎症指标升高的患者需注意排查有无肾囊肿感染。ADPKD 患者发生肾囊肿感染时，建议至少进行 4～6 周的抗感染治疗。如有可能，应使用脂溶性抗生素治疗。

提问住培第三年的同学

○ **对于明确诊断为多囊肾的患者，需要监测哪些指标？**

答：对于多囊肾主要关注以下几个指标：

（1）肾功能评估　定期测量血清肌酐水平，以评估肾功能的变化，监测肾功能的进展。

（2）蛋白尿　定期检查尿液中的蛋白质，评估蛋白尿的程度。蛋白尿的出现或增加可能提示肾脏损伤。

（3）血压监测　定期测量血压，控制高血压对于保护肾功能至关重要。

（4）影像学检查　肾脏超声或其他影像学检查，监测肾脏体积和囊肿的变化，计算 TKV（Total Kidney Volume，肾脏总体积），评估多囊肾的进展。

（5）尿酸水平　监测尿酸水平，以评估肾脏的排泄功能和代谢状态。

（6）合并症的监测　监测与多囊肾相关的其他疾病或并发症，如肾囊肿内出血、尿路感染、肝囊肿、动脉瘤等。

○ **如何识别快速进展型 ADPKD？**

答：根据 KDIGO 指南，建议使用梅奥分型（表 4-4-2）来预测未来肾功能下降和肾衰竭的时间，疾病快速进展风险（梅奥分型 1C～1E）。

表 4-4-2　梅奥分型

分类	亚类	描述	TKV 年增长率
典型	1A	双肾囊肿弥漫分布,不同程度取代肾组织。囊肿对肾脏总体积(TKV)影响较一致	$<1.5\%$
	1B		$1.5\%\sim3.0\%$
	1C		$3.0\%\sim4.5\%$
	1D		$4.5\%\sim6.0\%$
	1E		$>6.0\%$
非典型	2A	单侧分布:肾囊肿仅弥漫分布于单侧肾脏,肾脏体积明显增大,对侧肾脏体积正常,无或仅有 1～2 个囊肿;节段分布:肾囊肿位于单侧或双侧肾脏的一极,其余肾组织正常; 非对称分布:肾囊肿弥漫分布于一侧体积明显增大的 2A 肾脏,对侧肾脏囊肿数量少(3～9 个),囊肿体积不超过 TKV 的 30%; 不匀称分布:双肾囊肿弥漫性分布,不典型囊肿取代少部分肾组织,囊肿数≤5 个,但囊肿体积≥50% TKV	
	2B	单肾获得性萎缩:囊肿弥漫分布于单侧肾脏,肾体积中重度增大,对侧肾脏获得性萎缩; 双肾萎缩:肾功能受损,血清肌酐≥$133\mu mol/L$(1.5mg/dL),而双肾无明显增大(肾脏平均长径<14.5cm,囊肿替代正常肾组织,肾实质萎缩)	

○ **针对本例多囊肾患者的治疗方法有哪些?**

答:到目前为止多囊肾无特效治疗方法,主要治疗措施是控制并发症、延缓疾病进展。

(1) 对症支持治疗 包括低盐饮食,推荐中等量蛋白饮食。调整生活方式(戒烟,限制饮酒;鼓励并帮助患者自我监测血压和体重,保持理想体重指数(BMI)$20\sim25kg/m^2$。建议 $eGFR\geqslant30mL/(min\cdot1.73m^2)$,没有容量负荷禁忌的 ADPKD 患者全天足量饮水,摄入量至少 $2\sim3L/d$。

(2) 控制高血压 与正常人群相比,ADPKD 患者发生高血压和心血管事件的风险更高,早期发现和治疗高血压可使患者获益。健康的饮食及生活方式应纳入 ADPKD 患者的血压管理,对于 $18\sim49$ 岁,CKD G1~G2,血压>130/85mmHg 的 ADPKD 患者,在能耐受前提下,推荐家庭血压监测(home blood pressure monitoring,HBPM)控制在 110/75mmHg 及以下;对于 $18\sim49$ 岁,CKD G1~G2,血压在 110/75~130/85mmHg ADPKD 患者,应视患者情况制定血压控制方案;对于年龄在 50 岁及以上的 ADPKD 患者,无论肾功能如何,在能耐受的前提下建议平均收缩压<120mmHg。ADPKD 存在高血压的患者,推荐使用 RAS 阻滞剂作为降压的一线治疗方案,避免联合使用 ACEI、ARB 和直接肾素抑制剂(DRI)以控制血压。

(3) 降脂、降尿酸、纠酸等。

(4) 托伐普坦的使用 推荐成年 $eGFR\geqslant25mL/(min\cdot1.73m^2)$,疾病快速进展风险(梅奥分型 1C~1E)ADPKD 患者启动托伐普坦治疗。托伐普坦起始剂量应为 45mg/早+15mg/下午,根据耐受情况,最大剂量可滴定至 90mg/早+30mg/下午。近年来国际上多个临床随机对照研究表明,托伐普坦能有效抑制 ADPKD 患者肾囊肿生长,延缓肾功能恶化,多个国家已批准该药用于治疗快速进展型成年 ADPKD 患者。托伐普坦可使用至肾脏替代治疗前。使用托伐普坦需熟悉药物的不良反应、禁忌证及药物相互作用,以便权衡利弊。

拓展学习

• ADPKD 的主要致病基因

ADPKD 的主要致病基因有两个,即 PKD1 和 PKD2。PKD1 定位于染色体 16p13.3 区,共包含 46 个外显子,编码序列长 12912bp,产物为由 4303 个氨基酸残基组成的多囊蛋白 1(polycystin 1,PC1),主要定位于细胞初级纤毛、细胞膜紧密连接、桥粒及黏着斑处。PKD2 定位于染色体 4q22.1 区,共包含 15 个外显子,编码序列长 2907bp,产物为由 968 个氨基酸残基组成的多囊蛋白 2(polycystin 2，PC2），主要定位于初级纤毛、中心体及内质网，同时也是一种非选择性钙离子转运通道。约 85% 的 ADPKD 患者携带 PKD1 突变，15% 携带 PKD2 突变。PKD1 和 PKD2 发生突变可导致下游一系列细胞信号转导通路异常，包括细胞内钙紊乱、cAMP 通路及 Wnt 信号通路异常激活、细胞异常增殖和凋亡、细胞周期和细胞能量代谢调控失常、免疫细胞及炎症介质的作用以及表观遗传学调控异常等。上述异常可部分解释肾囊肿发生及发展机制，但具体的分子和细胞生物学机制尚未完全阐明。

- 影响 ADPKD 预后的主要因素是疾病的基因型

PKD1 突变的患者较 PKD2 突变患者肾脏体积更大、病情更重，eGFR 下降更快，进入 ESRD 更早。预后不良的相关因素还包括：男性、女性多胎妊娠、早期出现的高血压、反复或早发的肉眼血尿、大量蛋白尿、肾脏体积大、GFR 和肾血流量降低等。可采用 PRO-PKD 打分系统，根据患者的临床特征和基因突变类型预测多囊肾的预后，按得分将患者进展至 ESRD 的风险分为低（0～3 分）、中（4～6 分）、高（7～9 分）三组，其发生 ESRD 的平均年龄分别为 70.6 岁、56.9 岁、49 岁。

- 托伐普坦的治疗

（1）适应证 eGFR$\geqslant$30mL/(min·1.73m^2) 的快速进展型 ADPKD 成年患者。

（2）禁忌证 ①绝对禁忌证：妊娠或准备怀孕的女性及哺乳期女性，严重肝损伤。②相对禁忌证：未纠正的高钠血症、肝功能异常、低血容量、口渴感丧失或感到口渴但不能应答、尿路梗阻、eGFR<30mL/(min·1.73m^2)。

（3）药物联合使用的注意事项 ①避免托伐普坦与强效 CYP3A 抑制剂（如酮康唑、伊曲康唑、克拉霉素、洛匹那韦、利托那韦和茚地那韦等）合用。②使用中效 CYP3A 抑制剂（如胺碘酮、红霉素、氟康唑、地尔硫䓬、维拉帕米、葡萄柚、伊马替尼和呋山那韦）时，可增加托伐普坦血药浓度，故需降低其使用剂量。③一般情况下避免托伐普坦与他汀类、呋塞米、格列本脲、瑞格列奈和甲氨蝶呤等药物合用。④不推荐联合使用托伐普坦和利尿药。

- 评估

ADPKD 患者给予托伐普坦治疗前，要结合患者年龄、eGFR 以及对药物的耐受性，充分评估治疗的获益及危害。托伐普坦治疗的主要获益是可延缓肾功能进展，从而推迟进入肾脏替代治疗的时间 1.5～7.3 年。此外，应用托伐普坦治疗后可改善肾区疼痛、肾结石、血尿和尿路感染等症状，并有轻度降低血压的效果。托伐普坦治疗的主要不良反应是因利水而导致的一系列症状，如多尿、尿频、夜尿、口渴、疲劳等。推荐所有使用托伐普坦治疗的 ADPKD 患者监测肝功能频率为：起始治疗后 2 周和 4 周各 1 次，以后每月 1 次，治疗 18 个月后，每 3 个月 1 次。为持续抑制血管升压素在肾脏的活性，同时避免产生夜尿过多的不良反应，建议将托伐普坦分两次服用，早晨服用 1 次，间隔 8h 后，再服用 1 次。

● ADPKD 的常见合并症——多囊肝

多囊肝影响患者生活质量时应予以治疗，具体治疗方式（药物、穿刺、手术等）依据具体情况而定。推荐因多囊肝体积增大导致相关症状的 ADPKD 患者接受长效生长抑素类似物治疗。醋酸奥曲肽 30～40mg，深部肌内注射，每四周注射一次。应在治疗 6～12 个月后评估，若患者症状无明显改善，应停止长效生长抑素类似物治疗。各种治疗方式无效时，可考虑肝移植，当患者同时合并严重肾功能不全时，可考虑肝肾联合移植。

● 慢性肾脏病、肾衰竭及肾脏替代治疗

ADPKD 伴 ESRD 患者首选肾移植，无法进行肾移植或等待移植的患者可考虑血液透析或腹膜透析。腹膜透析虽然腹内空间受限、腹壁疝危险增加、结肠憩室发生增多，但 ADPKD 并非腹膜透析绝对禁忌证。建议 ADPKD 患者应根据身体条件、个人意愿及治疗可及性选择血液透析或腹膜透析进行肾脏替代治疗。终末期 ADPKD 患者可以选择腹膜透析进行肾脏替代治疗，但当存在巨大肝肾囊肿或腹膜透析禁忌证时需谨慎选择。不推荐采用低氧诱导因子——脯氨酰羟化酶抑制剂（HIF-PHI）治疗未透析 ADPKD 患者的贫血。不推荐使用钠-葡萄糖协同转运蛋白 2（SGLT2）抑制剂来延缓 ADPKD。为预防非透析 ADPKD 患者发生心血管事件，应给予降脂治疗。

参考文献

[1] 常染色体显性多囊肾病临床实践指南专家委员会. 中国常染色体显性多囊肾病临床实践指南（第二版）. 临床肾脏病杂志，2019，19：227-235.

[2] Xu D，Ma Y，Gu X，et al. Novel Mutations in the PKD1 and PKD2 Genes of Chinese Patients with Autosomal Dominant Polycystic Kidney Disease. Kidney Blood Press Res，2018，43（2）：297-309.

[3] Cornec-Le Gall E，Audrézet M P，Rousseau A，et al. The PROPKD Score：A New Algorithm to Predict Renal Survival in Autosomal Dominant Polycystic Kidney Disease. J Am Soc Nephrol，2016，27（3）：942-951.

[4] Chebib F T，Perrone R D，Chapman A B，et al. A Practical Guide for Treatment of Rapidly Progressive ADPKD with Tolvaptan. J Am Soc Nephrol，2018，29（10）：2458-2470.

[5] Zhang J，Zhang J，Xing N. Polycystic kidney disease with renal calculi treated by percutaneous nephrolithotomy：a report of 11 cases. Urol Int，2014，92（4）：427-432.

[6] Li L，Szeto C C，Kwan B C，et al. Peritoneal dialysis as the first-line renal replacement therapy in patients with autosomal dominant polycystic kidney disease. Am J Kidney Dis，2011，57（6）：903-907.

[7] 中华医学会医学遗传学分会遗传病临床实践指南撰写组，徐德超，梅长林. 多囊肾病的临床实践指南[J]. 中华医学遗传学杂志，2020，37（03）：277-283.

第五章

慢性肾脏病

第一节 > 慢性肾脏病"一体化"治疗

教学查房目的

- 掌握慢性肾脏病的特点及加重因素。
- 掌握慢性肾脏病的诊断标准及进展评估。
- 掌握慢性肾脏病的治疗原则。

住院医师汇报病史

- 现病史：患者男性，56岁，以"反复排泡沫尿4年余，夜尿增多、乏力1年"为主诉入院。患者于4年余前无明显诱因出现排泡沫尿，久置难消，无肉眼血尿、少尿、尿频、尿急、尿痛、水肿，无头痛、头晕，无口腔溃疡、皮肤紫癜，无眼黄、皮肤黄，无发热、畏冷，无咳嗽、咳痰，无骨痛等不适，外院查肌酐280μmol/L，尿蛋白（＋＋＋），未重视，未诊治，症状反复。1年前，无明显诱因出现夜尿增多，每晚2～3次，夜间总尿量大于白天，伴有乏力，无明显腰酸、腰痛，无肉眼血尿，无恶心、呕吐，无发热、咳嗽、咳痰等不适。就诊于本院门诊，查生化：血肌酐708.6μmol/L，尿酸605.9μmol/L；尿常规：尿蛋白（＋＋）；血常规：白细胞计数$7.88×10^9$/L，血红蛋白80g/L，血小板计数$200×10^9$/L。门诊以"慢性肾脏病5期"收入住院。患者自起病以来，精神食欲差，睡眠差，小便如上述，大便正常，体重无明显变化。

- 既往史及个人史：发现血压升高4年，血压最高190/100mmHg，平素服用"硝苯地平控释片30mg qd、特拉唑嗪2mg qn"，目前血压控制在140/90mmHg。发现血糖升高1年，口服"达格列净10mg qd"控制血糖，空腹血糖控制在6～7mmol/L。

- 体格检查：体温36.4℃，脉搏88次/分，呼吸17次/分，血压146/72mmHg。神志清楚，中度贫血外观，慢性病容，双侧睑结膜苍白，口唇苍白，颈软，心脏相对浊音界无扩大，心律齐，各瓣膜听诊区未闻及杂音；双肺呼吸音清，双肺未闻及干湿啰音；腹软，全腹无压痛、反跳痛，肝脾肋下未及，肝区、肾区无叩击痛，双下肢无水肿。

- 初步诊断：慢性肾脏病 5 期、慢性肾脏病贫血、肾性高血压、继发性高尿酸血症、2 型糖尿病。

住培教师提问及教学

提问住培第一年的同学

○ 该病例的初始病史特点是什么？

答：本病例特点如下：

(1) 中年男性，慢性起病，病史 4 年余，缓慢进展。

(2) 表现为反复排泡沫尿，逐渐出现夜尿增多伴乏力。

(3) 起病即伴有高血压。

(4) 渐进性肾功能不全，血肌酐由 $280\mu mol/L$ 逐步上升至 $708.6\mu mol/L$，尿蛋白（＋＋）～（＋＋＋）。

(5) 伴有贫血、高尿酸血症等并发症。

因此，慢性肾脏病 5 期、慢性肾脏病贫血、肾性高血压、继发性高尿酸血症的诊断明确。

○ 慢性肾脏病的诊断标准及分期是什么？

答：CKD 是指肾损伤和（或）肾功能下降持续超过 3 个月。CKD 的诊断标准：白蛋白尿［尿白蛋白/肌酐比值（UACR）≥30mg/g］、尿沉渣异常、肾小管功能异常引起的电解质及其他异常、肾组织学异常、肾影像学异常或肾移植病史中任何一项肾损伤指标，和（或）肾功能降低［肾小球滤过率（eGFR）＜60mL/(min·1.73m^2)］持续时间超过 3 个月。如果肾损伤或肾功能异常持续时间不清楚，应进行临床评估以区分 CKD、急性肾损伤、急性肾脏病。CKD 根据病因、肾小球滤过率（GFR）类别（G1～G5）和白蛋白尿类别（A1～A3）进行分期和危险分层（表 5-1-1）。

表 5-1-1　CKD 分期

肾小球滤过率 /[mL/(min·1.73m^2)]		持续性白蛋白尿		
		正常至轻度升高（A1）	中度升高（A2）	严重升高（A3）
		＜30mg/g ＜3mg/mmol	30～300mg/g 3～30mg/mmol	＞300mg/g ＞30mg/mmol
正常或偏高(G1)	≥90	①	②	③
轻微下降(G2)	60～89	①	②	③
轻度至中度下降(G3a)	45～59	②	③	④

续表

肾小球滤过率 /[mL/(min·1.73m²)]		持续性白蛋白尿		
		正常至轻度升高 (A1)	中度升高 (A2)	严重升高 (A3)
		<30mg/g	30～300mg/g	>300mg/g
		<3mg/mmol	3～30mg/mmol	>30mg/mmol
中度至重度下降(G3b)	30～44	③	④	④
重度下降(G4)	15～29	④	④	④
肾衰竭(G5)	<15	④	④	④

①为低风险（如无其他肾病标志物，则无 CKD）；②为中度升高风险；③为高风险；④为极高风险。

［引自：Kidney Disease：Improving Global Outcomes（KDIGO）Lupus Nephritis Work Group. KDIGO 2024 Clinical Practice Guideline for the management of lupus nephritis. Kidney Int，2024，105（1S）：S1-S69.］

○ 如何鉴别 CKD 与急性肾损伤？

答：（1）CKD 是指肾损伤和（或）肾功能下降持续超过 3 个月，逐渐出现肾脏以外的各系统功能障碍，实验室检查表现肾功能异常，伴有一系列电解质紊乱、酸碱平衡失调、肾性贫血等并发症，且进行性加重，B 超和 CT 检查表现为双肾进行性萎缩。肾脏 ECT 表现为肾血流量逐渐减少，肾小球滤过率逐渐下降。

（2）AKI 是由多种病因引起的肾功能快速下降而出现的临床综合征，在 48h 内血清肌酐（serum creatinine，Scr）上升 0.3mg/dL（≥26.5μmol/L）或在 7 天内上升至＞基础值的 1.5 倍或尿量＜0.5mL/(kg·h)，持续 6h。AKI 病情进展快速，病因主要分为 3 类：肾前性、肾后性和肾性。AKI 若处理及时、恰当，肾功能可恢复。病情复杂、危重患者或处理不当时也可转为慢性肾功能不全或致死。

（3）有时候由于病患未规律定期体检，就诊时无法区分 CKD 和 AKI，尤其是 CKD 基础上出现急性加重（也称慢性肾功能不全急性加重），比如尿路梗阻、感染、脱水、心力衰竭、使用损害肾脏药物、手术、麻醉、休克以及原发病近期重新活跃等。此时，在筛查鉴别 CKD 病因时，不要忘记及时筛查可能的 AKI 病因，尤其是 CKD 治疗随访过程中要加强监测。

ⓘ 提问住培第二年的同学

○ CKD 急性加重的危险因素有哪些？

答：CKD 急性加重的危险因素主要有以下几项：

（1）有效血容量不足，如低血压、脱水、大出血或休克等，造成绝对有效循环血容量不足或者肝肾综合征、心肾综合征、全身炎症反应综合征引起的相对有效循环血容量不足，导致肾脏局部血供急剧减少，残余肾单位处于低灌注、低滤过状态，是肾功能急剧恶化的主要原因之一。

（2）肾脏局部血供急剧减少，如双侧肾动脉狭窄患者应用血管紧张素转换酶抑制剂（ACEI）或血管紧张素受体拮抗剂（ARB）等药物或者血栓形成或栓塞。

（3）累及肾脏的疾病复发或加重，如原发性或继发性肾小球肾炎（如狼疮活动）、高血压（恶性高血压）、糖尿病（反复低血糖）、缺血性肾病等。

（4）严重高血压未能控制。

（5）肾毒性药物，如非甾体抗炎药、氨基糖苷类抗生素、造影剂、含有马兜铃酸等中草药的使用不当，也是导致肾功能恶化的常见原因。

（6）泌尿系梗阻。

（7）严重感染，包括泌尿道和其他部位的感染，CKD 患者的感染风险是正常人的 3～4 倍，防治感染可有效减少 CKD 患者肾功能急剧恶化的风险，延缓 CKD 进展。

（8）高钙血症、高钾血症和高钠血症等电解质紊乱。

以上诱发肾功能急剧恶化的因素，如果能及时处理，可使病情有一定程度的逆转，但是如果诊治延误，或这种急剧恶化极为严重，则病情会呈不可逆性进展。

○ 慢性肾脏病（CKD）"一体化"治疗的定义是什么？

答：CKD "一体化"治疗指对 CKD 制定的一个合理、有效的整体计划，包括患者教育、疾病的早期诊断、积极有效地治疗原发病、预防并发症、保护残余肾功能、延缓病情发展，适时开始肾脏替代治疗。CKD "一体化"治疗主要包括：

（1）早期策略　及时、早期诊断 CKD，保护残余肾功能，延缓病情发展。

（2）治疗准则　适时开展或改变肾脏替代治疗形式，防治尿毒症并发症，同时进行有关疾病知识的教育和指导。

（3）终极目的　使终末期肾脏病患者获得最佳的生活质量和尽可能恢复其劳动能力。

○ CKD 透析的指征是什么？

答：CKD 透析的指征分为一般指征及紧急指征。

（1）一般指征　有尿毒症临床表现和体征，eGFR 下降至 5～8mL/(min·1.73m^2) 时应开始透析治疗。

（2）紧急透析指征　①药物不能控制的高钾血症：血钾＞6.5mmol/L。②水钠潴留、少尿、无尿、高度水肿伴有心力衰竭、肺水肿、高血压。③严重代谢性酸中毒：pH＜7.2。④并发尿毒症性心包炎、胸膜炎。⑤出现中枢神经系统症状，如神志恍惚、嗜睡、昏迷、抽搐、精神症状等，排除急性脑血管意外事件。

📱 提问住培第三年的同学

○ **慢性肾脏病各分期的治疗要点包括哪些内容?**

答:慢性肾脏病各分期的治疗要点如下:

(1) 对 CKD 1 期的治疗应重点放在原发病上,即对于病因的诊断和治疗;治疗并发症,延缓疾病进展,减少心血管疾患的风险,并以降低尿蛋白与控制血压达标为治疗重心。

(2) 对 CKD 2 期的治疗,需评估疾病是否会进展以及进展速度。除了尽可能继续使用 ACEI/ARB 药物以保护肾功能及阻止或延缓肾功能下降之外,仍需关注对原发病的治疗。

(3) CKD 3a 期仍可采用 CKD 2 期的治疗原则与治疗方案,即在防止肾功能继续减退的同时,关注对原发病的治疗,尤其是尿蛋白与高血压;而 CKD 3b 期的治疗重点主要是防止肾功能继续减退,评价和治疗并发症,主要是控制血压及纠正各种异常指标。预后方面,只要采取有效治疗措施,有相当一部分 CKD 3a 期患者的预后仍然可以很好;而 CKD 3b 期患者的预后较差,更容易发展成尿毒症。

(4) CKD 4 期的治疗重点与 CKD 3b 期基本相同,即治疗各种并发症与合并症:使用钙通道阻滞剂等降压药治疗高血压、使用促红细胞生成素等药物治疗肾性贫血、服用非布司他等药物治疗高尿酸血症、使用碳酸氢钠治疗代谢性酸中毒,以及保护心脑血管等治疗,并配合中医中药,以延缓慢性肾脏病快速向尿毒症发展及防止可能出现各种危及生命的并发症与合并症,如高钾血症、心力衰竭、脑血管意外及肺部感染等。

(5) CKD 5 期患者较早阶段仍应继续保持 CKD 4 期的治疗措施,即降血压、治疗贫血、治疗继发性甲状旁腺功能亢进和钙磷代谢紊乱、纠正酸中毒、防治高血钾及保护心脑血管等,同时应做好肾脏替代治疗前的准备工作。

○ **CKD 多重危险因素干预需如何进行?**

答:2024 版 KDIGO 指南强调 CKD 患者采取综合治疗策略,包括教育、生活方式、锻炼、戒烟、饮食和药物治疗,以降低 CKD 进展及其相关并发症的风险,具体如下:

(1) 一般治疗 ①适量运动:中等强度体力活动,每周至少 150min,或达到与其心血管和身体耐受性相适应的水平。②避免使用烟草,鼓励戒烟。③健康饮食:与动物性食物相比,多食用植物性食物,少摄入超加工食品。④蛋白质摄入量:CKD G3~G5 成人的蛋白质摄入量维持在 0.8g/(kg·d);对于有进展风险的 CKD 成人,避免高蛋白[>1.3g/(kg·d)]摄入;对于有意愿、有能力并有肾衰竭风险的 CKD 成人,可考虑在严密监护下,开具添加必需氨基酸或酮酸类似物高达 0.6g/(kg·d),配合极低蛋白饮食 0.3~0.4g/(kg·d);对代谢不稳定的 CKD 患者不要开具低蛋白或极低蛋白饮食。⑤钠摄入量：每天＜2g 钠（或每天＜90mmol 钠，或每天＜5g 氯化钠），限钠饮食通常不适用于钠消耗性肾病患者。

（2）控制尿蛋白　肾素-血管紧张素系统抑制剂（RASi）使用最大耐受剂量以减少尿蛋白。

（3）控制血压　使用二氢吡啶类 CCB 和（或）利尿药降压，目标收缩压＜120mmHg；如有顽固性高血压且 eGFR≥45mL/（min・1.73m^2），使用甾体盐皮质激素受体拮抗剂（MRA）。

（4）控制血糖　对于糖尿病患者和未接受透析治疗的 CKD 患者，推荐个体化糖化血红蛋白目标范围为＜6.5％～8.0％。2 型糖尿病、eGFR≥20mL/（min・1.73m^2）的 CKD 患者可首选钠-葡萄糖协同转运蛋白 2 抑制剂（SGLT2i）治疗，如果 eGFR 降至 20mL/（min・1.73m^2）以下，酌情根据实际情况选择继续使用或者停药。

（5）并发症管理　①代谢性酸中毒：药物治疗或饮食调整，防止血清碳酸氢盐＜18mmol/L。②高钾血症：药物治疗、饮食调整或透析等方式维持血钾在正常范围内。③纠正肾性贫血：药物治疗，靶目标血红蛋白 110～130g/L。④骨矿物质代谢紊乱：通过纠正血清钙、磷酸盐、甲状旁腺激素的异常来改善。⑤高尿酸血症：考虑为首次发作痛风的 CKD 患者启动降尿酸治疗（尤其是在没有可避免的诱发因素或血尿酸浓度＞9mg/dL（535mmol/L）的情况下。⑥心血管疾病（CVD）：控制血脂，纠正心力衰竭，预防心肌梗死。

○ CKD"一体化"的治疗措施包括什么？

答：CKD"一体化"治疗重在"早发现、早诊断和早治疗"，通过以下原则进行治疗：

（1）延缓病情恶化　①控制血压；②早期使用 ACEI/ARB 类药物；③控制血糖；④限制蛋白摄入。

（2）预防尿毒症并发症　①贫血；②营养不良；③酸中毒；④骨营养不良。

（3）治疗合并症　①高脂血症；②心脏疾患；③血管疾病；④糖尿病并发症。

（4）准备进行透析或肾移植　①患者教育；②考虑选择透析方式；③择期建立透析通路；④适时开始肾脏替代治疗。

拓展学习

● 确定 CKD 的病因至关重要，因为不同的 CKD 病因具有不同的预后和不同的治疗方法。例如，常染色体显性多囊肾病是 CKD 常见的遗传原因，其治疗与其他 CKD 有显著不同，用药方面，快速进展患者需加用托伐普坦，饮食干预方面则需要增加大量液体摄入。CKD 的病因构成是复杂的，应通过影像学、肾外表现、生物标志物、肾活检等手段来确定病因。病因分类通常取决于患者是否出现全身性疾病，如肥胖、糖尿病、高血压、自身免疫性疾病和肾脏病理的具体位置，如肾小球、肾小管、肾脏血管或囊性异常。对于大部分病因并未得到确认的 CKD 患者而言，这限制了 CKD 的治疗。

• CKD 的发病机制主要包括肾单位高灌注或高滤过、肾单位高代谢、肾组织上皮细胞表型转化的作用、细胞因子和生长因子促纤维化的作用及其他因素。尿毒症症状的发生机制主要包括：肾脏排泄和代谢功能下降，导致水、电解质和酸碱平衡失调；尿毒症的毒性作用；肾脏的内分泌功能障碍。

• 医患共享决策（shared decision-making，SDM）是一种以患者为中心的新型医疗决策模式，基于最佳临床证据，结合患者的个人偏好、价值观联合进行决策的过程，在全世界得到了广泛认同和重视。既往研究发现 38.1% 的透析患者表示他们的透析方式由医务人员决定，而 CKD 患者明确表示希望参与临床决策过程，我国也越来越重视在 CKD 治疗决策领域实施共同决策。医生提供更多的诊疗信息和建议能够改善患者参与透析选择的体验、提高患者对疾病的认知、提高患者的依从性和满意度、改善治疗结局、缓解医患关系并控制医疗花费。我国慢性肾衰竭诊疗过程对实施共同决策有以下建议：①规范患者宣教材料，执行严格的质量管理；②重视慢性病患者长程教育和共同决策；③提高医务人员以患者为中心的意识及沟通能力；④建立主管医生、护士负责制度。

• 关于 CKD 治疗药物的研究进展迅速，以下 6 种药物需要重点关注其临床使用注意事项：

（1）ACEI 和 ARB　ACEI 可使肾脏替代治疗风险降低 30%、ARB 可防止 CKD 进展，且可以预防 CKD 患者发生心血管疾病。在临床实践中，应避免患者同时使用 ACEI 和 ARB，以预防高钾血症和急性肾损伤。

（2）血管紧张素受体-脑啡肽酶抑制剂（angiotensin receptor-neprilysin inhibitor，ARNI）　ARNI 具有独特双重作用机制，能够同时抑制肾素-血管紧张素-醛固酮系统和增强利钠肽系统，在强效降压的同时保护心肾作用，对于 CKD 3～4 期甚至透析的高血压患者都能显著获益，对应合并心力衰竭、肾衰竭的高血压患者具有较好的治疗作用。

（3）SGLT2i　对于基线 eGFR≥20mL/(min・1.73m^2)，SGLT2i 可使不良肾脏结局的发生风险降低约 30%。此外，SGLT2i 可以与 ACEI/ARB 联合使用，从而延缓 CKD 进展。

（4）胰高血糖素样肽-1 受体激动剂（glucagon-like peptide-1 receptor agonist，GLP-1RA）　GLP-1RA 可改善 2 型糖尿病患者的肾脏结局，使肾脏结局（包括白蛋白尿）风险降低 15%～36%。

（5）非甾体类 MRA　MRA 可以作为 ACEI 或 ARB 的辅助治疗药物，有利于存在白蛋白尿和（或）合并糖尿病的患者。

（6）内皮素受体拮抗剂　已成为多种肾脏疾病的新型治疗方法，降低肾脏结局

（血清肌酐加倍或终末期肾病）的风险。

参考文献

［1］ 葛均波，王辰，王建安．内科学．10 版．北京：人民卫生出版社，2024.

［2］ 中国医师协会肾脏病医师分会血液透析充分性协作组，中国血液透析充分性临床实践指南．中华医学杂志，2015，95（34）：2748-2753.

［3］ 中国医师协会肾脏内科医师分会，中国中西医结合学会肾脏疾病专业委员会，国家肾病专业医疗质量管理与控制中心．自动化腹膜透析中国专家共识．中华医学杂志，2021，101（6）：388-399.

［4］ 中国医师协会肾脏内科医师分会肾性贫血指南工作组，陈香美，孙雪峰．中国肾性贫血诊治临床实践指南．中华医学杂志，2021，101（20）：1463-1502.

［5］ 白琼，唐雯．医患共同决策在慢性肾衰竭治疗中的应用现状．临床肾脏病杂志，2022，22（1）：72-76.

［6］ Kidney Disease：Improving Global Outcomes C K D W G. KDIGO 2024 Clinical Practice Guideline for the Evaluation and Management of Chronic Kidney Disease. Kidney Int，2024，105（4S）：S117-S314.

［7］ Kidney Disease：Improving Global Outcomes Diabetes Work G. KDIGO 2022 Clinical Practice Guideline for Diabetes Management in Chronic Kidney Disease. Kidney Int，2022，102（5S）：S1-S127.

［8］ Wanner C，Tonelli M，Kidney Disease：Improving Global Outcomes Lipid Guideline Development Work Group M. KDIGO Clinical Practice Guideline for Lipid Management in CKD：summary of recommendation statements and clinical approach to the patient. Kidney Int，2014，85（6）：1303-1309.

［9］ Stevens P E，Levin A，Kidney Disease：Improving Global Outcomes Chronic Kidney Disease Guideline Development Work Group M. Evaluation and management of chronic kidney disease：synopsis of the kidney disease：improving global outcomes 2012 clinical practice guideline. Ann Intern Med，2013，158（11）：825-830.

［10］ Naqvi S B，Collins A J. Infectious Complications in Chronic Kidney Disease. Adv Chronic Kidney Dis，2006，13（3）：199-204.

［11］ National Kidney F. KDOQI Clinical Practice Guideline for Hemodialysis Adequacy：2015 update. Am J Kidney Dis，2015，66（5）：884-930.

［12］ Chan C T，Blankestijn P J，Dember L M，et al. Dialysis initiation，modality choice，access，and prescription：conclusions from a Kidney Disease：Improving Global Outcomes（KDIGO）Controversies Conference. Kidney Int，2019，96（1）：37-47.

微信扫码
① 微信扫描本页二维码
② 添加出版社公众号
③ 点击获取您需要的资源或服务

第二节 》 难治性肾性贫血

教学查房目的

- 掌握难治性肾性贫血的临床表现。
- 掌握难治性肾性贫血的诊断标准。
- 熟悉难治性肾性贫血的治疗原则。

住院医师汇报病史

- **现病史**: 患者男性, 53岁, 以"反复水肿4年余, 乏力1年"为主诉入院。患者于4年余前无明显诱因出现双下肢水肿, 3~5天可自行消退, 伴反复排泡沫尿, 久置难消, 无血尿, 无尿频、尿急、尿痛, 无恶心、呕吐、腹痛、腹泻, 无发热、胸闷、胸痛、咳嗽, 无头痛、头晕、视物模糊, 就诊于本院, 查尿常规: 尿蛋白 (＋＋＋), 尿潜血 (＋＋＋), 血生化提示白蛋白35g/L、尿素氮22mmol/L、肌酐492μmol/L, 血红蛋白69g/L, 24h尿蛋白定量1.6g, 行肾穿刺活检, 术后病理提示IgA肾病 (Lee氏Ⅳ级; 牛津分型, M1S1E0T2C1), 诊断"慢性肾脏病4期、肾性贫血", 予慢性肾脏病一体化治疗和纠正贫血治疗, 规则随访服药, 定期复查监测血肌酐逐渐升高, 最高升至987μmol/L, 泌尿系彩超提示双肾萎缩, 考虑"慢性肾脏病5期", 予以右侧颈内静脉半永久导管置入后行规律血液透析治疗, 水肿消退, 尿量逐渐减少。1年来规则血透, 但仍反复乏力不适, 活动后明显, 休息后好转, 偶感胸闷、头晕, 体位改变后头晕明显, 无胸痛、头痛, 无发热, 当地血透中心监测血红蛋白波动60~70g/L, 其间规律促红细胞生成素和多糖铁治疗, 后改为罗沙司他联合多糖铁治疗, 以及联合促红细胞生成素、静脉铁剂等, 贫血均未见明显改善, 仍反复乏力、胸闷、头晕不适, 今为求进一步诊治就诊于本院, 门诊查血肌酐836.4μmol/L, 血红蛋白65g/L, 考虑"慢性肾脏病5期伴肾性贫血"。患者自起病以来, 精神食欲差, 睡眠差, 大便正常, 小便逐渐减少为100mL/d。

- **既往史及个人史**: "高血压"病史9年余, 最高血压为180/112mmHg, 近期服用"诺欣妥100mg bid, 苯磺酸氨氯地平片5mg bid"降压, 监测血压在120/70mmHg左右。

- **体格检查**: 体温36.2℃, 脉搏98次/分, 呼吸17次/分, 血压154/92mmHg。神志清楚, 重度贫血外观, 慢性病容, 双侧睑结膜苍白, 口唇苍白, 颈软, 心脏相对浊音界向左扩大, 心率齐, 各瓣膜听诊区未闻及杂音; 双肺呼吸音清, 双肺未闻及干湿啰音; 腹软, 全腹无压痛、反跳痛, 肝脾肋下未及, 肝区、肾区无叩击痛, 双下肢无水肿。

- 初步诊断：慢性肾脏病5期、维持性血液透析治疗、肾性贫血（难治性）、IgA肾病、高血压病3级（极高危）。

住培教师提问及教学

？ 提问住培第一年的同学

○ **该病例的初始病史特点和主要诊断是什么？**

答：本病例的特点如下：

（1）中年男性，慢性病程，病史4年余，表现为水肿、排泡沫尿、乏力。

（2）尿常规提示尿蛋白和潜血均为（＋＋＋），24h尿蛋白定量1.6g，肾功能异常，血肌酐缓慢上升，最高值为987μmol/L，并进入维持性血液透析治疗，患者的尿量逐渐减少。

（3）肾脏病理提示IgA肾病（Lee氏Ⅳ级；牛津分型，M1S1E0T2C1），泌尿系彩超提示双肾渐萎缩。

（4）多次查血红蛋白波动于60～70g/L。根据以上诊断为慢性肾脏病5期、维持性血液透析、肾性贫血明确，原发病为IgA肾病。

患者病程中规范使用红细胞生成刺激剂（erythropoiesis-stimulating agents，ESAs）、铁剂及低氧诱导因子脯氨酰羟化酶抑制剂（hypoxia-inducible factor prolyl hydroxylase inhibitor，HIF-PHI），血红蛋白仍无明显改善，考虑诊断为难治性肾性贫血。

○ **什么是难治性肾性贫血？**

答：难治性肾性贫血，目前指南定义为肾性贫血治疗低反应，是指慢性肾脏病患者在合适剂量的ESAs或HIF-PHI治疗后，不能达到或者维持血红蛋白靶目标。

其中，ESAs低反应性的定义：按照患者体重计算的适量ESAs治疗1个月后，血红蛋白（Hb）水平较基线值无明显增加；或稳定剂量的ESAs维持治疗期间，为维持Hb稳定需要2次增加ESAs剂量且增加的剂量超过稳定剂量的50％。HIF-PHI低反应性的定义目前尚不清楚；并且，由于HIF-PHI初始剂量与最大剂量之间的差距较小，难以参照ESAs低反应性来定义HIF-PHI低反应性。

○ **肾性贫血患者的诊断流程包括哪些？**

答：肾性贫血患者的诊断流程包括以下几项：

（1）明确贫血是否存在。

（2）明确是否存在肾性贫血之外的贫血性疾病：①明确是否存在营养不良性贫血，需注意铁缺乏表现为小细胞低色素性贫血，可检测血清可溶性转铁蛋白受体、网织红细胞、血红蛋白含量，而营养物质缺乏表现为大细胞性贫血，可检测血清叶酸和维生素 B_{12}。②明确是否存在溶血性贫血，需检测尿胆原、尿胆红素、血清总胆红素、直接/间接胆红素、LDH、网织红细胞计数。特殊检测如 Ham 试验、游离血红蛋白和血清结合珠蛋白，怀疑溶血时进一步做抗球蛋白试验（Coombs 试验）、冷凝集素试验和冷溶血试验（Donath-Landsteiner 试验）。对可疑有溶血性贫血的患者应进行骨髓检查。③明确是否存在出血性贫血疾病，需进行隐匿性出血检测，如常规行粪便潜血试验，必要时进行胃肠镜检查。妇科疾病检查如女性患者应检查月经出血量及可能的妇科疾病。④明确是否存在血液系统疾病导致的贫血，如地中海贫血表现为小细胞低色素性贫血且补铁效果不佳，应行珠蛋白和基因检测。浆细胞增殖性贫血程度与肾功能不相符，应检测血和尿游离轻链尿本周蛋白、血清免疫电泳。对于贫血治疗无效或伴白细胞、血小板异常时，应进行骨髓象检查，排除相关血液系统疾病。

（3）排除上述疾病等其他疾病导致的贫血后，才能诊断为肾性贫血。

（4）诊断是否存在加重肾性贫血的危险因素：①评估继发性甲状旁腺功能亢进症；②评估患者的炎症状态；③评估患者营养状态；④透析患者，评估透析充分性。

提问住培第二年的同学

○ 肾性贫血患者的常用监测指标有哪些？

答：肾性贫血患者常用的监测指标包括血常规、网织红细胞计数、铁代谢指标、血清叶酸、维生素 B_{12} 及骨髓象等。

（1）血常规的诊断价值　①Hb 水平：贫血的基本诊断和治疗效果评估标准。②红细胞计数：鉴别不同类型贫血（如小细胞低色素性贫血、巨幼细胞贫血）的重要线索。③白细胞和血小板：提示可能的血液系统疾病，如再生障碍性贫血或骨髓增生异常综合征。

血常规的检验时机与频率：基于病情进行相应的调整。CKD 患者至少 1 年检查 1 次；ESAs 治疗的初期每月检查 1 次，维持期或未使用 ESAs 的患者每 3 个月检查一次。对于透析患者，更频繁的监测（每月至少 1 次）可提高 Hb 水平的稳定性。

（2）网织红细胞计数的诊断价值　反映骨髓造血功能和贫血治疗反应，网织红细胞增减可以指示不同贫血类型或治疗反应。网织红细胞计数的检验时机与频率如下。①贫血治疗初期：应与血常规检查同时进行，以便早期评估治疗效果。②调整治疗方案时：根据患者病情变化和治疗反应调整检测频率。

（3）铁代谢指标的诊断价值 ①铁蛋白和总铁结合能力：评估铁储备和铁利用情况。②C反应蛋白：辅助诊断铁缺乏，考虑炎症影响。③铁蛋白指数：区分铁缺乏是否伴有炎症。

铁代谢指标的检验时机与频率如下。①在ESAs治疗期间：每3个月至少评估一次铁状态。②铁剂治疗期间：治疗前后和调整治疗方案时频繁检查。

（4）血清叶酸、维生素B_{12}及骨髓象的诊断价值 缺乏叶酸或维生素B_{12}，可导致巨幼细胞贫血，也是ESAs治疗低反应的潜在原因。骨髓象检查可揭示基础血液疾病或贫血治疗效果不佳的原因。血清叶酸、维生素B_{12}及骨髓象的检验时机：当贫血程度与肾功能不符或治疗反应不佳时，应进行深入检查，包括血清和尿液游离轻链蛋白或本周蛋白的测定，必要时进行骨髓检查。

○ **慢性肾脏病难治性贫血的原因有哪些？**

答：慢性肾脏病难治性贫血的原因主要有以下几项：

（1）铁缺乏 最常见原因，包括绝对或功能性铁缺乏。

（2）慢性炎症 通过多种途径抑制红细胞生成，如升高铁调素抑制铁的可用性。

（3）营养不良 包括叶酸或维生素B_{12}缺乏。

（4）透析不充分 导致体内毒素积聚，抑制红细胞生成。

（5）慢性疾病 如甲状旁腺功能亢进症、肿瘤或慢性感染等。

（6）药物不良反应 某些药物如血管紧张素转换酶抑制剂（ACEI）、血管紧张素Ⅱ受体拮抗剂（ARB）等可能影响ESAs的效果。

（7）自身免疫性疾病或其他血液病 如自身免疫性溶血病或多发性骨髓瘤。

○ **ESAs低反应的危害有哪些？**

答：ESAs低反应的危害主要有以下几项：

（1）ESAs低反应显著增加了促红细胞生成素（erythropoietin，EPO）使用剂量，增加CKD患者医疗费用。

（2）ESAs低反应与心血管疾病发病率相关。

（3）ESAs低反应加速CKD进展。

（4）ESAs低反应与全因死亡率显著相关。

提问住培第三年的同学

○ **难治性肾性贫血的治疗药物及注意事项是什么？**

答：肾性贫血的治疗措施包括ESAs、铁剂和HIF-PHI，具体如下：

(1) ESAs ①种类及其给药方式：第一代 ESAs（rHuEPO），α、β，短半衰期，每周 1～3 次给药；第二代 ESAs（达依泊汀 α），较长的半衰期，每 1～2 周给药一次；第三代 ESAs（CERA），最长的半衰期，每月 1～2 次给药即可。②适应证与治疗时机：肾性贫血的 CKD 患者，在排除其他贫血原因后，可以使用 ESAs。治疗时机：Hb≤100g/L 开始治疗，特别是当 Hb<90g/L，以避免严重的贫血和其相关风险。③不良反应及处理：常见不良反应包括高血压、血栓形成、癫痫、肌痛、头痛、呼吸困难等。应特别注意 ESAs 可能增加心血管风险、促进肿瘤生长或血栓形成的潜在风险，特别是在高剂量治疗时。

(2) 铁剂 ①种类及给药方式：口服铁剂的优点是使用方便、成本低，适合非透析患者；缺点是可能引起胃肠道不适、吸收受食物及与其他药物的相互作用较大。静脉铁剂适用于需要快速改善铁储备的透析患者，可以有效降低肠道的不良反应，但成本较高，有过敏反应的风险。②适应证与治疗时机：主要适用于存在绝对铁缺乏（铁蛋白<100μg/L 且总铁结合能力<20%）或功能性铁缺乏的 CKD 患者。功能性铁缺乏是指铁元素存在但无法被有效利用，通常发生在慢性炎症状态中。③不良反应及处理：常见的不良反应包括消化道症状、过敏反应等。严重过敏反应需要立即处理，可能需要停止铁剂治疗并采取急救措施。

(3) HIF-PHI ①种类及给药方式：罗沙司他作为第一个用于临床的 HIF-PHI 类药物，治疗肾性贫血的起始剂量建议，透析患者为每次 100mg（体重<60kg）或 120mg（体重≥60kg），非透析患者为每次 70mg（体重<60kg）或 100mg（体重≥60kg），每周 3 次，口服给药。但需个体化并以较小的起始剂量开始使用。②适应证和治疗时机：适用于 CKD 患者，包括接受透析和非透析患者，起始治疗时机为 Hb<100g/L。Hb 靶目标：建议维持 Hb 在 110～130g/L 范围，避免过高或过低。③不良反应及处理：可能包括高血压、高钾血症和消化道不适等，需定期监测血压和电解质水平。重度肝损害患者使用时需谨慎，可能需要调整剂量。

○ 肾性贫血治疗低反应的对策主要包括什么？

答：肾性贫血治疗低反应的对策主要包括：

(1) 纠正铁缺乏 ①绝对铁缺乏：使用口服或静脉铁剂补充。②功能性铁缺乏：适当调整铁剂的剂量，有时候可考虑使用 HIF-PHI 等新型药物。

(2) 改善 ESAs 反应性 ①优化 ESAs 剂量和类型：根据患者实际情况调整剂量，必要时更换不同类型的 ESAs。②对症处理：针对具体原因进行治疗，如调整透析方案、补充营养、治疗慢性炎症等。

(3) 慢性病贫血的治疗 ①基础病治疗：针对原发性疾病进行有效控制，如使用抗炎药物或免疫调节剂。②铁剂和 ESAs 的合理使用：调整铁剂和 ESAs 的使用，在确保治疗有效性的同时可减少不良反应。

（4）定期监测和评估　①定期血液检查：监测 Hb 水平、铁代谢参数、维生素及微量元素水平，适时调整治疗方案。②评估患者反应：监测患者对治疗的反应，及时调整治疗策略以优化治疗效果。

应特别注意个体化治疗及治疗监督，以确保患者的依从性。

○ **肾性贫血的治疗总体原则、目标及管理包括什么？**

答：肾性贫血治疗的总体原则、目标及管理如下：

（1）肾性贫血治疗的目的是避免患者输血，减少心血管事件的发生，改善认知功能，提高生活质量。

（2）肾性贫血治疗涉及 ESAs、铁、营养状态以及透析充分性等多方面，其中应用 ESAs 补充 EPO，或者通过 HIF-PHI 调控内源性 EPO 为肾性贫血治疗的关键。

（3）治疗肾性贫血应首先纠正加重贫血的可逆因素。

（4）治疗前及治疗期间应评估铁状态，对于存在绝对铁缺乏的患者应补充铁剂治疗。

（5）在 ESAs 和（或）HIF-PHI 治疗过程中，应依据 Hb 变化幅度调整剂量，避免 Hb 波动幅度过大。

（6）出现治疗低反应时，应再次评估是否存在感染、继发性甲状旁腺功能亢进、铝中毒、药物及透析不充分等加重贫血的危险因素，以及是否合并其他导致贫血的疾病，并给予相应治疗。

拓展学习

● 肾性贫血的主要机制

（1）EPO 是一种主要在肾脏合成的激素，刺激骨髓生产红细胞，维持正常的红细胞水平。肾脏损伤、低氧感应系统受损导致 EPO 产生减少，炎症状态、继发性甲状旁腺功能亢进、尿毒症毒素等可导致 EPO 活性降低。

（2）CKD 患者铁调素水平的升高可能会抑制肠道对铁的吸收。铁调素还参与铁在不同铁相关状态下的系统性转运，包括在绝对铁缺乏和功能性铁缺乏情况下铁的动态变化。

（3）失血、炎症、溶血和营养缺乏等因素也会加剧肾性贫血。

● EPO 模拟肽如培莫沙肽，是和传统的重组人 EPO 一样，通过结合并激活 EPO 受体（EPOR），并通过相同的细胞内信号通路刺激红细胞生成的。但培莫沙肽对 EPO 受体的选择性更高，只与具有促红作用的 EPOR 同型二聚体结合，而不与非促红的 EPOR/βc-R（EPOR/CD131）异二聚体结合，可减少非促红细胞生成素受体激活带来的不良反应。

- HIF-PHI 是肾性贫血患者的全新治疗策略。HIF 是一种参与细胞调控和氧气输送效率的关键转录因子，由调节亚基 HIF-α 和结构亚基 HIF-β 构成，当两个亚基形成复合物时，可激活下游信号通路并诱导靶基因表达，如：①上调 EPO、EPO 受体、转铁蛋白、转铁蛋白受体等因子的表达，从而促进红细胞生成；②铁的吸收、运输和利用；③下调铁调素，促进十二指肠内铁吸收及巨噬细胞铁释放。HIF-α 的活性受到脯氨酰羟化酶（prolyl hydroxylase，PHD）调节，HIF-α 被 PHD 羟化后会分解代谢。正常情况下，体内的 PHD 处于较高水平，促进 HIF-α 代谢，维持体内血红蛋白的稳定。而低氧状态下，PHD 的活性则会受到抑制，使 HIF-α 的水平增高，促进 EPO 等相关因子的表达上调。HIF-PHI 的作用机制是通过抑制 PHD 的活性，稳定低氧诱导因子（HIF），进而调控下游 EPO 的生成和铁代谢相关基因的表达。这一过程模拟了机体在自然低氧状态下的生理反应，从而起到纠正 CKD 贫血的作用。

- 治疗肾性贫血的新型药物 HIF-PHI 有多项临床证据，例如在一项基于中国腹膜透析人群的全国性、多中心、前瞻性、开放性单臂、Ⅳ 期的临床研究中，HIF-PHI 罗沙司他在 PD 贫血患者中的疗效得到了验证，罗沙司他治疗 24 周后有效纠正了接受 PD 治疗的中国 CKD 患者的贫血，大多数患者的 Hb 维持在 ≥100g/L。另一项研究涵盖 1998 例患者，发现无论基线 Hb 水平的高低，HIF-PHI 均能有效改善贫血，其中相较于基线 Hb＜80g/L 的患者，基线 Hb≥80g/L 的患者以较低剂量即可达到更佳治疗效果。

参考文献

[1] 中国医师协会肾脏内科医师分会肾性贫血指南工作组，陈香美，孙雪峰．中国肾性贫血诊治临床实践指南．中华医学杂志，2021，101（20）：1463-1502.

[2] 牟姗，伍佳佳．肾性贫血的发病机制及研究进展．临床血液学杂志，2022，35（11）：767-770，775.

[3] 孙晓宇，许钟镐．继发性甲状旁腺功能亢进对肾性贫血影响的研究进展．中国实验诊断学，2019，23（01）：169-171.

[4] 李育栋，廖文建，罗雍航，等．慢性肾脏病患者肾性贫血治疗的研究进展．新医学，2023，54（5）：321-325.

[5] 唐文娇，廖若西．肾性贫血铁剂治疗的研究进展．中国血液净化，2023，22（6）：438-441.

[6] 陈丽，张文玉，常文秀．罗沙司他治疗病毒性肝炎维持性血液透析合并肾性贫血患者临床疗效及安全性．中国实用内科杂志，2024，44（1）：64-67.

[7] 中国研究型医院学会肾脏病学专业委员会．罗沙司他治疗肾性贫血中国专家共识．中华医学杂志，2022，102（24）：1802-1810.

[8] 中华医学会肾脏病学分会肾性贫血诊断和治疗共识专家组．肾性贫血诊断与治疗中国专家共识（2018 修订版）．中华肾脏病杂志，2018，34（11）：860-866.

[9] 孙凌霜，薛瑾虹，魏萌，等．罗沙司他替代大剂量重组人红细胞生成素治疗维持性血液透析患者贫血的疗效．肾脏病与透析肾移植杂志，2021，30（3）：217-221.

［10］ 姚青，李筠，张鹏，等. 缺氧诱导因子-1 和缺氧诱导因子-2：结构、功能及调节. 生命科学，2011，
23（8）：753-761.

［11］ Weiss G，Goodnough L T. Anemia of chronic disease . N Engl J Med，2005，352（10）：1011-1023.

［12］ Chen N，Hao C，Peng X，et al. Roxadustat for Anemia in Patients with Kidney Disease Not Receiving
Dialysis. N Engl J Med，2019，381（11）：1001-1010.

［13］ Fishbane S，El-Shahawy M A，Pecoits-Filho R，et al. Roxadustat for Treating Anemia in Patients with
CKD Not on Dialysis：Results from a Randomized Phase 3 Study. J Am Soc Nephrol，2021，32（3）：
737-755.

［14］ Babitt J L，Eisenga M F，Haase V H，et al. Controversies in optimal anemia management：conclusions
from a Kidney Disease：Improving Global Outcomes（KDIGO）Conference. Kidney Int，2021，99
（6）：1280-1295.

［15］ Brown E，Taylor C T. Hypoxia-sensitive pathways in intestinal inflammation. J Physiol，2018，596
（15）：2985-2989.

［16］ Yu X，Ye Z，Wu Y，et al. ♯437 A multicenter，single-arm study of roxadustat in Chinese patients
with chronic kidney disease-associated anemia receiving peritoneal dialysis. Nephrol Dial Transplant，2024，39
（Supplement＿1）.

［17］ Yu H，Chen J，Wu Y，et al. ♯1168 Responsiveness to roxadustat in chronic kidney disease associated
anemia patients by baseline hemoglobin：a secondary analysis of ROXSTAR Registry. Nephrol Dial
Transplant，2024，39（Supplement＿1）.

第三节 ▷ 慢性肾脏病矿物质和骨代谢异常

🖥 教学查房目的

◈ 掌握慢性肾脏病矿物质和骨代谢异常（chronic kidney disease-mineral and bone disorder， CKD-MBD）的定义及临床表现。

◈ 掌握 CKD-MBD 的诊断依据及治疗目标、方案。

◈ 熟悉继发性甲状旁腺功能亢进症的处理。

◈ 熟悉 CKD-MBD 的发病机制。

◈ 熟悉 CKD-MBD 的评估管理及预后。

住院医师汇报病史

• 现病史：患者女性，48 岁，因"发现血肌酐升高 10 年，皮肤瘙痒 1 年，加重 3 天"入院。于入院前 10 年体检时，查血肌酐值为 745μmol/L，无排泡沫尿，无尿少、水肿，无胸闷、气喘，无咳嗽、咳痰、咯血，无恶心、呕吐，无颜面红斑、口腔溃疡、关节痛等症状，就诊于当地医院，诊断为"尿毒症"，并予建立血管通路后出院门诊维持性血液透析治疗。患者于 1 年前无明显诱因出现全身皮肤瘙痒，伴左下肢皮肤破溃（图 5-3-1），上覆黑褐色痂皮，痂下见黄白色脓液，伴双膝关节疼痛，负重或活动后加重，无皮疹红斑，无紫癜，无发热，无口腔溃疡，无光过敏，无头痛、头晕、视物模糊。就诊于本院，查"血常规示血红蛋白（Hb）105g/L、血钙 2.02mmol/L，血磷 2.49mmol/L，碱性磷酸酶（ALP）223U/L（正常值为 35～100U/L），全段甲状旁腺激素（iPTH）1468.7pg/mL，血尿素氮 23mmol/L、血肌酐 837μmol/L；胸部＋全腹部 CT 示：主动脉及冠状动脉钙化（图 5-3-1）。肾动脉至足底 CT 平扫＋增强＋CTA 示：胸腹部及双下肢动脉主干及其分支管壁弥漫性钙化，管腔轻度狭窄（图 5-3-2）；甲状旁腺 SPECT 提示双侧甲状腺后方异常放射性浓聚灶，考虑功能亢进的甲状旁腺腺瘤可能性大（图 5-3-3）"，予降磷、维持血钙、控制继发性甲状旁腺功能亢进、防治血管钙化、皮肤局部换药抗感染、对症止痒等处理，瘙痒、左下肢破溃、关节痛症状好转。3 天前无明显诱因全身皮肤瘙痒加重，左下肢破溃范围较前扩大，伴局部疼痛（图 5-3-4），无发热、畏寒，无皮疹、网状青斑，无腹痛、血便等不适。查"血常规示 Hb 112g/L；血钙 1.80mmol/L，血磷 2.49mmol/L，血白蛋白 39.2g/L，ALP 359U/L，iPTH 2403.5pg/mL，血尿素氮 25mmol/L、血肌酐 963μmol/L"，遂就诊本院。

• 既往史及个人史：发现高血压 30 余年，平素口服"苯磺酸氨氯地平 5mg qd、特拉唑嗪 2mg qn"，血压控制在 130/75mmHg 左右；无糖尿病史。个人史无特殊。

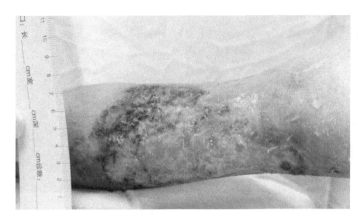

图 5-3-1　皮肤损害

左下肢皮肤破溃，上覆黑褐色痂皮，痂下见黄白色脓液

- 体格检查：体温 36.6℃，脉搏 101 次/分，呼吸 16 次/分，血压 156/100mmHg。神志清楚，消瘦外观，慢性病容，全身皮肤可见脱屑样改变，无皮疹，颈软，双侧甲状腺未触及肿大，心脏相对浊音界向左扩大，心率齐，各瓣膜听诊区未闻及杂音；双肺呼吸音清，双肺未闻及干湿啰音；腹软，全腹无压痛、反跳痛，肝脾肋下未及，肝区、肾区无叩击痛，左下肢胫前不规则皮肤破溃，长 10cm，宽 7cm，中间见有鲜红色肉芽肿，周边见结痂，无渗血、渗液或者脓性分泌物，周边轻度水肿，左下肢足背动脉搏动可触及，右下肢未触及异常。

- 辅助检查：胸部＋全腹部 CT 检查（图 5-3-2）提示主动脉钙化伴管腔狭窄。肾动脉至足底 CT 平扫＋增强＋CTA 检查（图 5-3-3）扫及腹主动脉、腹腔干、肠系膜上动脉、双侧肾动脉、髂总动脉、髂内动脉、髂外动脉、股动脉、腘动脉、胫后动脉、腓动脉主干及其分支管壁见弥漫性钙化影，管腔轻度狭窄。甲状旁腺 SPECT/CT 检查（图 5-3-4）提示双侧甲状腺后方见结节状低密度影，延迟至 2h 显像，相应部位仍见异常放射性浓聚，提示甲状旁腺腺瘤可能。

- 初步诊断：慢性肾脏病 5 期、维持性血液透析、慢性肾脏病矿物质和骨代谢异常（继发性甲状旁腺功能亢进症、高磷血症、钙化防御）、高血压病。

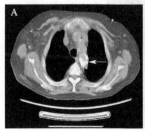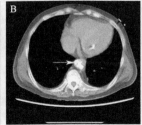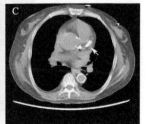

图 5-3-2　胸部＋全腹部 CT

（A）、（B）主动脉钙化伴管腔狭窄；（C）冠状动脉（左前降支）钙化

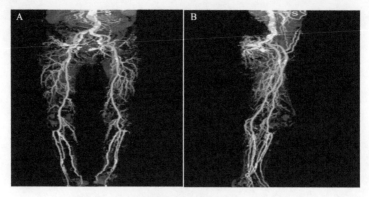

图 5-3-3　肾动脉至足底 CT 平扫＋增强＋CTA

（A）冠状面；（B）矢状面

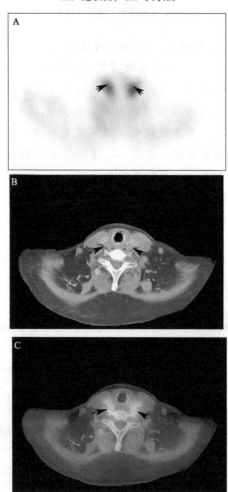

图 5-3-4　甲状旁腺 SPECT/CT

（A）甲状旁腺 SPECT 显像；（B）甲状旁腺 CT 显像；（C）甲状旁腺 SPECT/CT 融合显像

住培教师提问及教学

[?] 提问住培第一年的同学

○ **该病例的初始病史特点是什么？**

答：本病例的特点如下：

（1）中年女性，慢性病程，病史 10 年，查血肌酐反复超过 $707\mu mol/L$，eGFR＜$10mL/(min \cdot 1.73m^2)$，并进行规则维持性血液透析 10 年。诊断慢性肾脏病 5D 期、维持性透析明确。

（2）并发症：①近 1 年来有反复皮肤瘙痒和破溃病史。伴有左下肢皮肤破溃，上覆黑褐色痂皮，痂下见黄白色脓液。②骨骼系统：双膝关节疼痛，负重或活动后加重。③实验室检查：血清高磷，甲状旁腺激素及碱性磷酸酶异常升高。④影像学检查：CT 提示主动脉及冠状动脉钙化、胸腹部及双下肢动脉主干及其分支管壁弥漫性钙化，管腔轻度狭窄。⑤甲状旁腺 SPECT 提示甲状旁腺可能存在功能亢进的腺瘤。

（3）降磷、维持血钙、控制继发性甲状旁腺亢进、防治血管钙化、局部换药抗感染、对症止痒等处理后症状和体征均可缓解。

因此，CKD 5D 期、维持性透析、慢性肾脏病矿物质和骨代谢异常（CKD-MBD）（继发性甲状旁腺功能亢进症、高磷血症、钙化防御）诊断明确。

○ **这位患者的重点查体内容是什么？**

答：患者以皮肤瘙痒、破溃和骨痛为主要表现。查体应重点关注：

（1）皮肤查体　皮肤瘙痒的程度和分布，皮肤有无破溃结痂，皮下有无硬化、结节，皮肤有无缺血性改变。

（2）甲状腺查体　甲状腺是否对称，质地如何，有无肿大，有无异常包块，有无结节（大小、质地、边界、活动度、压痛等）。

（3）骨关节查体　有无骨骼畸形，包括头颅和躯干骨等，有无关节活动异常。

（4）心血管查体　有无瓣膜异常杂音，有无大血管杂音。外周血管（足背动脉）有无杂音及异常搏动，足部皮温有无降低，足部皮肤有无苍白、发绀，足部有无溃疡、坏疽，有无间歇性跛行。

（5）神经系统查体　四肢肌力、肌张力有无异常，有无肌肉痉挛或抽搐，有无异常腱反射，有无病理征，有无周围神经病变（四肢对称性感觉异常、远端肢体袜套样分布的感觉减退等）。

○ **CKD-MBD 的定义是什么？**

答：CKD-MBD 是指由于慢性肾脏病（CKD）所致的矿物质与骨代谢异常综合

征，常发生在 CKD G3～G5 期患者，可出现以下一项或多项临床表现：

（1）钙、磷、甲状旁腺激素或维生素 D 代谢异常。

（2）骨转化、骨矿化、骨量、骨线性生长或骨强度异常。

（3）血管或其他软组织钙化。

○ 血管钙化的定义和分类是什么？

答：血管钙化是指钙盐沉积在动脉壁组织的一种病理改变。分为动脉内膜钙化和动脉中膜钙化。前者多见于动脉粥样硬化患者，与动脉粥样硬化性病变相关，钙化位于粥样斑块内，发生在斑块形成的晚期，常引起心肌梗死、心绞痛及脑卒中。后者是矿物质弥漫沉积在动脉壁的中膜，多见于 CKD 患者。中膜钙化可使动脉僵硬，脉压增大，脉搏波速度增加，从而导致左心室肥厚、心力衰竭。钙化防御（calciphylaxis）是一种罕见的危及生命的周围血管钙化综合征，其主要特征是皮下脂肪组织和真皮中的微血管闭塞，从而导致剧烈疼痛及缺血性皮肤病变。钙化防御是 CKD 血管钙化的一个严重并发症。

○ CKD-MBD 的易受累系统及临床表现有哪些？

答：CKD-MBD 主要累及内分泌系统（甲状旁腺）、骨骼关节、皮肤软组织、心脏瓣膜及大血管、外周血管及神经系统。临床上，患者可出现代谢异常（高磷血症、低钙或高钙血症、甲状旁腺激素异常升高、维生素 D 缺乏等）、全身或特定部位的骨痛、骨折（髋部或脊柱多见）、胸腹主动脉硬化、心脏瓣膜狭窄或关闭不全（瓣膜钙化）、血管钙化、肢体麻木或刺痛、皮肤瘙痒、皮肤钙化等，严重者可因钙化防御导致皮肤坏死破溃感染或退缩人综合征。

? 提问住培第二年的同学

○ CKD-MBD 的诊断依据是什么？

答：CKD-MBD 的诊断依据主要包括实验室生化检查，以及对骨骼、血管或其他软组织的钙化评估：

（1）血液生化指标 ①血钙水平：测定血清总钙和离子钙，CKD-MBD 患者通常早期可有低钙血症，后期可出现高钙血症。②血磷水平：CKD-MBD 患者通常会有高磷血症。③全段甲状旁腺激素（iPTH）水平：通常会发现 iPTH 升高（提示继发性甲状旁腺功能亢进症），低水平提示可能发生无动力骨病。需注意的是对于 CKD G3～G5 期且未接受透析的患者，适当的 PTH 水平目前依然不明。对于 CKD G5D 期患者，建议将 iPTH 水平维持在正常值上限的大约 2～9 倍。④维生素 D 水平：评估 25-羟基维生素 D[25-(OH)D]水平，低水平可能与骨病有关。⑤碱性磷酸酶（ALP）：排除肝病影响后，血清总 ALP 异常升高可反映骨骼病变。

（2）骨病变评价　①骨密度测定：双能量 X 线吸收法评估骨密度，骨质疏松可能与 CKD-MBD 相关。②影像学检查：如 X 线或 CT 显示骨质疏松、骨折或骨钙化等。③骨活检：对于 CKD G3～G5D 期患者，进行骨活检的合理指征包括：病因不明的骨折、持续性骨痛、病因不明的高钙血症、病因不明的低磷血症、可能的铝中毒以及使用双膦酸盐治疗 CKD-MBD 之前。

（3）血管钙化的诊断和评估　对于 CKD G3～G5D 期患者，可采用侧位腹部 X 线检查是否存在血管钙化，并使用超声心动图检查是否存在心脏瓣膜钙化，有条件的情况下可采用电子束 CT 及多层螺旋 CT 评估心血管钙化情况。

（4）其他评估　CKD G3 期以上患者出现的一些临床症状，包括骨痛、肌肉无力、皮肤瘙痒等非特异性症状，也提示可能与 CKD-MBD 相关。结合上述检验检查，可以较为全面地评估和诊断 CKD-MBD，并制定相应的治疗方案。

○ CKD-MBD 的总体治疗目标包括哪些?

答：CKD-MBD 的总体治疗目标包括降低高血磷、维持正常血钙、控制继发性甲状旁腺功能亢进症（secondary hyperparathyroidism，SHPT）及预防和治疗血管钙化。

○ 如何治疗高磷血症?

答：高磷血症是慢性肾脏病 G4/G5 期以及维持性透析患者的常见并发症，也是临床治疗管理的难点，目前的治疗方案总结为"3D"原则：

（1）饮食控制（diet）　要识别含磷高的食物，主要有菠菜、熟食品、肉汤、动物内脏、蘑菇等。注意烹饪方式，不食用高汤等。选择用磷/蛋白比值来衡量饮食中的磷负荷更为合适。

（2）药物控制（drug）　利用药物降低食物中磷的吸收和促进肠道对磷的排泄。包括以下 4 种。①含铝磷结合剂：氢氧化铝或者铝碳酸镁等，需要注意铝中毒的可能性。②含钙磷结合剂：碳酸钙或醋酸钙，需监测血钙水平，以防止高钙血症的发生。③非含钙磷结合剂：碳酸镧或司维拉姆，不会增加血钙水平，适合高钙血症患者使用，消化道反应明显。④含铁磷结合剂：蔗糖羟基氧化亚铁，效果好，消化道反应小。

（3）加强透析（dialysis）　一般来说，血液透析在清除血磷方面优于腹膜透析。此外，血液透析滤过和血液灌流能更有效地清除血磷。目前研究发现，夜间长时血液透析治疗（6～8h）清除血磷的效果最佳。

○ 如何控制 SHPT?

答：SHPT 的处理在 CKD-MBD 的管理中非常重要，非透析 CKD G3A～G5 期患者最佳 PTH 水平目前尚不清楚。iPTH 水平进行性升高或持续高于正常上限的患者，建议评估是否存在以下可干预因素：高磷血症、低钙血症、维生素 D 缺乏。指南建议 CKD G5D 期患者的 iPTH 水平应维持在正常值上限的 2～9 倍。

目前的治疗方法包括：

（1）药物治疗　①甲状旁腺激素抑制剂（拟钙剂）：如西那卡塞，直接与甲状旁腺细胞的钙敏感受体 CaSR 结合，激活 CaSR，抑制分泌甲状旁腺激素。降低 iPTH 水平。适用于高 iPTH 且血钙正常或偏高的患者，尤其是在非手术候选者中。②活性维生素 D 及其类似物：活性维生素 D 包括阿法骨化醇或骨化三醇，活性维生素 D 类似物包括帕立骨化醇、度骨化醇、马沙骨化醇等。他们均可帮助降低 iPTH 水平，但同时可以促进钙、磷吸收，治疗时需定期监测血钙、磷，避免血钙、磷过高。

（2）外科手术　①甲状旁腺切除术，在以下情况下考虑外科干预：a. 长期高 iPTH 水平无法通过药物控制（如 iPTH 持续升高）；b. 伴随症状明显（如骨痛、骨折、结石等）；c. 甲状旁腺腺瘤或增生明显。②手术类型：a. 全甲状旁腺切除，适用于严重的继发性甲状旁腺功能亢进症；b. 部分切除，可能适用于局部增生的病例。

（3）超声引导射频消融术　近年来，超声引导射频消融术作为一种微创技术，已经在甲状旁腺功能亢进症患者的管理中获得关注。①适应证：针对局部增生的甲状旁腺腺瘤，尤其是在不适合进行大手术的患者中。②优势：a. 微创，恢复快，术后并发症少；b. 可以有效降低 iPTH 水平，改善矿物质代谢。

（4）监测与随访　①无论选择哪种治疗方式，术后均需定期监测甲状旁腺激素、血钙、血磷水平，并根据结果调整治疗方案；②术后可能会出现严重的低钙血症等并发症，需要密切观察并进行及时适当的补钙。

○ 如何预防和治疗血管钙化？

答：CKD 血管钙化的预防基于对 CKD-MBD 的有效管理，包括防治高磷血症、避免高钙血症、防治 SHPT 等措施，同时应控制及纠正影响血管钙化发生或发展的其他危险因素，包括控制高血压、糖尿病、血脂紊乱、营养不良、肥胖、吸烟等。

目前还没有有效治疗 CKD 患者血管钙化的方案，即使肾移植术后血管钙化仍然存在。一些研究提示硫代硫酸钠、维生素 K 或可延缓 CKD 血管钙化的进展。

○ CKD 合并骨质疏松的定义是什么？如何管理？

答：骨质疏松是指以骨强度下降和骨折风险增加为特征的骨骼疾病，一般用骨密度（BMD）低于同性别、同种族正常成人的骨峰值 2.5 个标准差（≥－2.5SD）作为诊断标准。CKD 合并骨质疏松症的定义为 CKD G1～G2 期患者及 CKD G3 期患者 iPTH 在正常范围内伴骨密度降低和（或）有骨折高风险的患者。对于 G3 期以后的 CKD 患者，骨密度（BMD）低者应该被称为"CKD-MBD 伴低 BMD"。建议对 CKD 患者进行骨质疏松骨折风险预测。较为常用的预测方法是亚洲人骨质疏松自我筛查工具（osteoporosis self-assessment tool for Asians，OSTA）和 WHO 骨折风险预测简易工具（fracture risk assessment tool，FRAX）。

治疗策略如下：

（1）基础治疗　这对于骨质疏松的患者非常重要，其中生活方式的调整对其预防和治疗有重要意义。包括均衡膳食（富含钙质、低盐、适当的蛋白质）、合理运动（适当的户外锻炼及增加日照有助于骨质健康及骨折后的康复治疗）、避免嗜烟、酗酒，慎用影响骨代谢药物。其中骨折高风险患者要防止跌倒，慎用增加跌倒危险的药物，及时控制容易跌倒的疾病，加强自身和环境的保护措施（包括使用各种关节保护器等）。

（2）药物治疗　2019 版中国 CKD-MBD 防治指南提出，具备以下情况之一者，需考虑药物治疗：①确诊骨质疏松者（BMD：T 值≤−2.5），无论是否有过骨折。②骨量低下患者（BMD：−2.5＜T 值≤−1.0），并且存在一项以上骨质疏松危险因素，无论是否有过骨折。③无测定 BMD 条件时，具备以下情况之一者，也需考虑药物治疗：a. 已发生过脆性骨折；b. 亚洲人骨质疏松自我筛查工具（OSTA）筛查为高风险；c. 骨折风险评估工具（FRAX）计算出髋骨骨折概率≥3%，或任何重要部位的骨质疏松性骨折发生概率≥20%。④目前使用的药物包括：a. 双膦酸盐（如阿仑膦酸钠、唑来膦酸钠、利塞膦酸钠等）；b. 钙剂、活性维生素 D 及其类似物；c. 降钙素；d. 其他药物如地舒单抗（denosumab）、重组甲状旁腺激素、雌激素类药物。这些药物治疗各有优缺点，要根据 eGFR 水平进行调整，注意可能并发症。

？提问住培第三年的同学

○ CKD-MBD 的发病机制是什么？

答：CKD-MBD 的发病机制包括以下几个方面：

（1）肾小管对磷的排泄下降　肾功能下降导致磷排泄减少，引起高磷血症。

（2）维生素 D 活化减弱　肾功能不全 1-α 羟化酶合成减少，导致 1,25-二羟维生素 D 合成减少，影响钙的吸收，引起低钙血症。

（3）成纤维细胞生长因子（FGF23）分泌增加　肾功能下降导致磷潴留，刺激成纤维细胞生长因子 23（fibroblast growth factor 23，FGF23），分泌增加，FGF23 抑制了 1,25-二羟维生素 D 的合成，从而加重低钙血症。

（4）甲状旁腺激素（PTH）增高　低钙和高磷刺激甲状旁腺分泌 PTH，引发继发性甲状旁腺功能亢进症（SHPT），过量的 PTH 导致骨吸收增加，同时加剧钙磷代谢紊乱，形成恶性循环，从而进一步导致骨质重塑异常。

（5）骨质重塑异常　FGF23 和 PTH 水平的异常升高，以及钙、磷等矿物质代谢的失衡，共同导致骨质疏松、骨矿化异常等骨病改变。

○ **应该如何制定该患者下一步的治疗方案？**

答：根据患者的情况，下一步的治疗方案应包括以下几点：

（1）基础病及饮食管理　①继续基础疾病的管理：继续控制高血压，确保血压在目标范围内。②饮食管理及营养支持：针对 CKD 5D 期患者的营养需求，调整饮食，限制钠、钾和磷的摄入，确保足够的蛋白质摄入。

（2）控制并发症　①纠正肾性贫血：继续应用罗沙司他，评估患者铁状态（铁蛋白、转铁蛋白饱和度等），必要时补充铁剂（活动性全身感染与持续菌血症患者避免使用静脉铁剂）。②管理钙磷代谢：根据钙、磷、PTH 水平，调整钙剂、磷结合剂及活性维生素 D 的使用。③处理钙化防御及其相关皮肤病变：局部清创换药；抗感染（根据皮肤组织细菌培养结果调整）；应用硫代硫酸钠治疗钙化防御。

（3）规律透析、定期监测　定期监测血常规、肝肾功能、电解质、PTH、尿素清除指数（Kt/V）等指标，调整治疗方案。

○ **如何定期评估和管理 CKD-MBD 患者病情？**

答：CKD-MBD 确诊并经过治疗后，定期监测和评估患者病情至关重要。监测的重点包括矿物质代谢、骨密度及相关症状。以下是建议的监测评估方案：

（1）实验室检测　定期进行实验室检测，以评估矿物质代谢状态和骨代谢指标。①血钙：每 1～3 个月监测一次，确保在正常范围内（通常是 2.1～2.5mmol/L）。②血磷：每 1～3 个月监测一次，控制在正常或稍低范围（通常是 1.13～1.78mmol/L）。③全段甲状旁腺激素（iPTH）：每 3～6 个月监测一次，确保 iPTH 水平在目标范围内（通常是 CKD 阶段相应的推荐值）。④维生素 D 水平：每 6～12 个月监测一次，确保维生素 D 水平足够，通常是 25-(OH) D＞30ng/mL。⑤碱性磷酸酶（ALP）：评估骨代谢情况，必要时检查。

（2）影像学检查　骨密度测定：对于有骨质疏松风险的患者可进行双能 X 线吸收法（DXA）扫描，通常每 1～2 年进行一次。

（3）临床评估　①症状监测：评估患者有无骨痛、肌肉无力、皮肤瘙痒等症状。②体格检查：定期评估患者的体重、血压和一般健康状况。

（4）药物评估与管理　包括：①根据实验室检测结果，调整磷结合剂、活性维生素 D 制剂、钙补充剂等药物的剂量；②定期评估药物的效果和不良反应，必要时进行替换。

（5）记录与随访　建立详细的监测记录，以便进行长期追踪和评估，确保患者能够得到及时的治疗调整。通过这些定期监测和评估措施，可以有效管理 CKD-MBD，预防并发症，提高患者的生活质量。

○ **CKD-MBD 的预后如何？**

答：CKD-MBD 的预后受到多种因素的影响，涉及患者的基础疾病、病情的严重程度、治疗的及时性和有效性等。以下是影响 CKD-MBD 预后的几个关键方面：

（1）肾功能　①CKD 的阶段越晚（如晚期 CKD 或透析患者），CKD-MBD 的发生率和严重程度通常更高，预后较差；②随着肾功能的减退、矿物质代谢失衡（如高磷血症、低钙血症等）及骨代谢异常（如骨质疏松、骨病等）会加重，增加心血管疾病和骨折的风险。

（2）矿物质代谢异常　①高磷血症以及过高或过低的 iPTH 水平与死亡率和心血管事件的增加密切相关。控制这些指标有助于改善预后；②研究表明，维持合适的血钙、血磷和 iPTH 水平可以降低 CKD 患者的并发症风险，从而改善生存率。

（3）并发症的影响　CKD-MBD 与多种并发症密切相关，如心血管疾病、骨折及其他骨骼疾病。心血管疾病是 CKD 患者常见的死亡原因之一。骨折风险增加可能导致患者功能受限，进一步影响生活质量。

（4）治疗的及时性与有效性　①早期干预和管理 CKD-MBD（如使用磷结合剂、活性维生素 D 制剂和拟钙剂等）可以有效控制矿物质代谢异常，改善骨健康，从而改善患者的整体预后；②定期监测和个体化治疗方案的制定对于长期预后尤为重要。

（5）生活方式的影响　患者的生活方式（如饮食、运动、吸烟、饮酒等）对 CKD-MBD 的预后也有显著影响。健康的生活方式有助于改善矿物质代谢和整体健康状况。

（6）患者个体差异　不同患者的基础疾病、年龄、性别、合并症等因素会影响预后。例如糖尿病、高血压等合并症会进一步加重 CKD-MBD 的影响。

总体而言，CKD-MBD 的预后较为复杂，需综合评估患者的肾功能、矿物质代谢状态、治疗效果和生活方式等因素。通过早期诊断和积极治疗，可以有效改善 CKD-MBD 患者的生活质量和生存预后。因此，定期监测和个体化治疗对于优化预后至关重要。

拓展学习

● 肾性骨病与 CKD-MBD

肾性骨病的概念最早是在 20 世纪中期提出的，早期主要关注慢性肾脏病引起的骨代谢改变，包括骨质疏松、骨软化或骨钙化异常，这些由慢性肾脏病引起的骨骼病变被归为肾性骨病。肾性骨病通常可以分为高转化性骨病、低转化性骨病和混合性骨病。随着对矿物质代谢和骨代谢关系的深入研究，医学界认识到肾性骨病不仅仅是骨骼问题，还涉及矿物质（如钙、磷）平衡和激素（如甲状旁腺激素）的失调。2006 年，KDIGO 正式提出了 CKD-MBD 的概念，强调慢性肾脏病对骨骼与矿物质代谢的综合影响，包括血液中矿物质水平的改变、骨骼病变及心血管风险等。最初的肾性骨病概念逐步演变为更为全面的 CKD-MBD 概念，后者不仅关注骨骼改变，也关注整体矿物质代谢及其对患者健康的广泛影响。虽然肾性骨病的概念逐渐被更为全面的 CKD-MBD 概念替代，但依据组织形态学变化和骨动力状态对肾性骨病的分类对现在的 CKD-MBD 诊疗，特别是骨代谢部分，仍有借鉴意义。

● 钙化防御

钙化防御，又称钙性尿毒症性小动脉病（calcific uremic arteriolopathy, CUA），是一种罕见的、危及生命的血管钙化综合征，特征为皮下脂肪组织和真皮中的微血管钙化闭塞，导致剧烈疼痛、缺血性皮肤损伤、皮肤溃疡难愈及感染等，严重者可导致坏疽，危及患者生命健康。钙化防御通常发生在终末期肾脏病患者中，也会发生在慢性肾脏疾病的早期阶段，或急性肾损伤，或接受过肾移植的患者中，很少发生在肾功能正常的患者中。钙化防御患者的预后较差，1 年生存率为 45%，5 年生存率仅为 35%。血液透析伴钙化防御患者死亡率是不伴钙化防御患者死亡率的 2.5～3.0 倍。钙化防御作为一种复杂的微血管病变，虽然目前钙化防御的确切机制仍不十分清楚，目前普遍认为是由多种易感因素与血管钙化相关的致病因素共同所致，其不是被动的钙盐沉积过程，而是一个主动的、有序调节的生物学过程。目前认为钙化防御发生的主要机制包括促进钙化与抑制钙化因素失衡、维生素 K 及蛋白 C、蛋白 S 缺乏，以及钙磷代谢紊乱。

治疗原则包括消除危险因素、管理疼痛、伤口护理、药物治疗等。药物治疗方面，硫代硫酸钠（STS）已经成为治疗钙化防御的主要治疗方法之一。该药常见的不良反应有一过性低钙血症、高钠血症、QT 延长、阴离子间隙代谢性酸中毒、头痛、恶心和呕吐等。因此，使用期间需严密监测其不良反应。双膦酸盐是一类骨吸收的有效抑制剂，近年来研究发现双膦酸盐可作为一种钙化抑制剂，应用于钙化防御的治疗。在一项由 11 例患者组成的前瞻性系列研究中，双膦酸盐在治疗 2～4 周后，所有患者的病变进展终止。此外，维生素 K 缺乏可通过阻止基质羧基谷氨酸（Gla）蛋白活化（MGP，一种钙化抑制剂）促进血管钙化。随着人们对钙化防御机制认识的不断增加，近年来亦有针对该病治疗的新的药物诞生，如肌醇六磷酸六钠盐（SNF472），作为一种静脉注射剂。研究显示，SNF472 可抑制钙化的形成与发展。

由于钙化防御的发病机制复杂多变，其治疗亦需多学科综合参与，涵盖皮肤科、肾脏科、创伤或烧伤中心学科、营养科和疼痛管理学科。治疗的主要目的乃是阻止血管钙化，防止致死性脓毒血症的发生。一旦诊断为钙化防御，应立即启动多学科会诊，以制定全面的综合治疗方案。

● CKD-MBD 血管钙化的发生机制

慢性肾脏病（CKD）与心血管并发症的发病率和死亡率上升有关，被认为是一种高风险或极高风险的心血管状态。这些不良的心血管后果可能与慢性肾脏病患者的矿物质和骨骼紊乱（CKD-MBD）相关的血管钙化有关，慢性肾脏病患者不仅内膜和内侧钙化加速，而且心脏瓣膜，甚至心肌也会钙化，还有不常见的钙性尿毒症性小动脉病，即钙化防御（如本例患者）。血管钙化与慢性肾功能衰竭之间的联系有多种途径，包括非传统风险因素的参与，但目前对其机制仍不完全了解，开发针对性的治疗也进展缓慢。CKD-MBD 相关的血管钙化发生机制涉及血管平滑肌细胞向软骨细胞样细胞的转化，进一步的钙、磷、甲状旁腺激素、维生素 D 等系统的失调，以及促进因子和抑制因子（如 Fetuin-A 和维生素 K 依赖性基质 Gla 蛋白）之间的失衡，而成纤维细胞生长因子 23（FGF23）、Sclerostin 和 Klotho 被认为是参与 CKD-MBD 导致血管钙化的新因素。

● CKD-MBD 降磷药物及其进展

目前降磷药物主要分为两类，即磷结合剂和磷吸收抑制剂。磷结合剂通过在肠道中结合食物中的磷，经粪便排出体外，从而减少人体对磷的吸收，起到降低血磷的作用。磷吸收抑制剂通过抑制肠道上皮细胞吸收磷酸盐，从而降低血清磷水平。

磷结合剂可分为含铝磷结合剂、含钙磷结合剂、非含钙磷结合剂以及含铁磷结合剂，其中含铝磷结合剂，如氢氧化铝，因长期使用可诱发神经毒性、贫血等，目前已基本淘汰，而含钙磷结合剂，如碳酸钙、醋酸钙等，因其价格低廉、疗效确切而受到广泛应用，但长期服用有增加血管钙化和抑制 PTH 的风险。非铝非钙磷结合剂是新一代磷结合剂，包括司维拉姆、碳酸镧、考来替兰等，这类药物不含铝和钙元素，是高磷血症患者的新选择。含铁磷结合剂，包括蔗糖氢氧化氧铁和柠檬酸铁，其中蔗糖氢氧化氧铁于 2013 年获得 FDA 批准，用于管理透析患者的血清磷水平。其主要成分为多核铁（Ⅲ）-氢氧化物，属于不溶性物质，因此不会被体内吸收或代谢。该成分通过羟基或相关水分子的配体交换，与胃肠道中的膳食磷酸盐结合，最终通过粪便排出，从而减少肠道对磷的吸收，降低血清磷浓度。

目前磷吸收抑制剂获批较少，2022 年 11 月 16 日，FDA 委员会批准新机制降磷药物替纳帕诺（tenapanor）用于治疗终末期肾脏病——血液透析（ESRD-HD）患者的高磷血症。Tenapanor 是一种 NHE3 小分子抑制剂药物。NHE3 是一种存在于细胞膜表面的钠离子（Na^+）和氢离子（H^+）转运泵蛋白，其作用是在小肠和近端肾小管水平介导钠和碳酸氢盐的主动转运。Tenapanor 通过抑制 NHE3，减少钠吸收和氢分泌，使细胞中氢的滞留减少，这种细胞内氢滞留能增加跨上皮电阻（transepithelialelectricalresistance，TEER），而 TEER 能降低磷酸盐渗透性，进而减少细胞旁路对磷的吸收，最终达到血磷水平下降的目的。

参考文献

[1] 陈香美. 肾脏病学高级教程. 北京：人民军医出版社，2014.

[2] Kidney Disease: Improving Global Outcomes KDIGO CKD-MBD Update Work Group. KDIGO 2017 Clinical Practice Guideline Update for the Diagnosis, Evaluation, Prevention, and Treatment of Chronic Kidney Disease-Mineral and BoneDisorder (CKD-MBD). Kidney Int Suppl, 2017, 7 (1): 1-59.

[3] 国家肾脏疾病临床医学研究中心. 中国慢性肾脏病矿物质和骨异常诊治指南概要. 肾脏病与透析肾移植杂志，2019，28 (1): 6.

[4] 万冰莹，陈岱. 慢性肾脏病矿物质及骨代谢紊乱的研究进展. 实用中医内科杂志，2022，36 (8): 68-75.

[5] Nigwekar S U, Zhao S, Wenger J, et al. A nationally representative study of calcific uremic arteriolopathy risk factors. J Am Soc Nephrol, 2016, 27 (11): 3421-3429.

[6] Nigwekar S U, Thadhani R, Brandenburg V M. Calciphylaxis. New Engl J Med, 2018, 378 (18): 1704-1714.

[7] Rick J, Strowd L, Pasieka H B, et al. Calciphylaxis: part I. Diagnosis and pathology. J Am Acad Dermatol, 2022, 86 (5): 973-982.

[8] Nigwekar S U, Solid C A, Ankers E, et al. Quantifying a rare disease in administrative data: the example of calciphylaxis. J Gen Intern Med, 2014, 29: 724-731.

[9] Dobry A S, Ko L N, St John J, et al. Association between hypercoagulable conditions and calciphylaxis in patients with renal disease: a case-control study. Jama Dermatol, 2018, 154 (2): 182-187.

[10] Tian F, Patterson A T, Davick J J, et al. The cutaneous expression of vitamin K-dependent and other osteogenic proteins in calciphylaxis stratified by clinical features and warfarin use: a case control study. J Am Acad Dermatol, 2016, 75 (4): 840-842.

[11] Billington E O, Reid I R. Benefits of bisphosphonate therapy: beyond the skeleton. Curr Osteoporos Rep, 2020, 18: 587-596.

[12] Torregrosa J V, Sánchez-Escuredo A, Barros X, et al. Clinical management of calcific uremic arteriolopathy before and after therapeutic inclusion of bisphosphonates. Clin Nephrol, 2015, 83 (4): 231-234.

[13] Brandenburg V M, Reinartz S, Kaesler N, et al. Slower progress of aortic valve calcification with vitamin K supplementation: results from a prospective interventional proof-of-concept study. Circulation, 2017, 135 (21): 2081-2083.

[14] Ferrer M D, Ketteler M, Tur F, et al. Characterization of SNF472 pharmacokinetics and efficacy in uremic and non-uremic rats models of cardiovascular calcification. PLoS One, 2018, 13 (5): e0197061.

[15] McCarthy J T, El-Azhary R A, Patzelt M T, et al. Survival, risk factors, and effect of treatment in 101 patients with calciphylaxis. Mayo Clin Proc, 2016, 91 (10): 1384-1394.

[16] Yamada S, Giachelli C M. Vascular calcification in CKD-MBD: Roles for phosphate, FGF23, and Klotho. Bone, 2017, 100: 87-93.

[17] Stöhr R, Schuh A, Heine G H, et al. FGF23 in cardiovascular disease: innocent bystander or active mediator?. Front Endocrinol, 2018, 9: 351.

[18] Jimbo R, Kawakami-Mori F, Mu S, et al. Fibroblast growth factor 23 accelerates phosphate-induced vascular calcification in the absence of Klotho deficiency. Kidney Int, 2014, 85 (5): 1103-1111.

[19] Brandenburg V M, Verhulst A, Babler A, et al. Sclerostin in chronic kidney disease-mineral bone disor-

der think first before you block it！. Nephrol Dial Transpl，2019，34（3）：408-414.

［20］ Moghazy T F，Zaki M A，Kandil N S，et al. Serum sclerostin as a potential biomarker of vascular and valvular types of calcification in chronic kidney disease cases with and without maintenance hemodialysis. Alex J Med，2019，55（1）：15-24.

［21］ Figurek A，Rroji M，Spasovski G. Sclerostin：a new biomarker of CKD-MBD. Int Urol Nephrol，2020，52（1）：107-113.

［22］ De Maré A，Maudsley S，Azmi A，et al. Sclerostin as regulatory molecule in vascular media calcification and the bone-vascular axis. Toxins，2019，11（7）：428.

［23］ Zeng C，Guo C，Cai J，et al. Serum sclerostin in cular calcification and clinical outcome in chronic kidney disease. Diabetes Vasc Dis Re，2018，15（2）：99-105.

［24］ Hu M C，Shi M，Zhang J，et al. Klotho deficiency causes vascular calcification in chronic kidney disease. J Am Soc Nephrol，2011，22（1）：124-136.

［25］ Bi X，Yang K，Zhang B，et al. The protective role of Klotho in CKD-associated cardiovascular disease. Kidney Dis-Basel，2020，6（6）：395-406.

［26］ 侯文平，徐磊，苏长海. 高磷血症新药 Tenapanor 药理作用及临床评价. 中国临床药理学与治疗学，2023，28（12）：1429-1435.

［27］ Xue J，Thomas L，Dominguez Rieg J A，et al. NHE3 in the thick ascending limb is required for sustained but not acute furosemide-induced urinary acidification. Am J Physiol-Renal，2022，323（2）：F141-F155.

［28］ Block G A，Bleyer A J，Silva A L，et al. Safety and Efficacy of Tenapanor for Long-term Serum Phosphate Control in Maintenance Dialysis：A 52-Week Randomized Phase 3 Trial（PHREEDOM）. Kidney360，2021，2（10）：1600-1610.

［29］ Block G A，Rosenbaum D P，Yan A，et al. Efficacy and safety of tenapanor in patients with hyperphosphatemia receiving maintenance hemodialysis：a randomized phase 3 trial. J Am Soc Nephrol，2019，30（4）：641-652.

第四节 ▶ 肾脏替代治疗

教学查房目的

◎ 掌握慢性肾脏病治疗原则。

◎ 掌握肾脏替代治疗的定义。

◎ 掌握三种肾脏替代治疗的适应证、禁忌证及并发症。

◎ 熟悉三种肾脏替代治疗的优劣势及预后。

住院医师汇报病史

● **现病史**：患者女性，72岁，因"发现血肌酐升高6年，乏力3个月，水肿2周"入院。入院前6年体检时，血肌酐值为390μmol/L，无泡沫尿，无尿少、水肿，无胸闷、气喘、恶心、呕吐，无咳嗽、咳痰、咯血，无颜面红斑、口腔溃疡、关节痛，无进行性面色苍白、乏力等症状。同时，给予口服保肾药物治疗（具体情况不详）。定期复查肌酐水平波动于100～300μmol/L。1年余前"新型冠状病毒感染"后查血肌酐＞400μmol/L，伴排泡沫尿，久置难消，无肉眼血尿，无乏力、水肿、尿量减少等，继续口服保肾药物。3个月前出现乏力伴食欲缺乏，感恶心，无呕吐，无腹痛、腹泻。3个月前再次就诊外院，查"血常规：血红蛋白97g/L，血肌酐651.3μmol/L，HCO_3^- 15.3mmol/L"，予肾衰宁保肾，阿托伐他汀调脂稳斑，碳酸氢钠片纠正酸中毒，罗沙司他联合多糖铁复合物纠正贫血等处理。2周前出现下肢水肿，呈双侧对称性，按压可凹陷，伴尿量减少（具体不详），无泡沫尿，无胸闷、气喘，无呕吐，无腹泻。就诊我院门诊，查"血肌酐967.5μmol/L，估算肾小球滤过率（EPI公式）3.12mL/(min·1.73m^2)，HCO_3^- 12.3mmol/L，K 5.52mmol/L，Ca 1.87mmol/L，P 2.12mmol/L，血红蛋白86g/L，PTH 46.68pmol/L"。今为进一步诊治，门诊拟"慢性肾脏病5期"收住入院。

● **既往史及个人史**：发现高血压12年余，平素口服硝苯地平控释片30mg bid，血压控制在130/80mmHg左右；无糖尿病史。

● **体格检查**：体温36.5℃，脉搏68次/分，呼吸16次/分，血压134/82mmHg。神志清楚，中度贫血外观，慢性病容，双侧睑结膜苍白，口唇苍白，颈软，心脏相对浊音界向左扩大，心律齐，各瓣膜听诊区未闻及杂音；双肺呼吸音清，双肺未闻及干湿啰音；腹软，全腹无压痛、反跳痛，肝脾肋下未及，肝区、肾区无叩击痛，双下肢轻度凹陷性水肿。

● **辅助检查**：外院泌尿系彩超：双肾萎缩（左肾8.1cm×4.1cm，右肾7.1cm×4.5cm），双肾实质回声增强。

- 初步诊断：慢性肾脏病5期、肾性贫血、电解质紊乱（高钾血症、低钙血症、高磷血症）、继发性甲状旁腺功能亢进症、代谢性酸中毒、高血压病。

住培教师提问及教学

提问住培第一年的同学

○ **该病例的初始病史特点是什么？**

答：本病例特点如下：

（1）老年女性，慢性病程，肾病病史6年余。

（2）多次监测血肌酐升高，且波动性缓慢性上升，目前血肌酐967.5μmol/L，根据CKD-EPI公式（2009年KDIGO）计算eGFR为3.12mL/(min·1.73m²)。

（3）出现乏力、食欲缺乏、水肿、排泡沫尿等症状，同时伴有贫血、低钙血症、高磷血症、高钾血症和碳酸氢根下降。

（4）肾脏影像学检查异常，患者泌尿系彩超提示慢性肾脏损害改变（双肾萎缩并实质回声增强）。

因此，慢性肾脏病5期、肾性贫血、电解质紊乱（高钾血症、低钙血症、高磷血症）、继发性甲状旁腺功能亢进症、代谢性酸中毒的诊断明确。

○ **这位患者的重点查体内容是什么？**

答：患者以乏力、食欲缺乏、水肿为主要表现。查体时应重点关注以下几项：

（1）一般情况　有无尿毒症面容、贫血面容及巩膜黄疸等。

（2）心血管系统　心脏听诊有无杂音、异常音，有无颈静脉充盈等。

（3）呼吸系统　双肺有无呼吸音减低、干湿啰音等。

（4）消化系统　有无肝区叩击痛、肝大、脾大，腹部有无包块、压痛，腹壁静脉有无曲张，有无移动性浊音等。

（5）泌尿系统　双肾区有无叩击痛，肾脏可否触及，膀胱有无充盈、压痛等。

（6）神经系统　有无意识障碍、嗜睡、淡漠、四肢感觉异常、四肢肌力减退或四肢反射减弱等。

（7）骨骼和皮肤　有无骨痛、骨骼畸形，皮肤有无色素沉着，颜面部或双下肢有无水肿等。

○ **该患者的治疗原则是什么？**

答：该患者目前eGFR为3.12mL/(min·1.73m²)，属于CKD 5期，治疗原则包括：

（1）控制基础疾病　如高血压等，以减缓疾病进展。

（2）提高生活质量　营养支持、心理支持等。

（3）纠正代谢失衡　包括电解质失衡（高钾血症、低钙血症）、酸碱失衡（代谢性酸中毒）等。

（4）预防和治疗并发症　如贫血、继发性甲状旁腺功能亢进症、肾性骨病等。

（5）肾脏替代治疗　评估患者是否需要开始肾脏替代治疗。

○ 什么是肾脏替代治疗？

答：肾脏替代治疗（renal replacement therapy，RRT）是指在肾功能严重损害或完全丧失时，通过医学手段代替肾脏的功能来维持患者生命的治疗方法。主要包括三种形式：血液透析、腹膜透析和肾移植。

（1）血液透析（hemodialysis，HD）　通过生物物理机制（透析膜），完成对溶质级水的清除和转运，其基本原理是通过弥散、对流和吸附清除血液中各种内源性和外源性毒素，通过超滤和渗透清除体内潴留的水分，同时纠正电解质和酸碱失衡，使透析患者机体内环境保持正常，达到治疗目的。

（2）腹膜透析（peritoneal dialysis，PD）　利用患者自身的腹膜作为透析膜，通过在腹腔内灌注透析液，与腹膜另一侧毛细血管内的血浆成分进行溶质和水分的交换，清除体内潴留的代谢产物和过多的水分，同时通过透析液补充机体所需物质。不断更新透析液，反复透析，达到肾脏替代治疗的目的。患者可以在家中进行腹膜透析换液操作，因此生活可保持相对独立。

（3）肾移植　通过手术将健康供体的同种异体肾脏移植到患者体内，以恢复正常的肾功能。

提问住培第二年的同学

○ 透析治疗的指征是什么？

答：一般来说，透析治疗的指征可以根据急性肾损伤和慢性肾脏病来区分。

（1）急性肾损伤（AKI）　急性肺水肿、心力衰竭，对利尿药无反应；血钾≥6.5mmol/L（药物治疗无效或者控制容量）；血碳酸氢根<12mmol/L，或动脉血pH<7.2；血尿素氮21.4~28.6mmol/L以上或血肌酐≥442μmol/L；高分解代谢状态（每日血BUN上升≥10.7mmol/L、Cr上升≥176.8μmol/L、血钾上升1~2mmol/L、碳酸氢根下降≥2mmol/L）；无高分解代谢，但无尿2天或少尿4天以上；少尿2天以上伴以下一种或多种情况：体液过多、持续呕吐、烦躁或嗜睡、心电图有高钾表现或血钾≥6mmol/L。

（2）慢性肾脏病（CKD）5期　即GFR<15mL/(min·1.73m^2)，这个时候一般要做好肾脏替代治疗的准备，当进一步下降到5~10mL/(min·1.73m^2)或

出现尿毒症症状（如尿毒症神经系统症状、心肺损伤或者严重电解质紊乱和酸碱平衡失调），且保守治疗无效时，也需要考虑透析治疗。

其他的适应证包括药物或毒物中毒、肝肾综合征、心肾综合征等。

○ 血液透析的禁忌证和常见并发症是什么？

答：（1）血液透析的禁忌证　血液透析的绝对禁忌证较少，但相对禁忌证包括：①无法建立血管通路。②严重的心血管不稳定：包括严重心肌病变并有难治性心力衰竭、严重心律失常。③严重的凝血功能障碍。④活动性出血：包括颅内出血、消化道出血等。⑤休克或者严重的低血压（药物难以纠正）。⑥精神障碍不能配合血液透析治疗或者患者本人和家属拒接透析者。⑦极度衰竭、临终患者。

（2）血液透析的并发症　①血液透析即刻并发症：透析中低血压、肌肉痉挛、透析器反应、透析失衡综合征、胸痛、背痛心律失常、空气栓塞、溶血或透析器破膜以及体外循环凝血。②远期并发症：高血压、心血管并发症（心律失常、冠心病、心包炎等）、脂质代谢异常、低血压，以及消化系统、呼吸系统、血液系统、神经系统、皮肤和精神心理等受累，CKD-MBD、透析相关淀粉样病变等。③血管通路相关并发症：血栓形成、静脉狭窄、上腔静脉阻塞综合征、血流感染、透析通路或者半永久管隧道感染。

○ 腹膜透析的禁忌证和常见并发症是什么？

答：（1）腹膜透析的禁忌证　①腹膜广泛粘连或纤维化，如腹腔内肿瘤广泛腹膜转移。②慢性或反复发作的腹腔内感染或炎症。③严重的皮肤病，腹壁广泛感染或腹壁大面积烧伤患者导致无法找到适合位置置入腹透导管。④存在难以纠正的机械缺陷患者，如外科难以修补的疝、腹裂、脐突出等。⑤腹部手术史，尤其是多次手术。⑥严重的心血管疾病。⑦严重的肺功能不全。⑧严重的凝血功能障碍。

（2）腹膜透析的并发症　①早期与透析导管的并发症：导管移位、打折、堵塞、出血、渗漏、疼痛、损伤其他腹腔内脏器以及大网膜包裹等。②感染：腹膜透析相关腹膜炎，腹膜透析导管相关感染，包括导管出口感染。③腹腔内压力增高导致的疝气、腹透液漏（生殖器、腹壁）、胸腔腹腔漏、腰背痛等。④胃肠道反应、血性腹水、乳糜腹水、肠梗阻等。⑤超滤衰竭以及硬化性腹膜炎等。

○ 肾脏移植的禁忌证和并发症是什么？

答：（1）肾脏移植的禁忌证　①活动性感染；②恶性肿瘤；③严重的心血管疾病；④严重的肺、肝或其他重要器官功能不全；⑤严重的凝血功能障碍；⑥精神疾病或药物滥用。

（2）肾脏移植的并发症　①排斥反应（超急性、急性或慢性排斥反应）；②感染（细菌、病毒、真菌等）；③移植肾功能延迟恢复（DGF）；④药物相关的不良反应（如高血压、糖尿病、骨质疏松）；⑤移植肾失功。

○ **这三种肾脏替代治疗的优劣势分别是什么？**

答：三种肾脏替代治疗的优劣势如下：

（1）血液透析 ①优势：a. 透析效果稳定，普通的血液透析能够有效清除小分子毒素，结合血液滤过或者血液灌流等其他血液净化模式可以有效清除大分子毒素；b. 有效清除多余水分，快速减轻患者容量负荷；c. 透析中心提供专业护理，患者无需自行操作；d. 透析频率和时间固定，便于患者安排生活。②劣势：a. 需要定期到医院进行透析，对患者的生活造成一定限制；b. 需要建立血管通路（如动静脉瘘、中心静脉导管），可能带来手术风险和并发症；c. 透析过程中可能出现低血压、肌肉抽搐、恶心等并发症，透析时的血压波动对残肾功能影响较大；d. 严重并发症，如透析失衡综合征，可能导致脑水肿、意识障碍等严重情况；e. 其他，包括营养丢失、凝血或出血风险、血管通路并发症等。

（2）腹膜透析 ①优势：a. 可以在家中自行操作，对日常生活影响较小；b. 透析过程连续，更接近正常肾脏的生理功能，对中大分子毒素清除较好；c. 不需要建立血管通路，无需抗凝，避免了血管通路失功、出血等并发症；d. 对血流动力学、心血管系统、残肾功能的影响较小。②劣势：a. 需要定期更换透析液，操作不当可能导致腹膜炎；b. 透析效果受腹膜功能影响，长期使用可能导致腹膜功能下降；c. 可能出现超滤失败、营养不良等问题；d. 透析液的储存和处理需要一定的空间和条件；e. 腹透液含不同浓度的葡萄糖，可能影响糖尿病腹透患者的血糖；f. 其他，包括可能出现的腹壁疝、包裹性腹膜硬化及透析管移位、堵塞或感染等问题。

（3）肾脏移植 ①优势：a. 移植成功后，患者的生活质量显著提高，接近正常人；b. 长期生存率高于透析治疗；c. 不需要定期到医院进行治疗，生活自由度高。②劣势：a. 需要合适的供体，等待时间可能较长；b. 手术风险和术后并发症；c. 需要长期服用免疫抑制剂，可能带来药物不良反应和增加感染或肿瘤风险；d. 移植肾可能出现功能延迟恢复或长期失功。

每种肾脏替代治疗方式都有其特定的适应证和优劣势，选择合适的治疗方式需要综合考虑患者的临床状况、生活方式、社会支持以及医疗资源等因素。在实际应用中，需根据患者的具体情况进行个体化评估和选择。

📱 提问住培第三年的同学

○ **应该如何制定该患者下一步的治疗方案？**

答：根据患者的情况，下一步的治疗方案应包括以下几点：

（1）基础疾病及饮食管理　①基础疾病管理：继续控制高血压，确保血压在目标范围内（＜130/80mmHg）。②饮食管理：针对 CKD 5 期患者的营养需求，调整饮食，限制钾、磷和钠的摄入，摄入足够的蛋白质。

（2）并发症管理　①纠正肾性贫血：继续应用 HIF-PHI（罗沙司他）治疗，HIF-PHI 治疗肾性贫血应监测铁代谢状态，必要时联合铁剂治疗，口服铁剂治疗在多数患者可达到和静脉铁剂治疗同样的效果。②控制血钾：予口服聚苯乙烯磺酸钙纠正高钾血症（排除便秘、肠梗阻等禁忌后使用）。③管理钙磷代谢：根据 iPTH、钙、磷水平，调整活性维生素 D、钙剂及磷结合剂的使用。④纠正代谢性酸中毒：予补充碳酸氢钠纠正代谢性酸中毒。

（3）定期监测　血常规、电解质、iPTH 等指标，调整治疗方案。

（4）评估肾脏替代治疗的时机　本例患者已进入 ESRD，伴明显消化道症状、电解质紊乱和酸碱平衡失调，已有肾脏替代治疗指征。现需评估及讨论具体的肾脏替代治疗方式。由于患者家中无人照看，血肌酐水平高、胃肠道症状明显、全身容量负荷重以及家庭经济一般等因素，医疗组与患者及其家属进行了充分沟通，最终决定采用血液透析方式并立即启动肾脏替代治疗。患者目前无血管通路，需予置入右颈内静脉带隧道带涤纶套导管以开始血透，同时计划建立前臂自体动静脉内瘘。

○ 三种肾脏替代治疗的预后分别如何？

答：肾脏替代治疗的预后因治疗方式、患者的健康状况、合并疾病、治疗依从性等多种因素而异。以下是血液透析、腹膜透析和肾脏移植三种治疗方式的总体预后情况：

（1）血液透析　①长期生存率：总体上，血液透析患者的长期生存率低于肾脏移植患者。大约50％的血液透析患者在开始透析后的 5 年内依然存活，但生存率因年龄、基础疾病等因素而异。②生活质量：血液透析患者需要定期到医院进行透析，生活质量受到一定限制，相关并发症（如心血管疾病、感染）也会影响生活质量。③并发症：心血管疾病是血液透析患者的主要死亡原因，其次是感染和透析相关并发症。

（2）腹膜透析　①长期生存率：腹膜透析患者的长期生存率与血液透析相似，约50％的患者在开始透析后的 5 年内依然存活。腹膜透析对心血管系统的影响较小，部分患者的心血管预后优于血液透析患者。②生活质量：腹膜透析可以在家中进行，患者的生活自由度较高，生活质量相对较好。然而，患者须具备一定的自我管理能力。③并发症：腹膜炎是腹膜透析的主要并发症，其他并发症包括导管相关问题以及长期腹膜功能的下降。

（3）肾脏移植　①长期生存率：肾脏移植的长期生存率显著高于透析治疗。移植肾的 1 年存活率约为 90％～95％。患者的长期生存率也相对更高，5 年存活率一般在 70％～80％，10 年存活率在 60％～70％。②生活质量：成功的肾脏移植可显著提高患者的生活质量，患者可以恢复接近正常的生活和工作状态。然而，移植后需要长期服用免疫抑制剂，需定期随访。③并发症：急性和慢性排斥反应、感染、免疫抑制剂相关并发症（如高血压、糖尿病、骨质疏松等）是主要问题。长期使用免疫抑制剂也增加了患恶性肿瘤的风险。

对于血液透析和腹膜透析这两种透析方式而言，其总体预后相近，选择时更多依赖于患者的具体情况和生活方式。预后主要受患者的基础健康状况、治疗依从性以及并发症管理的影响。相对而言，肾脏移植的预后最为理想，长期生存率和生活质量明显优于透析治疗。然而，等待合适的供体、手术及术后管理的复杂性，以及高昂的费用，都是重要的考虑因素。

拓展学习

● 血液透析血管通路

血管通路是维持性血液透析患者的透析"生命线"。目前长期性血管通路主要包括自体动静脉内瘘（autogenous arteriovenous fistula，AVF）、动静脉移植物内瘘（arteriovenous graft，AVG）成形术、带隧道和涤纶套导管（tunneled-cuffed catheter，TCC）。

目前尚无绝对理想的血管通路类型，目前专家共识认为长期性血管通路应该首选 AVF。当 AVF 无法建立时，次选应为 AVG。TCC 应作为最后的选择。目前我国大部分地区的统计数据显示，AVF 是我国维持性血液透析患者的主要血管通路类型，但第 2 位的血管通路类型是 TCC，AVG 所占比例最低。

对于未来计划在 12 个月内进行血液透析的患者，转诊至血管通路专科建立合适的瘘管是有必要的。AVF 通常在术后 8～12 周后成熟并开始穿刺使用，AVG 通常在术后 2～3 周及局部水肿消退后并可触及血管走行才能进行穿刺。对于即穿型 AVG，可以在术后数小时至数天进行穿刺。

由于反复穿刺、出血血肿、内膜损伤、血流动力学变化、免疫功能低下等因素，AVF 或 AVG 在使用期间会出现狭窄、血栓、动脉瘤、窃血综合征、感染等一系列并发症。临床上需根据具体情况进行有针对性的处理维护，常用的处理手段包括：开放手术处理，DSA 或彩超引导介入处理（PTA 介入干预）等。

● 自动化腹膜透析

腹膜透析作为一种有效的肾脏替代治疗方式，目前主要包括以下两种方式——持续性非卧床 PD（continuous ambulatory peritoneal dialysis，CAPD）和自动化 PD（automated peritoneal dialysis，APD）。APD 和手工操作的腹膜透析一样，是靠患者自身腹膜为半透膜进行物质交换，不同的是通过 APD 机用自动化程序和集成管路系统代替手工来进行频繁的换液操作，实现对透析液的自动和连续的控制，并实现多种模式的腹膜透析器自动操作，在患者夜间入睡时进行居家治疗，患者可院或透析中心，生活质量较差。增加血透频次和单次市场可能会提高血透患者的临床疗效和生活质量，有研究指出，将传统每周三次的透析治疗增加 2～3 倍可能提高临床治疗效果，但每周实施 6 次以上的整晚透析会击垮大多数国家的现有资源。腹膜透析患者生活质量较高，死亡率相对较低，但费用较高且治疗效果存在个体差异。尽管腹膜透析对设备和场所的要求相对简易，但仍无法做到随身移动透析。另外，由于肾源少、移植排斥等问题，同种肾移植始终无法在终末期肾脏病患者中普及。以上原因促使学者开始研究其他的替代疗法，其中包括可穿戴式血液透析人工肾和生物人工肾（BAK）。

可穿戴式血液透析人工肾的优势在于其可每日或连续使用，但实现这一点需要一个透析液再生系统。目前，这类透析再生设备一般配备阳离子交换器和膜，例如聚苯乙烯树脂能够有效去除钾离子、钠离子和氢离子等阳离子。对于阴离子的去除，可采用氧化锆/聚苯乙烯基材料与固定金属离子（如铁或镧）将磷酸盐转化为碱。通过调节透析液的 pH 值，以上方法可以帮助患者恢复酸碱和电解质平衡。在有机溶质的去除方面，可以通过活性炭吸附、酶解、电化学分解及其他吸附技术去除尿素等物质。

生物人工肾（BAK）是一种生物学和物理化学有机结合的人工肾。BAK 是在血液透析与腹膜透析原理基础上发展起来的，通过将滤器与含有肾脏上皮细胞的生物反应器单元串联后与髂血管连接或植入腹腔，过滤血液或腹水，以提供超滤、运输、清除、代谢、内分泌以及免疫调节的功能，是利用微机械技术来制造能模拟肾脏形态和功能的生物混合系统。

可穿戴式人工肾和生物人工肾的原型机已经陆续问世，在实际应用中，仍有许多问题需要解决，如可穿戴设备的安全性、如何避免感染以及血液循环的突然断开等。随着医学和其他学科的进步，这些挑战将陆续得到解决。

参考文献

[1] 陈香美. 肾脏病学高级教程. 北京：人民军医出版社，2014.

[2] 《中国围透析期慢性肾脏病管理规范》专家组. 中国围透析期慢性肾脏病管理规范. 中华肾脏病杂志，2021，37（8）：15.

[3] 金其庄，王玉柱，叶朝阳，等. 中国血液透析用血管通路专家共识（第 2 版）. 中国血液净化，2019 18（06）：365-381.

[4] 夏鹏，王海云，黎颖，等. 自动化腹膜透析治疗终末期糖尿病肾病患者长期预后分析. 中国血液净化，2019，18（3）：6.

[5] 曹宇芳，姒怡冰，陶珺珺. 居家自动化腹膜透析和持续性腹膜透析卫生经济学效益及应用效果比较 理研究，2022，36（6）：5.

[6] 中国医师协会肾脏内科医师分会，中国中西医结合学会肾脏疾病专业委员会，国家肾病专业医 管理与控制中心. 自动化腹膜透析中国专家共识. 中华医学杂志，2021，101（6）：12.

［7］ 陈羽翔，李卓骋，李涛，等．异种肾移植的亚临床研究进展．器官移植，2024，15（1）：10-18.

［8］ Zhou Q，Li T，Wang K，et al. Current status of xenotransplantation research and the strategies for preventing xenograft rejection. Front Immunol，2022，13：928173.

［9］ 高菲，王煜，杜嘉祥，等．遗传修饰猪模型在生物医学及农业领域研究进展及应用．遗传，2023，45（1）：23.

［10］ 周小青，刘玉，唐成程，等．敲除 GGTA1 同时表达人白细胞抗原 G5 的基因修饰猪的构建（英文）．生物工程学报，2022，38（03）：1096-1111.

［11］ Tector A J，Mosser M，Tector M，et al. The possible role of anti-Neu5Gc as an obstacle in xenotransplantation. Front Immunol，2020，11：622.

［12］ Cooper D K C，Hara H，Iwase H，et al. Justification of specific genetic modifications in pigs for clinical organ xenotransplantation. Xenotransplantation，2019，26（4）：e12516.

［13］ Ramada D L，de Vries J，Vollenbroek J，et al. Portable，wearable and implantable artificial kidney systems：needs，opportunities and challenges. Nat Rev Nephrol，2023，19（8）：481-490.

［14］ Lindsay R M，Leitch R，Heidenheim A P，et al. The London Daily/Nocturnal Hemodialysis Study—study design，morbidity，and mortality results. Am J Kidney Dis，2003，42：5-12.

［15］ Fissell W H，Manley S，Westover A，et al. Differentiated growth of human renal tubule cells on thin-film and nanostructured materials. Asaio J，2006，52（3）：221-227.

［16］ 解倩，高庞业，郝文帅，等．可携带人工肾的研究进展．国际生物医学工程杂志，2018，41（4）：6.

微信扫码
① 微信扫描本页二维码
② 添加出版社公众号
③ 点击获取您需要的资源或服务